临床医师诊疗丛书

名誉总主编　夏穗生　黄光英
总　主　编　陈安民　徐永健

肾脏病诊疗指南

第 3 版

主编　徐　钢

科学出版社

北京

内 容 简 介

　　本书简明扼要地介绍了肾脏疾病中常见病和多发病的临床诊治，包括原发性肾小球疾病、继发性肾小球疾病、感染性疾病与肾脏、肾脏与血管病、遗传性肾小球疾病、间质性肾病等，以及肾脏替代治疗、肾内科常见操作规范、慢性肾衰竭的用药原则和给药方法等17篇。后续的9个附录为近年来的一些肾脏疾病治疗的专家共识。

　　本书内容全面、编排合理、查阅方便，可作为肾病科及其他相关科室临床一线医生的参考书。

图书在版编目（CIP）数据

肾脏病诊疗指南／徐钢主编．—3 版．—北京：科学出版社，2013.6

（临床医师诊疗丛书／陈安民，徐永健总主编）

ISBN 978-7-03-037969-6

Ⅰ.肾…　Ⅱ.徐…　Ⅲ.肾疾病-诊疗　Ⅳ.R692

中国版本图书馆 CIP 数据核字（2013）第 135991 号

责任编辑：康丽涛　戚东桂／责任校对：张凤琴
责任印制：赵　博／封面设计：范璧合

科学出版社 出版

北京东黄城根北街 16 号
邮政编码：100717
http://www.sciencep.com

北京凌奇印刷有限责任公司印刷
科学出版社发行　各地新华书店经销

*

1999 年 5 月第　一　版　　开本：787×960　1/32
2013 年 6 月第　三　版　　印张：12 3/4
2024 年 7 月第十三次印刷　　字数：356 000

定价：39.80 元
（如有印装质量问题，我社负责调换）

《临床医师诊疗丛书》
编委会

《肾脏病诊疗指南》
（第3版）编写人员

主　编　徐　钢

副主编　姚　颖

编　者　（按姓氏笔画排序）

马祖福　叶　婷　宁　勇

吕永曼　刘　柳　刘　蔚

刘晓城　刘慎微　李俊华

何　凡　何晓峰　汪志祥

周巧丹　姚　颖　高红宇

徐　钢　黄　毅　董　蕾

韩　敏　曾红兵

《临床医师诊疗丛书》第3版前言

《临床医师诊疗丛书》于1999年第一次出版,共32个分册;2005年经过修订增至35个分册。本丛书出版至今,大部分分册累积印数均上万册,获得各方好评,深入人心。

随着近年来医学科学飞速发展,临床上新理论、新技术和新方法不断出现,第2版中的内容已显陈旧,难以全面反映学科发展水平和当前临床现状。因此,根据客观形势的变化情况对本丛书加以修订补充,既是时代迅猛发展的迫切要求,也是学科逐步完善的必经步骤。

此次修订保持了前两版的编写风格,仍是在反映学科最新进展的基础上,侧重疾病的诊断与治疗,坚持"使用方便"的原则。我们对35个分册进行了全面的修改,重点突出临床实践部分以及近几年来疾病诊断与治疗的一些新理论、新技术和新方法(特别是国内外新的诊断与治疗标准的介绍和医学名词的更新)。另外,本次改版新增《重症医学临床诊疗指南》、《医院感染预防与控制指南》、《过敏性疾病诊疗指南》、《临床输血指南》、《临床营养指南》、《创伤外科临床诊疗指南》6个分册,根据学科发展将原《胸心外科疾病诊疗指南》细分为《心血管外科疾病诊疗指南》和《胸外科疾病诊疗指南》,共计42个分册。此次改版还增加了线条图、流程图、影像图和表格等,便于读者理解和记忆。

　　本丛书十余年来一直受到医学界同仁的广泛支持和帮助,我们再次深表感谢;同时也恳请大家继续关注和喜爱《临床医师诊疗丛书》第 3 版,并提出宝贵意见,以便我们持续改进。编委会对科学出版社的精心编辑表示衷心感谢。

陈安民　徐永健

华中科技大学同济医学院附属同济医院

2013 年 4 月

《临床医师诊疗丛书》第 2 版前言

　　《临床医师诊疗丛书》1999 年出版了第 1 版,共 32 个分册,本次对 32 个分册进行了全面的修改,另外增加了《老年疾病诊疗指南》、《临床病理诊断指南》、《临床护理指南》3 个分册。第 2 版共 35 个分册,保持了第 1 版的编写风格,重在临床"使用方便"四字。本次修改过程中,突出了近几年来疾病诊断与治疗的一些新理论、新技术、新方法。

　　本丛书自出版以来,受到了广大读者的欢迎。各个分册都进行了重印,不少分册多次重印。我们感谢大家对本丛书的厚爱,同时也恳求广大读者再次提出宝贵意见,以便再版时修正。编委会对原总主编夏穗生、黄光英、张良华三位教授对本丛书第 1 版所做出的贡献,对科学出版社的精心编辑一并表示感谢。

陈安民　　徐永健

华中科技大学同济医学院附属同济医院

2005 年 5 月

《临床医师诊疗丛书》第1版前言

临床医学参考书籍可谓浩如烟海。从大型的学术专著到简明的临床应用手册,内容和形式层出不穷。然而对大多数工作在临床一线的中青年医师来说,尚缺一类便携式专科参考书。这类书在内容上应介乎前述两类参考书之间,既不像大型学术专著那样从基础到临床,庞杂繁复,查阅不便,又不至于像综合性的临床手册过于简单,不能满足临床诊断治疗细则的需要。有鉴于此,我们组织各临床专业科室的专家编撰了这套《临床医师诊疗丛书》。

同济医科大学建校已近百年,一直是国家卫生部直属重点高等医科院校。同济医院是同济医科大学的附属医院,为卫生部第一批评定的三级甲等医院,也是全国文明窗口十家示范医院之一。我们编撰这套《临床医师诊疗丛书》是以这所综合性大型教学医院多年来不断修订的临床诊疗常规为依据,博采各临床专业专家学者们的经验及心得,集临床医学精髓之大成,以现代性、实用性为特色,面向临床一线专业医师和技术人员。

全书由32个分册组成,包括26个临床医学二、三级专业学科和6个临床诊疗辅助专业分册。各分册结合综合性医院的诊疗常规,自临床的一般性问题到专科性疾病,从病因、病理至诊断、治疗,从常用的诊疗技术到高新专科手术及疗法,层次分明地予以阐述,重点在于实用性强的临床诊断、鉴别诊断及治疗方式、方法。

　　我们的目的及愿望是既为综合性大型医院提供一套全面系统的诊疗常规参考书，又能为临床主治医师、住院医师、研究生、实习医师奉献一套"新、全、实用"的"口袋"书。

　　全书编写历经一年，全体参编人员付出了艰辛的劳动，经过科学出版社编辑同志们的精心雕琢，全书各分册得以先后面世，我们谨对上述同仁的勤奋工作致以衷心的谢意。本丛书参编人员达数百人之多，故文笔文风殊难一致；限于编写者的水平，加之时间紧迫，疏误之处在所难免，祈望读者不吝赐教，以便再版时予以订正。

夏穗生　黄光英　张良华

同济医科大学附属同济医院

1998 年 9 月

序

慢性肾脏疾病是临床常见病和多发病，已成为继心脑血管疾病、肿瘤、糖尿病之后，又一个威胁人类健康的重大疾病，是全球性的公共卫生问题。近年来随着我国社会、经济的发展和人口老龄化的进程，其发病率日益增长，已成为影响全民健康和生活质量的主要疾病，对我国肾脏病防治提出严重挑战。制定肾脏病的临床诊治指南，实施肾脏病的规范化诊治，对提高肾脏病诊疗水平、延缓肾脏病进展，具有重要意义。

近年来肾脏疾病谱的不断变化以及诊疗技术的快速发展，给肾脏病学领域带来了诊断、治疗新理念和新思路，相关诊治指南不断更新。在华中科技大学同济医学院附属同济医院陈安民院长的领导下，肾内科组织临床一线工作的多位医生执笔，编写了《临床医师诊疗丛书·肾脏病诊疗指南》（第3版）。本书在编写过程中多方面征求了肾脏病领域专家、学者的意见，参考了国内外肾脏病临床指南、教科书、专著及最新研究进展，力求体现国内外肾脏病诊治的新进展。此外，本书在编写过程中也强调了实用性和简洁性，力求达到指导临床医生诊治肾脏病的目的，提高肾脏病临床诊疗的规范化程度和诊治水平，使广大肾脏病患者和高危人群得到切实的、高质量的医疗服务。

全书的编写以常见病和多发病的临床诊治为重点,分为原发性肾小球疾病、继发性肾小球疾病、感染性疾病与肾脏、肾脏与血管病等 17 篇。内容系统全面,编排恰当,理论阐述简明扼要。但仍然难免存在缺点和错误,希望读者给予指正。

徐　钢

华中科技大学同济医学院附属同济医院

2013 年 4 月

目 录

第一篇 原发性肾小球疾病

第二篇 继发性肾小球疾病

第十五篇　肾脏替代治疗

第十六篇　肾内科常见操作规范

第十七篇　慢性肾衰竭的用药原则和给药方法

附录

原发性肾小球疾病

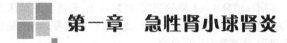

第一章　急性肾小球肾炎

急性肾小球肾炎（acute glomerulonephritis）即急性肾炎，是临床常见的肾脏疾病。以链球菌感染后肾炎最常见。通常急性起病，可出现血尿、蛋白尿、水肿、高血压。该病常见于小儿和青少年，也偶见于老年人，男性发病率高于女性，为(2~3)：1。随着对急性链球菌感染早期诊断和治疗认识的提高，本病的患病率已经显著下降。

【病因】

1. β-溶血性链球菌：其 A 组 1、4、12、29 型等"致肾炎菌类"所致的上呼吸道感染（扁桃体炎）或皮肤感染（脓疱疮）。

2. 其他细菌：①肺炎球菌。②脑膜炎球菌。③淋球菌。④伤寒杆菌等。

3. 病毒：①水痘病毒。②腮腺炎病毒。③EB 病毒等。

4. 其他：支原体、原虫及寄生虫等感染后亦可发生本病。

【发病机制】

细菌抗原进入机体激发抗体产生，结果是循环中或在原位形成的抗原-抗体复合物沉积于肾小球毛细血管壁上，激活补体，引起肾损害。临床上，其他感染引起的急性肾炎很难与链球菌感染后肾小球肾炎相区别。

【病理】

毛细血管内增生性肾炎（又称弥漫增生性肾炎或弥漫性内

皮系膜性肾炎)。

1. 光镜:呈弥漫病变,肾小球中以内皮及系膜细胞增生为主要表现,早期可见中性粒细胞及单核细胞浸润。

2. 电镜:可见上皮下有驼峰状大块电子致密物。

3. 免疫荧光:可见 IgG 及 C3 呈粗颗粒状沉积于系膜区及毛细血管壁。

【诊断】

(一)临床表现

本病在感染 1~3 周后起病,可轻可重,轻者呈亚临床型(仅尿常规及血清 C3 异常),重者呈现急性肾衰竭。本病呈自限性过程,常在数月内可自愈。

1. 少尿、血尿:大部分病人起病时尿量减少,少数为少尿(<400ml/d)。多在 1~2 周后尿量渐多,几乎所有患者有肉眼血尿或镜下血尿。

2. 高血压:约 80% 病人在病初水钠潴留时,出现轻、中度高血压,利尿后血压逐渐恢复正常。少数患者出现严重高血压、高血压脑病、急性左心衰。

3. 水肿:约 90% 病人出现水肿,典型者为晨起眼睑水肿,一般不重。水肿严重者可表现为全身凹陷性水肿。

4. 急性肾损伤:多为一过性肾功能异常,出现血肌酐和尿素氮轻度增高,尿量增多数日之后可恢复正常,极少数出现急性肾衰竭。

5. 心力衰竭:多出现在成年人及老年人,由于循环血容量急骤增加,尤其原有心脏病者,可出现心力衰竭。可有左、右心衰的典型表现。

6. 脑病:儿童患者较多见。可有剧烈头痛、恶心、呕吐、嗜睡、神志不清、黑矇,严重者可出现阵发性惊厥及昏迷。

(二)实验室检查

1. 尿液检查:肾小球源性红细胞尿。蛋白尿一般不严重,但有大约不到 20% 的病例可出现大量蛋白尿(>3.5g/d)。尿沉渣可见白细胞,亦可见各种管型(颗粒状管型、红细胞管型及白细胞管型)。

2. 血生化检查

（1）血清补体 C3 及总补体在起病时下降,8 周内逐渐恢复至正常。

（2）血清抗链球菌溶血素 O 抗体升高。

（3）循环免疫复合物及血清冷球蛋白可呈阳性。

（三）诊断标准

1. 起病前 1～3 周有链球菌(或其他细菌)感染的证据。

2. 有血尿、蛋白尿、水肿、高血压,甚至少尿及氮质血症。

3. 血清 C3 下降并于 8 周内恢复正常。

4. 急性病毒感染后肾炎可有全身多系统受累症状,但无低补体血症。

（四）鉴别诊断

非典型病例,少尿 1 周以上,肾功能呈进行性下降者,或病情于 1～2 个月不见好转者,应及时行肾活检以除外下列疾病。

1. 新月体肾炎

（1）有急性肾炎的临床表现。

（2）短期内(数周至数月)进入尿毒症。

2. 系膜毛细血管性肾炎

（1）有急性肾炎的临床表现。

（2）病情持续进展无自愈倾向。

（3）血清 C3 持续降低,在 8 周内不能恢复正常。

3. 系膜增生性肾炎:包括 IgA 肾病及非 IgA 肾病。

（1）具有急性肾炎表现。

（2）血清 C3 正常。

（3）IgA 肾病者潜伏期短(多于感染后数小时至 3d 内出现肉眼血尿),部分病例血清 IgA 升高。

4. 系统性红斑狼疮肾炎

（1）可以有前驱感染,潜伏期不定。

（2）病情持续进展,病变累及全身多系统。

（3）抗核抗体、抗双链 DNA 抗体和抗 Sm 抗体阳性。

5. 过敏性紫癜肾炎

（1）可有前驱感染,潜伏期不定。

（2）反复发作,可有自限性。

（3）病变可累及皮肤、胃肠、关节。

（4）无低补体血症。

【治疗】

本病是自限性疾病,因此常以对症处理为主。

（一）休息

必须卧床休息,直至肉眼血尿及水肿消失,血压恢复正常。血肌酐恢复正常后可逐步增加活动。

（二）饮食

富含维生素的低盐饮食,肾功能正常者蛋白质摄入量应保持正常,约 $1.0g/(kg \cdot d)$。有肾功能不全者应限制蛋白质摄入,并给予优质蛋白(富含必需氨基酸的动物蛋白)。水肿重且尿少者,应控制入水量。

（三）对症治疗

1. 感染病灶的治疗:当病灶细菌培养阳性时,应使用青霉素(对青霉素过敏者用大环内酯类抗生素)10～14 天。扁桃体病灶明显者,可考虑扁桃体切除。手术时机为肾炎病情稳定(尿蛋白<+,尿沉渣红细胞<10 个/HP),且扁桃体无急性炎症为宜。手术前、后应用青霉素 2 周。

2. 利尿:通常使用噻嗪类利尿剂如双氢克尿噻(DHCT)25mg,3 次/天,必要时用袢利尿剂如呋塞米(fursemide)20～60mg/d。

3. 降压:利尿后血压控制仍不理想者,可选用降压药(见"慢性肾小球肾炎"一章)。

4. 纠正心力衰竭:在利尿、降压治疗效果欠佳时可考虑。

（1）硝酸甘油(nitroglycerin)5mg+5% 葡萄糖 100～150ml缓慢静脉滴注。

（2）硝普钠(sodium nitroprusside)25mg+5% 葡萄糖液中静脉滴注,初起剂量 $0.5\mu g/(kg \cdot min)$,最大剂量 $8\mu g/(kg \cdot min)$,治疗不应超过 3 天。

（3）酚妥拉明(regitine)10mg+5% 葡萄糖 100～150ml 静脉

滴注,以减轻心脏前后负荷,控制心力衰竭。

上述药物均需依病人的血压调整滴速。

(4) 必要时可用洋地黄制剂。

5. 透析:急性肾衰竭有透析指征时,应及时给予透析。

【预后】

大多数病人在 1~2 周内消肿,血压恢复正常,尿常规随之好转。血清 C3 在 4~8 周内恢复正常。镜下血尿及微量蛋白尿有时可迁延半年至 1 年。有不到 1% 的病人可因急性肾衰竭不能控制而死亡,且多为老年患者。6%~18% 的病例遗留尿异常和(或)高血压而转成慢性肾炎。一般认为,老年患者、有持续高血压、大量蛋白尿或肾功能损害者预后较差。

(董 蕾 曾红兵)

第二章 急进性肾小球肾炎

【概述】

急进性肾小球肾炎(rapidly progressive glomerulonephritis, RPGN)是一组以急性肾炎综合征为临床表现,肾功能急剧恶化,常伴有少尿或无尿的临床综合征。该病预后差,特征性的病理改变为肾小球毛细血管破坏,炎性递质和白细胞进入肾小囊中导致细胞增生,纤维蛋白沉积,毛细血管断裂并形成广泛的新月体(>50% 肾小球有新月体形成),故又称为新月体性肾小球肾炎(crescentic glomerulonephritis)。

引起 RPGN 的疾病主要分为 3 类:①继发于全身疾病的 RPGN,如系统性红斑狼疮、过敏性紫癜、IgA 肾病、冷球蛋白血症等。②继发于某些原发性肾小球疾病(如系膜毛细血管性肾小球肾炎、膜性肾病或感染后性肾小球肾炎)的 RPGN,即在其他原发性肾小球疾病改变的基础上,广泛的新月体形成。③原发性(特发性)RPGN。本文主要介绍原发性 RPGN。

原发性 RPGN 的病因不十分明确。50% 以上的 RPGN 患者有上呼吸道感染的病史,一般认为与流感 A2 病毒相关;还有研究者发现某些化学毒物(如碳氢化合物)可诱发此病;某些药物,如丙硫氧嘧啶(PTU)、肼苯哒嗪可引起Ⅲ型 RPGN;此外,还有研究者证实,此病的发生尚有遗传易患性的参与,HLA-DRB1 存在于大部分的 I 型 RPGN 患者。

【临床表现】

(一)一般表现及实验室检查

本病起病急,临床上通常表现为急进性过程,多数患者在发热或上呼吸道感染后出现急性肾炎综合征,起病数天内出现少尿或肾衰竭。临床上主要表现为水肿、中等量蛋白尿及大量红细胞尿,半数以上的病人在病程初期就有血压升高,少数病

人有严重的贫血。腹部平片和肾脏超声检查可见肾脏体积增大,皮髓质分界不清。3种RPGN的临床特点分别为:

(1) Ⅰ型:血清抗肾小球基底膜(GBM)抗体阳性。肾脏的表现开始为少尿,病情严重则出现肉眼血尿和大量的红细胞管型,常合并高血压。非选择性蛋白尿很少超过3.5g/24h,红细胞沉降率加快,血清补体正常。若肾功能进行性恶化或处理不及时,超过80%的患者一年内进展为尿毒症。部分患者有接触有机溶剂(烃化合物、汽油、一氧化碳等)、药物(青霉胺)的病史。

(2) Ⅱ型:我国90%以上的RPGN为Ⅱ型。常以肉眼血尿为首发症状,病程早期出现少尿、高血压、水肿,往往伴有神经系统、血液系统和心脏损害,尿蛋白常>3.5g/24h,血清免疫学检查,C3和C4可明显降低。

(3) Ⅲ型:好发于中老年男性,多数有上呼吸道感染样前驱症状。大部分患者为系统性血管炎的肾脏损害,肾外表现多为发热、皮疹、消化道症状、关节痛、肌肉痛、神经炎等;肺部病变表现为咳嗽、咳痰、咯血。肾脏表现为血尿(1/3为肉眼血尿),尿蛋白一般<3.5g/24h,高血压不多见,肾功能进行性损害,若治疗及时,大部分患者肾功能可完全恢复。

(二) 病理

根据免疫病理,RPGN可分为3型:①Ⅰ型又称为抗肾小球基底膜型肾小球肾炎,由于抗GBM抗体结合于GBM激活补体而致病,病理表现为免疫复合物沿GBM呈线样排列。②Ⅱ型又称免疫复合物型,由于循环免疫复合物沉积于肾小球或原位免疫复合物形成激活补体而致病,病理表现为免疫复合物沿GBM呈颗粒样沉积。③Ⅲ型为非免疫复合物沉积型,肾小球中无或仅有少量的免疫复合物沉积。研究表明50%~80%的Ⅲ型RPGN患者为系统性血管炎的肾脏表现,肾脏可为唯一受累器官或与其他器官损害并存,患者血清中抗中性粒细胞胞浆抗体(ANCA)常为阳性。

肉眼可见肾脏体积稍增大,肿胀,呈苍白色或暗灰色,可见到瘀点,切面皮质增厚,肾小球呈灰色点状。光镜下主要病理改变为肾小球上皮细胞增殖,广泛性上皮细胞新月体形成(累及50%以上的肾小球),充满肾小球囊腔(占肾小球囊腔50%以上),致使囊腔闭塞。肾小球周围有中性粒细胞、单核细胞、淋巴细胞浸润。肾小球系膜细胞及内皮细胞也可明显增生。病变早期为细胞性新月体,后期逐渐转变为纤维性新月体,最后发生肾小球硬化。Ⅱ型常伴有肾小球内皮细胞和系膜细胞的增生,Ⅲ型常可见肾小球节段性纤维素样坏死。免疫病理的表现为Ⅰ型RPGN免疫沉积物呈线条状分布于肾小球毛细血管壁,其中主要含IgG和C3;Ⅱ型RPGN免疫复合物IgG和C3呈颗粒状沉积于系膜区和毛细血管壁;Ⅲ型无或仅有微量免疫复合物沉积。电镜下观察,Ⅰ型和Ⅲ型无电子致密物,Ⅱ型电子致密物在系膜区和内皮下沉积。

【诊断要点】

急性肾炎综合征伴肾功能急骤恶化,无论是否已达到少尿性肾衰竭均应疑及本病,并尽早做肾活检,若50%以上肾小球有新月体形成,除外系统性疾病,诊断即可确立。

原发性RPGN应与以下疾病鉴别:

1. 非肾小球疾病所致的急性肾衰竭

(1)急性肾小管坏死:有明确的病因,如中毒(药物、生物毒)、休克、溶血及横纹肌溶解。病变主要累积肾小管,尿比重降低,肾小管重吸收障碍,低血钠高尿钠,尿中可发现大量管型。

(2)急性间质性肾炎:有药物过敏史,有发热、皮疹,血及尿中嗜酸粒细胞升高。

(3)肾血管疾病:如急性肾静脉血栓形成、肾动脉栓塞、肾动脉粥样斑块栓塞。有相应原发病,影像学(血管造影、B超及CT)检查可以协助诊断。

(4)梗阻性肾病:常见于泌尿系结石、肿瘤或腹膜后肿瘤压迫,表现为骤然出现的无尿,不伴肾炎综合征。尿路造影、B超、膀胱镜检查可以协助诊断。

(5)肾皮质及肾髓质坏死:肾皮质坏死见于高龄孕妇合并胎盘早剥或严重脱水患者,上述患者已发生肾皮质外2/3小动脉反射性收缩,导致皮质缺血坏死,病史及肾活检有助于鉴别。肾髓质坏死常见于糖尿病或长期服用止痛药患者发生的泌尿系感染,患者常有高热、腰痛、脓尿等肾盂肾炎表现,然后出现少尿、无尿及肾衰竭。

2. 继发性 RPGN

(1) 狼疮性肾炎:常伴有多系统损害临床表现,实验室检查抗核抗体等多种抗体阳性,血清 IgG 升高,补体 C3 下降,病理检查可以鉴别。

(2) 紫癜性肾炎:过敏性紫癜有皮肤、关节、胃肠道、肾脏受累的表现,血清中 IgA 可以升高,新月体形成往往为局灶节段性,很少为弥漫性。免疫病理可见 IgA 及 C3 沉着。

(3) IgA 肾病:常在呼吸道感染数小时或数天内出现肉眼血尿,血清中 IgA 可以升高,免疫病理可见 IgA 及 C3 沉着。

(4) 其他:如膜性肾炎、系膜毛细血管性肾炎、冷球蛋白血症、Alport 综合征等也可有肾小球内新月体形成表现,根据临床表现、特异性的实验室检查及病理表现,不难鉴别。

3. 急性肾小球肾炎:少数严重的急性肾小球肾炎病例亦可出现进行性肾功能损害,但一般具有急性肾炎典型的临床及生化改变,必要时可行病理学检查明确诊断。

【治疗方案及原则】

本病发展迅速,早期诊断、及时的强化治疗对提高存活率、改善预后有着关键的作用。本病的治疗包括强化治疗(早期迅速控制免疫炎症反应)和对症治疗(针对急性肾功能损害所导致的水钠潴留、电解质酸碱失衡、高血压、尿毒症及感染等)。

1. 肾上腺皮质激素联合细胞毒药物:糖皮质激素冲击治疗适用于肾活检细胞增生明显的患者,冲击治疗越早,疗效越好。甲泼尼龙(MP)冲击治疗可以用于 3 种类型的 RPGN,其疗效以Ⅲ型最好,Ⅱ型次之,Ⅰ型最差。细胞毒药物的联用可以提高缓解率,早期使用环磷酰胺(CTX)可以减少不可逆的瘢痕产生,特别是对于Ⅲ型的患者。用法:MP:10~30mg/(kg·d),缓慢静脉滴注,1 次/d(或隔日 1 次),3~4 次为 1 个疗程,间隔3~5 天以后,可以重复 1 个疗程,一般不超过 3 个疗程,之后改为泼尼松口服[起始剂量 1~2mg/(kg·d),逐渐减量]和环磷酰胺静脉滴注(0.2~0.4g/次,隔日静脉注射,总量 6~8g)。早期血肌酐(Scr)<8mg/dl 时疗效好,晚期则疗效差。应用 MP 冲击联合细胞毒药物治疗时,应注意预防感染、水钠潴留等副作用。

2. 血浆置换:血浆置换主要适用于 I 型 RPGN 患者,对于肺出血-肾炎综合征(Goodpasture 综合征)和 ANCA 阳性系统性血管炎所致的 III 型 RPGN 也显示出较好的疗效。在早期,Scr<6mg/dl 时应用对多数病人有效。血浆置换可以去除血浆中的抗原、抗体、免疫复合物及炎性递质,还可以促进单核吞噬细胞系统吞噬功能的改善,维持机体内环境的稳定。一般每日或隔日 1 次,每次置换血浆 2~4L,持续治疗 10~14 天,直至 ANCA 或抗 GBM 抗体转阴为止。治疗过程中需联合应用 MP 冲击及 CTX 治疗,避免大量清除免疫球蛋白后有害抗体的大量产生(即"反跳现象")。

3. 四联疗法:澳大利亚 Kincaid-Smith 等证实采用激素(多为泼尼松)、细胞毒药物(如 CTX)、抗凝(肝素)和抑制血小板聚集(如潘生丁)的四联疗法对 RPGN 有一定疗效,但由于缺乏大规模的随机对照研究,尚不能推广。

4. 肾脏替代治疗:对急性肾衰竭(Scr>6mg/dl),进行强化治疗的同时应及时给予透析治疗。对强化治疗无效或肾功能无法逆转的患者,则有赖于长期维持透析。肾移植应在病情静止半年以上,血清中 ANCA、抗 GBM 抗体转阴后进行。

5. 其他

(1)霉酚酸酯(MMF)的应用:MMF 可通过抑制细胞鸟嘌呤核苷酸的生物合成而阻断核酸的合成,并选择性地抑制 T、B 淋巴细胞的增殖,阻断细胞因子的释放和抗体的生成,同时诱导活化的淋巴细胞凋亡,从多种途径抑制免疫反应。特别是 MMF 对血管内皮细胞的增殖、黏附、转分化及炎性因子的释放有广泛的影响,可通过抑制转化生长因子-β(TGF-β)的产生来减少肌成纤维细胞的浸润和胶原沉积,因而,学者看好 MMF 治疗 III 型 RPGN 的前景,特别是对某些肾功能已有损害,病程出现慢性化改变,但仍有疾病活动征象的患者,MMF 是较好的选择,一般用于缓解期的治疗。

(2)他克莫司(FK506)的应用:FK506 对异常的体液免疫有较强的抑制作用,适用于经 MP 和 CTX 冲击治疗未获得完全缓解的患者。有研究者通过临床观察证实 FK506 联合中小量的泼尼松,对疾病的完全缓解有一定的作用,但缺乏长时间的随机对照研究,疗效尚待进一步确定。

(3)甲氨蝶呤:适用于缓解期的治疗。有学者比较甲氨蝶呤和硫唑嘌呤在缓解期的治疗作用,结果发现在不良事件、复发率及生活质量方面无明显差异。亦有学者比较口服环磷酰胺或甲氨蝶呤,联合使用递减糖皮质激素,发现在缓解率方面二者差异无统计学意义,但甲氨蝶呤组复发率更高。

(4)其他药物:有研究证实来氟米特、肿瘤坏死因子(TNF)抗体、静脉注射丙种球蛋白抗体等在治疗 RPGN 中有一定的疗效,但均缺乏长时间的随机对照研究。

(何 凡 曾红兵)

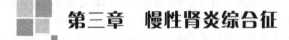

第三章　慢性肾炎综合征

【概述】

慢性肾炎综合征(chronic nephritic syndrome)是指以蛋白尿、血尿、高血压、水肿为基本临床表现,可有不同程度的肾功能减退,起病方式各有不同,病情迁延,病变缓慢进展,最终将发展为慢性肾衰竭的一组肾小球疾病。由于本组疾病的病理类型及病期不同,主要临床表现可呈多样化,其诊断不完全依赖于病史的长短。我国以 IgA 肾病最多见。各种继发性肾脏病以及遗传性肾病也可表现为慢性肾炎综合征。慢性肾炎综合征持续数年,甚至数十年后,肾功能逐渐恶化并出现相应的临床表现(如血压增高、贫血等),最终发展至慢性肾衰竭。慢性肾炎综合征主要原因是慢性肾小球肾炎(慢性肾炎),因此,本文主要介绍慢性肾炎。

【临床表现】

(一)症状及体征

1. 水肿:多为眼睑水肿和(或)下肢凹陷性水肿,一般无体腔积液。

2. 高血压:多为持续中等度血压增高,尤其以舒张压增高明显。常伴有眼底视网膜动脉变细、迂曲和动、静脉交叉压迫现象,少数可见絮状渗出物和(或)出血。

3. 蛋白尿:尿蛋白定量常在 $1 \sim 3g/24h$。

4. 血尿:为肾小球源性血尿,尚可出现肉眼血尿。多见于增生性或局灶硬化性为主要病理改变者。

(二)实验室检查

1. 血常规:变化不明显,肾功能不全者可见正色素红细胞性贫血,白细胞计数多正常。

2. 尿常规:尿蛋白可轻至中度增高,尿沉渣可见红细胞增多和管型。

3. 肾功能：病变早期血尿素氮（BUN）和 Scr 可在正常范围，随着病情发展 BUN、Scr 可有不同程度的增高。

4. 血清补体：C3 始终正常或持续降低 8 周以上不能恢复。

5. 肾脏超声检查提示：早期双肾或正常或缩小，肾皮质变薄或肾内结构紊乱。

【诊断】

（一）诊断标准

1. 有蛋白尿、水肿，间或有血尿、高血压和肾功能损害。

2. 病程持续达 1 年以上。

3. 除外继发性和遗传性肾炎。

（二）鉴别诊断

1. 高血压病肾损害

（1）先有长期持续性高血压，然后出现肾损害。

（2）临床上肾小管功能损害（尿浓缩功能减退）较肾小球功能损害早。

（3）尿常规检查改变轻微，尿蛋白微量至少量，可见少量红细胞及管型。

（4）常伴有高血压的心、脑并发症。

2. 慢性肾盂肾炎

（1）女性多见。

（2）常有反复尿路感染的病史。

（3）肾功能损害以肾小管损害为主，氮质血症进展缓慢。

（4）影像学检查可见双肾非对称性损害。

3. 遗传性肾炎（Alport 综合征）

（1）有肾（血尿、轻至中度蛋白尿及进行性肾功能损害）、眼（球形晶体等）、耳（神经性耳聋）异常。

（2）家族遗传史。

4. 其他：尚需与狼疮性肾炎、过敏性紫癜性肾炎、痛风肾、糖尿病肾小球硬化症、多发性骨髓瘤肾损害、肾淀粉样变等疾病鉴别。

【治疗方案及原则】

慢性肾炎的治疗是以延缓肾功能的恶化、改善或缓解临床症状、防治严重并发症为主要宗旨。具体措施如下述。

（一）控制蛋白摄入

1. 肾功能不全者：应该根据肾功能减退的程度控制蛋白摄入量，一般限制在 0.6g/（kg·d），且应为优质蛋白（如瘦肉、蛋和牛奶等）。

2. 肾功能代偿者：可略放宽蛋白摄入量，但不宜>1.0g/（kg·d），以免加重肾小球的高滤过及肾小球硬化。

在低蛋白饮食时，可适当增加碳水化合物，同时适当辅以α-酮酸或肾必需氨基酸，以补充体内必需氨基酸的不足，满足机体基本能量的需要，防止负氮平衡。

（二）积极控制高血压

慢性肾炎时，剩余的和有病变的肾单位处于代偿性高血流动力学状态，全身性高血压无疑会加重这种病变，导致肾小球进行性损害，故应积极控制高血压。常用降压药物：

1. 血管紧张素转换酶抑制剂（ACEI）：在降低全身性高血压的同时，可降低肾小球内压，减少蛋白尿，抑制系膜细胞增生和细胞外基质的堆积，以减轻肾小球硬化，延缓肾功能进展。

应用中应注意防止高钾血症，有肾功能不全者如 Scr>2～4mg/dl（188～376mmol/L）应慎用此类药物，在使用过程中，应密切监测血钾及肾功能变化。

2. 钙离子拮抗剂：具有与 ACEI 十分类似的延缓肾衰竭的作用，但无直接减少蛋白尿的作用。此外，钙离子拮抗剂能减少氧消耗，抗血小板聚集，通过细胞膜效应减少钙离子在间质沉积和细胞膜过度氧化，以达到减轻肾脏损伤及稳定肾功能的作用。

3. β-受体阻滞剂：对肾素依赖性高血压有较好的疗效，可降低肾素作用，虽然该类药物能降低心输出量，但不影响肾血流量和肾小球滤过率。应该注意，某些 β-受体阻滞剂，如阿替洛尔（氨酰心安）和纳多洛尔（萘羟心安），脂溶性低，自肾脏排泄，故肾功能不全时应调整剂量和延长用药时间。

4. α-受体阻滞剂:对小动脉和小静脉均有扩张作用。其主要不良反应为直立性低血压,故应小剂量开始逐步增至治疗剂量。

5. 利尿剂:对有明显水钠潴留或使用 ACEI 者可加用利尿剂,以加强降压效果,但应注意电解质紊乱、高凝状态的出现和加重高脂血症。

根据患者具体情况,上述各类降压药可单用,亦可 2 种以上联合应用。

（三）抗凝和血小板解聚药物

抗凝和血小板解聚药物对某些类型的肾炎(如 IgA 肾病)有良好的稳定肾功能和减轻肾脏病理损伤的作用。对有明确高凝状态和易发生高凝状态的病理类型如膜性肾病、系膜毛细血管增生性肾炎可长时间应用。

（四）其他

1. 避免感染、劳累等加重病情的因素。

2. 慎用或禁用肾毒性和诱发肾损伤的药物,如氨基糖苷类抗生素、磺胺药及非类固醇类消炎药等。

3. 对伴有高脂血症、高血糖、高尿酸血症等应予以相应处理。

4. 对本病使用激素和细胞毒药物的问题,目前尚无一致的看法,一般不主张应用。

（何　凡　曾红兵）

第四章　肾病综合征

肾病综合征(nephrotic syndrome)是指由不同病因、多种病理变化所致的具有类似临床表现的一组肾小球疾病。本病的基本特征是大量蛋白尿(≥3.5g/d)、低白蛋白血症(≤30g/L)、水肿、高脂血症。该综合征可见于各种年龄,儿童多发于2~8岁,年轻人中男性多见,中老年患者男女分布比较平均。

【病因】

(一)原发性

由原发性肾小球疾病所致。

(二)继发性

1. 小儿患者

(1)遗传性疾病。

(2)感染性疾病。

(3)过敏性紫癜。

2. 中青年患者

(1)结缔组织病。

(2)感染。

(3)药物所致。

3. 老年患者

(1)代谢性疾病(如糖尿病肾病、肾淀粉样变等)。

(2)肿瘤有关的肾病综合征(如多发性骨髓瘤等)。

【病理】

原发性肾病综合征的主要病理类型为微小病变、系膜增生性肾炎、系膜毛细血管性肾炎、膜性肾病及局灶性节段性肾小球硬化。

【诊断】

(一)临床表现

1. 微小病变

(1)好发于儿童,尤以2~6岁幼儿多见,成人发病率较低,但老年人有增高趋势。

(2) 男性多于女性。

(3) 除蛋白尿外,镜下血尿 15%~20%,无肉眼血尿。

(4) 一般无持续性高血压及肾功能减退。

(5) 成人患者镜下血尿、一过性高血压及肾功能下降的发生率比儿童病例高。

2. 系膜增生性肾炎

(1) 好发生于青少年,男多于女。

(2) 约 50% 有前驱感染。

(3) 发病较急,甚至呈急性肾炎综合征,否则常隐匿起病。

(4) 非 IgA 肾病肾病综合征的发生率高于 IgA 肾病。

(5) IgA 肾病血尿发生率及肉眼血尿发生率高于非 IgA 肾病。

(6) 肾功能不全及高血压的发生率随肾脏病变轻重而异。

3. 系膜毛细血管性肾炎(又称膜增生性肾炎)

(1) 好发生于青壮年,男多于女。

(2) 60%~70% 有前驱感染。

(3) 发病较急,可呈急性肾炎综合征(占 20%~30%),否则常隐匿起病。

(4) 本病常呈肾病综合征(约占 60%)。

(5) 常伴明显的血尿(几乎 100% 有血尿,肉眼血尿常见)。

(6) 病情常持续进展,肾功能损害、高血压及贫血出现早。

(7) 50%~70% 病例血清 C3 持续降低。

4. 膜性肾病

(1) 好发于中老年,男多于女。

(2) 隐匿起病。

(3) 约 40% 的病例有镜下血尿,但无肉眼血尿。

(4) 易发生血栓栓塞并发症(肾静脉血栓发生率约占 50%)。

5. 局灶性节段性肾小球硬化(FSGS)

(1) 好发生于青少年,男多于女。

（2）隐匿起病。

（3）75% 发生血尿，20% 呈现肉眼血尿。

（4）常有肾功能减退和高血压，还常出现近曲小管功能障碍，表现为肾性糖尿、氨基酸尿及磷酸盐尿。

（5）在病因上尽可能寻找继发性因素。

（6）在临床上应尽可能明确家族史，排除遗传性 FSGS。

（二）实验室检查

1. 血常规：可见小细胞性(缺铁性)贫血，血小板计数可增多。

2. 尿液检查：24h 尿蛋白定量 ≥3.5g，尿沉渣常含各种管型，也可出现红细胞和红细胞管型，有时可见脂尿。

3. 血生化检查

（1）血脂：总胆固醇、三酰甘油、游离胆固醇、酯化胆固醇及磷脂均增高。

（2）血清白蛋白：常 ≤30g/L。

（3）血清蛋白电泳：可见 α_2 及 β 球蛋白增高。

（4）其他：血浆铜蓝蛋白、转铁蛋白、补体均减少；甲状腺激素水平降低；纤维蛋白原增加等。

（三）诊断标准

1. 大量蛋白尿，24h 尿蛋白定量 ≥3.5g/d。

2. 低白蛋白血症(≤30g/L)。

3. 水肿。

4. 高脂血症。

其中第 1、2 条为诊断的必备条件。

（四）诊断思维程序

肾病综合征的诊断并不困难，但要确定其病因和病理类型有时有一定难度。因此，首先需根据临床特征确定是否是肾病综合征，然后要区分是原发性或继发性肾病综合征，最后还要判断有无并发症。

在继发性肾病综合征的病因中，一般而言：

1. 少年患者：过敏性紫癜肾炎。

（1）有典型的皮肤紫癜。

（2）可有关节痛。

（3）腹痛和便血。

2. 中青年女性：系统性红斑狼疮肾炎。

（1）常有发热、皮疹（蝶形红斑、盘状红斑、光过敏）、关节痛、口腔黏膜溃疡、多发性浆膜炎。

（2）心、肾、血液和神经等器官和系统的损害。

（3）血常规检查常有红细胞、白细胞及血小板计数减少。

（4）活动期血清 C3 降低，免疫学检查异常。

3. 中老年患者

（1）糖尿病肾小球硬化症：①多在糖尿病 5 年后出现肾损害；②开始为微量白蛋白尿；③以后为持续性蛋白尿并可发展为大量蛋白尿；④大约在糖尿病 10 年后出现肾病综合征，并很快进展至慢性肾衰竭。

（2）骨髓瘤性肾病：①男性多于女性；②多有骨痛；③尿凝溶蛋白阳性；④血清单株球蛋白增高，蛋白电泳出现 M 带；⑤扁骨 X 线检查可见穿凿空洞；⑥骨髓穿刺可见大量骨髓瘤细胞。

（3）肾淀粉样变性：①原发性和（或）继发性；②主要侵犯心、肾、消化道、皮肤、神经及肝脾；③本病确诊常需组织活检，部位多为牙龈、舌、直肠、肾和肝脏。

此外，必须强调的是对未治和治疗效果欠佳的患者应积极提倡肾活检，对明确病理类型、调整治疗方案和判断预后至关重要。

【治疗】

（一）一般治疗

1. 休息：严重水肿及体腔积液时应卧床休息。

2. 饮食：适量[1.0g/（kg·d）]优质蛋白（动物蛋白），富含多不饱和脂肪酸和可溶性纤维的饮食；保证热量不少于 126～147kJ/（kg·d），即 30～35kcal/（kg·d）；水肿时应低盐（3～5g/d）。

（二）病因治疗

肾病综合征的治疗要针对基本病因，并根据病理类型定出方案。

1. 微小病变和轻度系膜增生性肾小球肾炎:有的可自发性缓解;药物治疗有效,特别是儿童会迅速恢复。儿童:泼尼松40mg/d或1~2mg/(kg·d),口服4周,约半数的患者显效,但75%易复发。成人:泼尼松1.0~1.5mg/(kg·d),不超过4~6周,有反应者约75%复发。成人随着年龄的增长和高血压的发生,易发生医源性并发症。对治疗有反应的患者再经过2周继续用药后,之后每2~4周减少原使用量的10%,15mg/d以下时减量应更加缓慢,以减少复发。对皮质类固醇无反应的或经常复发者,在泼尼松使用的基础上使用细胞毒药物,常用环磷酰胺1~2mg/(kg·d),共8周,可能会带来长期的缓解。环磷酰胺有抑制性腺的作用(对青春前期少年尤其严重)和发生出血性膀胱炎的危险。如环磷酰胺治疗无效,可依次试用环孢素、他克莫司(FK506)、霉酚酸酯(MMF)和硫唑嘌呤。要定期查血常规和肝功能以排除骨髓抑制和药物性肝损害。

2. 局灶性节段性肾小球硬化:激素和细胞毒药物治疗后大多疗效不佳,治疗效果不好时或可试用利妥昔单抗或血浆置换。仅少数(约占1/4)轻症病例(受累肾小球较少),尤其继发于微小病变者有可能经治疗而缓解。

3. 膜性肾病:膜性肾病的自然病程差异较大,部分患者自然缓解,部分患者则进展至终末期肾病(ESRD)。血肌酐正常、尿蛋白持续小于4g/d为低危患者;血肌酐正常或接近基本正常、尿蛋白为4~8g/d为中危患者;血肌酐不正常或持续恶化、尿蛋白>8g/d为高危患者。对于中、低危患者,可考虑仅用非免疫抑制剂治疗。对于高危患者,需要积极的免疫抑制治疗。

4. 系膜毛细血管性肾炎及重度系膜增生性肾炎:至今无较好的治疗措施,常较快地发生肾功能不全,预后差。一般而言,已发生肾功能不全者,不再用激素及细胞毒药物,而按肾功能不全处理。若肾功能仍正常,可用激素、细胞毒药物、抗凝药、血小板解聚药及降脂药联合治疗。疗程结束后不管疗效如何,均应及时减量、撤药,但应长期服用维持量激素及血小板解聚药(双嘧达莫),以延缓肾功能衰退。

（三）其他治疗

1. 白蛋白应用：由于静脉输入的白蛋白在1～2天内可随尿液丢失，并延迟病情的缓解，增加复发率，故应严格掌握适应证，如下：

（1）高度水肿且用静脉注射呋塞米不能达到利尿效果者（见下述扩容后利尿疗法）。

（2）有血浆容量不足之表现者。

（3）因肾间质水肿导致急性肾衰竭者。

2. 水肿处理

（1）低盐饮食：应注意长期低盐引起的细胞内缺钠情况。

（2）利尿剂：常采用排钾利尿剂与潴钾利尿剂合用。呋塞米长期注射（7～10天）后，利尿作用减弱，有时需增加剂量，最好改为间歇用药，即停药3天后再用。

（3）扩容后利尿：当用上述治疗不佳时，可改为扩容后利尿疗法，即在静脉输注白蛋白或血浆扩容后，再静脉注射呋塞米常可获得良好的利尿效果。但应注意利尿不宜过猛，以免血容量锐减，形成血栓。

3. 减少尿蛋白：对有肾小球内高压存在的大量蛋白尿者应用血管紧张素转换酶抑制剂，有可能通过降低肾小球内高压而减少尿蛋白。

4. 抗凝治疗：肾病综合征患者血液常呈高凝状态，尤其在血浆白蛋白<20～25g/L时，易合并静脉血栓形成。目前常用的抗凝、溶栓药物有：

（1）低分子肝素：5kU，皮下注射，1次/天。

（2）华法林：多继肝素后使用，常用剂量为2.5～30mg/d，口服。常需维持半年以上，需监测国际标准化比值（INR）。

（3）双嘧达莫和阿司匹林：均为血小板解聚药，前者剂量为300～400mg/d，分3～4次服，后者剂量为40～80mg/d，顿服。

（4）尿激酶：有血栓或栓塞形成者应给予尿激酶溶栓，给药越及时越好，6小时内给药效果最佳，但3～6天内仍有效。①静脉溶栓，尿激酶2万～10万U，2次/d静脉注射，持续4

周;②放射介入溶栓,经介入方法在肾动脉端一次性注入尿激酶 30 万 U 溶解肾静脉血栓,继以尿激酶静脉注射持续 1 个月。

5. 高脂血症治疗

(1) 饮食治疗:(见上述)。

(2) 降低血脂:多推荐羟基戊二酸单酰辅酶 A(HMG-CoA)还原酶抑制剂。①洛伐他汀(lavastalin)始服剂量 20mg,最大剂量 40mg,2 次/d;②辛伐他汀(simvastatin)始服剂量 5~10mg,最大剂量 20mg,2 次/d。

6. 急性肾衰竭治疗:肾病综合征合并急性肾衰竭应及时给予正确处理,可采取如下措施:

(1) 血液透析:在补充血浆制品后适当脱水,以减轻肾间质水肿。

(2) 加强利尿:加大剂量静脉注射袢利尿剂;或多巴胺(20mg)、酚妥拉明(10mg)加入 5% 葡萄糖 250ml 静脉滴注后,静脉注射呋塞米,最大可达 200mg。

(3) 碳酸氢钠:碱化尿液,以减少管型形成。

(4) 积极治疗基础肾病:尤其微小病变型肾病积极治疗后有可能缓解。常用甲泼尼松冲击治疗(见"急进性肾小球肾炎"章)。

7. 对易复发及难治性肾病综合征可选用免疫抑制剂环磷酰胺、FK506、MMF、硫唑嘌呤等治疗。

【预后】

决定肾病综合征预后的因素包括:①病理类型,一般而言,微小病变及轻度系膜增生性肾炎预后较好,膜性肾病次之,病变进展缓慢,发生肾衰竭较晚;系膜毛细血管性肾炎、局灶性节段性肾小球硬化及重度系膜增生性肾炎预后差,治疗常无效,病变进展较快,易进入慢性肾衰竭,其中系膜毛细血管性肾炎预后最差。②有显著的高脂血症、肾小球高滤过状态和肾小球内高压者预后较差。③并发症(如反复感染、肾静脉血栓等)亦影响预后。

(董 蕾 曾红兵)

第五章 微小病变型肾病

【概述】

微小病变型肾病(minimal change disease,MCD)是一组临床以单纯性肾病综合征为表现的疾病。光镜下肾小球基本正常,近端肾小管上皮细胞可见脂肪变性,故又被称为"类脂性肾病"。电镜下肾小球特征性表现为弥漫性足突融合,肾小球内一般无电子致密物沉积。免疫荧光阴性。MCD占成人原发性肾病综合征的10%。好发于2~6岁儿童(占儿童肾病综合征的80%左右),成人在原发性微小病变型的肾病综合征中发病率相对较低,60岁以上的患者中,高血压和肾功能损害较为多见。

【临床表现】

1. 一般表现

(1) 起病常无明显诱因,但亦可有上呼吸道感染等前驱表现。

(2) 明显水肿,始于颜面部,逐渐波及全身,并随体位发生改变。

(3) 大量蛋白尿,为选择性蛋白尿,以白蛋白尿为主。

(4) 低白蛋白血症。

(5) 高血压和血尿少见,镜下血尿仅发生于约20%患者中。

(6) 水肿明显时多伴有肾前性氮质血症。

2. 儿童微小病变特点

(1) 儿童微小病变起病较快,常在感染或过敏后发生。

(2) 肾病综合征是单纯性的,不伴有血尿、高血压或肾功能受累。

(3) 患儿常有腹痛、深静脉栓塞等表现。

（4）低免疫球蛋白血症，易并发感染，如肺炎、自发性腹膜炎等。

（5）血清补体水平正常。

（6）首次发病一般不需要立即行肾活检。

3. 成人微小病变特点

（1）应仔细寻找继发因素，如：①药物史：非甾体抗炎药（NSAID）、干扰素、利福平、锂盐等均可引起肾小球微小病变。②血液系统肿瘤：霍奇金淋巴瘤，少数由非霍奇金淋巴瘤引起，尤其对≥50岁的微小病变的患者。

（2）需行肾活检。

（3）糖皮质激素的使用方案不同于儿童。

（4）激素抵抗较儿童多，约占20%。

【诊断】

1. 肾病综合征的诊断标准（详见肾病综合征章节）。

2. 病理：光镜下肾小球基本正常，可有轻度系膜增生，近端肾小管上皮细胞可见脂肪变性。电镜下肾小球特征性表现为弥漫性足突融合，肾小球内一般无电子致密物沉积。免疫荧光阴性。

【治疗方案及原则】

1. 一般治疗：大量蛋白尿期以卧床休息为主，但应保持适度床上及床旁活动以防止深静脉血栓形成。水肿明显者应适当予以低盐饮食（每日摄入钠盐<2～4g）。蛋白质摄入每日1g/kg。

2. 对症治疗

（1）利尿消肿：一般情况下，在应用糖皮质激素治疗1周后，尿量会迅速增加，水肿可有明显改善。对激素治疗反应差、水肿不能消退者，可适当使用利尿剂。常用氢氯噻嗪25～50mg，1～2次/天，加螺内酯20～40mg，1～2次/天；或加氨苯蝶啶50～100mg，1～2次/天，或呋塞米口服20～40mg，1～2次/天；效果不明显可改静脉注射，同时加用保钾利尿药。

（2）抗凝：血栓及栓塞是肾病综合征的常见并发症之一，血浆白蛋白<25g/L时应给予抗凝（如低分子肝素皮下注射）和

抗血小板黏附治疗(双密达莫 300mg/d 或阿司匹林 100mg/d)。有明显血栓栓塞症状(气促、低碳酸血症、下肢粗细不均、血纤维蛋白原升高、D-二聚体阳性等),即应尽快给予抗凝溶栓治疗。

(3)感染:为 MCD 最常见的并发症,亦是其复发的重要诱因。易于发生呼吸道、泌尿道、皮肤、自发性腹膜炎等感染。原则上不主张预防性使用抗生素,一旦发生感染,应尽快根据药敏试验结果选用敏感、肾毒性小的抗生素治疗。

(4)急性肾衰竭:因有效循环血容量的减少,导致肾脏血流量下降而引起肾前性急性肾功能衰竭以及在血容量下降的情况下使用大剂量利尿剂和抗生素引起肾小管空泡变性或急性肾小管坏死。

3. 糖皮质激素:糖皮质激素对 MCD 治疗效果较好。但随着患者年龄的增加,糖皮质激素的有效率呈下降趋势。

(1)对儿童 MCD,推荐泼尼松(龙)口服 60mg/(m² · d)(不超过 60mg/d)或甲泼尼龙 48mg/(m² · d),治疗 4~6 周后(90% 的患者尿蛋白可以转阴),改为隔日泼尼松(龙)40mg/m²,或甲泼尼龙 32mg/m²,标准疗程是 8 周,但停药后复发率高,可延长维持治疗用药时间。隔日疗法治疗 4 周后,每月减少隔日治疗剂量的 25%,总疗程 6 个月以上,可减少复发率。

(2)成人近 25% 的肾病综合征患者为 MCD,糖皮质激素疗效较儿童略差,常需要更长时间的糖皮质激素治疗。治疗起始剂量以泼尼松(龙)1mg/(kg · d)(最大剂量不超过 80mg/d)或甲泼尼龙 0.8mg/(kg · d)。约 60% 成人患者于足量激素治疗 8 周后获得缓解,尚有 15%~20% 患者于治疗后 12~16 周获得缓解。故如足量激素治疗 8 周尚未获得完全缓解时,可适当延长足量激素治疗至 12~16 周,但需注意防治副作用。完全缓解 2 周后开始减量,每 2 周减去原剂量的 5%~10%。并以每日或隔日 5~10mg,维持相当长时间后再停药,根据病情选择疗程,一般总疗程不短于 6 个月。

4. 细胞毒类免疫抑制剂:对于激素依赖型(激素治疗缓解,在停药后或减量过程中复发)、激素抵抗型(激素治疗 8~12

周未缓解)及多次(>2 次)复发的病例,应考虑激素联合使用免疫抑制剂治疗。常用药物为:①环磷酰胺,0.50~0.75g/m² 体表面积,1 次/月静脉注射治疗,总剂量一般不超过 10~12g;②环孢素 A,3~5mg/(kg·d),每日分 2 次服用。监测环孢素血药浓度谷值在 100~200ng/ml,疗程 8~12 个月。③其他免疫抑制剂(如霉酚酸酯等)也可选用。

(何　凡　曾红兵)

第六章 膜性肾病

【概述】

膜性肾病(membranous nephropathy,MN)是一个病理形态学诊断名词,其特征性的病理学改变是肾小球毛细血管袢上皮侧可见大量的免疫复合物沉积,该沉积物局限于肾小球基底膜(glomerular basement membrane,GBM)的上皮侧,一般不伴肾小球固有细胞增殖和局部炎症反应。临床表现为肾病综合征或无症状、非肾病范围的蛋白尿,部分患者伴有镜下血尿、高血压和肾功能损害。

膜性肾病是导致成人肾病综合征的一个常见病因。国内报道膜性肾病占原发性肾小球肾炎的 9.89%,在西方国家,膜性肾病所占的比例大约为 30%。儿童不仅膜性肾病的发生率低(< 5%),而且大多为继发性膜性肾病。膜性肾病发病机制尚未完全阐明,很多系统性疾病及一些药物和环境因素均可以导致继发性膜性肾病。

【临床表现】

(一)一般表现

1. 膜性肾病发病年龄多在 40 岁以上,男女比例约为 2:1。

2. 大多数患者以肾病综合征起病,约 20% 的患者表现为无症状、非肾病范围的蛋白尿。

3. 膜性肾病患者尿蛋白定量很少超过 15 g/d,如超过,要注意微小病变型肾病或局灶性节段性肾小球硬化的存在。膜性肾病患者每天尿蛋白定量波动很大,可能与患者蛋白摄入量、体位及活动量有关。

4. 约有一半的患者有镜下血尿,但大量镜下血尿不是膜性肾病的特征,临床上要注意寻找继发性病因。

5. 17% ~ 50% 的成年患者起病时伴高血压。若起病时就有高血压和肾功能损害,预后通常较差。

6. 膜性肾病起病往往较隐匿,有些患者是在常规体检时发现有蛋白尿。突然起病,尤其是伴明显肾小管功能损害者,要警惕继发性膜性肾病(感染、药物和毒物)的存在。

7. 膜性肾病患者,特别是肾病综合征临床表现持续存在的情况下,静脉血栓的发生率可以高达40%,明显高于其他肾小球疾病患者。

8. 蛋白尿的程度及持续时间与患者预后关系密切。此外,男性、高龄患者、伴肾功能不全和较多肾小球硬化及肾小管损伤者预后较差。

(二)实验室检查

1. 尿蛋白定量通常>3.5g/d,但很少超过15g/d。

2. 低蛋白血症,血浆白蛋白<30g/L。

3. 高脂血症,以胆固醇水平升高为主。

4. 自身抗体阴性,血清补体水平正常。

5. 乙型肝炎和丙型肝炎病毒标记物检查阴性。

(三)肾活检病理改变

1. 光镜:肾小球毛细血管袢基底膜病变是膜性肾病的特征性改变。肾小球无增生性和炎症渗出性病变;晚期可出现系膜区增宽、节段性细胞增生;也可表现为肾小球毛细血管袢节段塌陷、废弃,甚至整个肾小球毁损。早期光镜下肾小球体积正常或稍增大,毛细血管袢开放好、轻度扩张状,PASM-Masson和 Masson 三色染色上皮侧可见颗粒状的嗜复红物沉积,沉积物间可见基底膜反应性增殖,向外延伸形成"钉突"。随疾病进展,肾小球毛细血管袢基底膜增厚,袢僵硬。GBM"钉突"与"钉突"融合,将嗜复红物包绕,致 GBM 不规则增厚。晚期GBM 内嗜复红物溶解、吸收,基底膜呈"链条样"改变。上述不同时期病变可同时出现在一个病例中。原发性膜性肾病肾小球系膜区和内皮下一般无免疫复合物沉积,如存在则应与继发性膜性病变鉴别,如狼疮性肾炎等。随疾病进展,可发生肾小管萎缩和间质纤维化,间质可见泡沫细胞。由于膜性肾病起病年龄多为中老年,因此常见动脉透明变性和弹力层分层。如早期就存在肾小管和间质病变,应注意除外继发性膜性肾病。

2. 免疫病理:IgG 呈颗粒状沿肾小球毛细血管袢分布,多数患者可伴有 C3 沉积,少数病例尚可见 IgM 和 IgA 沉积。若发现 C4、C1q 沉积要注意除外继发性因素的存在。

3. 电镜:肾小球毛细血管袢基底膜上皮侧见电子致密物沉积。Ⅰ期:上皮侧电子致密物较小,呈散在性分布,基底膜结构完整。Ⅱ期:上皮侧致密物增多,基底膜样物质增生,向上皮侧凸起形成"钉突"。Ⅲ期:基底膜样物质进一步包绕电子致密物至膜内,基底膜明显增厚,出现不规则分层。Ⅳ期:基底膜内电子致密物开始吸收,出现电子透亮区,基底膜呈虫蚀样改变。如果在系膜区和内皮下见电子致密物,应注意继发性病因的存在。足细胞病变包括足细胞胞质肿胀,足突融合、厚度增加。可见足细胞活化的一些表现,如细胞器增加、脂质和蛋白吸收滴,以及微绒毛化。

【诊断要点】

1. 年龄多在 40 岁以上,起病往往较隐匿。

2. 临床表现为肾病综合征(大量蛋白尿、低蛋白血症、高度水肿、高脂血症),或无症状、非肾病范围的蛋白尿。

3. 可伴少量镜下血尿。

4. 部分病人伴高血压和(或)肾功能损伤。

【治疗方案及原则】

膜性肾病患者的临床自然病程差异悬殊,表现出三种转归形式:即自发缓解、持续蛋白尿伴肾功能稳定、持续蛋白尿伴肾功能进行性减退,因此对膜性肾病的治疗一直存在很大的争议。有学者认为膜性肾病有较高的自发缓解率(30%),故不主张确诊后马上开始免疫抑制剂治疗;另一种观点则认为有部分膜性肾病患者逐渐进展至终末期肾衰竭,应积极给予免疫抑制剂治疗。目前达到共识的观点是:对于初发的、表现为非肾病范围蛋白尿且肾功能正常的患者,可以暂不给予免疫抑制剂治疗,在进行非特异性治疗的同时,密切观察病情进展;对于临床表现为大量蛋白尿者,早期进行免疫抑制剂治疗可能是必要的,以期达到降低蛋白尿,减少并发症,延缓肾功能恶化的目的。

1. 非免疫治疗:针对尿蛋白定量<3.5g/d,血浆白蛋白正常或轻度降低、肾功能正常的年轻患者。

(1) 控制血压:血压控制在 125/75mmHg(1mmHg = 0.133kPa)以下,药物首选 ACEI 或血管紧张素Ⅱ受体拮抗剂(ARB)。

(2) 抗凝治疗:针对膜性肾病患者静脉血栓的高发生率,可预防性地给予抗凝治疗。存在高危因素(尿蛋白持续>8g/d,血浆白蛋白<20g/L,应用利尿剂或长期卧床等)的患者应积极抗凝治疗。

(3) 低蛋白饮食:大量蛋白尿患者饮食中蛋白质摄入量宜控制在 0.8g/(kg·d),同时给予充分的热量,总热量一般应保证 146.54kJ[35kcal/(kg·d)]。

(4) 其他:包括治疗水肿、高脂血症等。

2. 免疫治疗:免疫抑制剂治疗取决于其蛋白尿的程度、持续时间以及肾功能的状态。一般认为尿蛋白>3.5g/d 伴肾功能减退,或尿蛋白>8g/d 的高危患者应予以免疫治疗。膜性肾病免疫治疗方案及其疗效评价也存在很大的争议,普遍认为单独应用糖皮质激素(以下简称激素)无效,激素+环磷酰胺(CTX)或环孢素 A(CsA)治疗,能使部分患者达到临床缓解。对于疗效不一定求追达到完全缓解(尿蛋白≤0.3g/d),部分缓解(尿蛋白≤3.5g/d 或尿蛋白下降>50%,血清白蛋白>30g/L)同样也能有效地改善患者的预后。

(1) 激素+细胞毒药物:Ponticelli 等提出的意大利方案:甲泼尼龙(MP)和苯丁酸氮芥(CH)6 个月周期性治疗。具体方案为第 1、3、5 个月的前 3d 静脉滴注甲泼尼龙 1g/d,连续 3d,后续口服泼尼松 0.4mg/(kg·d),在第 2、4、6 个月口服 CH0.2mg/(kg·d),总疗程半年,能有效减少蛋白尿和保护肾功能。此后 Ponticelli 又提出 MP+CTX 方案:第 1、3、5 个月初给予甲泼尼龙 1g 静脉滴注,连续 3d,隔天口服泼尼松 0.5mg/kg,共 6 个月,同时给予口服环磷酰胺 1.5～2mg/(kg·d),共 12 个月。疗效优于 MP+CH。对于轻至中度肾功能不全并存在大量蛋白尿患者,随访观察 7 年,证实蛋白尿水平明显下降,并且肾功能保持稳定,但仍有 32% 患者复发,同时 66% 的患者存在较为严重的不良反应,如骨髓抑制、感染及出血性膀胱炎等。

(2) CsA:小剂量 CsA 可以有效地治疗膜性肾病。CsA 剂量为 3～4mg/(kg·d),联合小剂量泼尼龙[0.15mg/(kg·d)]治疗,蛋白尿缓解率明显增加,无严重不良反应。CsA 造成肾毒性常见于剂量>5mg/(kg·d)和(或)存在广泛肾间质纤维化的患者。血药浓度监测有利于避免 CsA 的毒副作用。一般起始治疗的谷浓度希望维持在 100～200ng/ml。CsA 停药后,部分患者会复发。

(3) 雷公藤多苷:国内报道采用雷公藤多苷片加小剂量激素治疗特发性膜性肾病,可明显减少蛋白尿,完全缓解率高,副作用较小。诱导剂量雷公藤多苷 120mg/d,分次口服,疗程 3～6 个月。如 3 个月内完全缓解,逐渐减量为维持剂量 60mg/d。如 3 个月时部分缓解或无缓解,诱导剂量雷公藤多苷最多可延长至 6 个月,再改为 60mg/d 维持。同时服用泼尼龙 30mg/d,8 周后逐渐减量至 10mg/d。维持治疗时间为 1 年。

(4) 其他:其他可以选择的药物还有霉酚酸酯、他克莫司和利妥昔单抗等,部分难治性患者有效。

(何　凡　曾红兵)

第七章 系膜增生性肾小球肾炎

【概述】

系膜增生性肾小球肾炎(mesangial proliferative glomerulone-phritis,MsPGN)是一个病理形态学的诊断,病理上以光镜下肾小球呈弥漫性系膜细胞增生和(或)系膜基质增多为特征的肾小球性肾炎。由多种病因引起,临床经过不一。

【临床表现】

（一）一般表现

1. MsPGN 可见于各个年龄段,但以青少年较多,男性多于女性,男女之比为(1.5~2.3)∶1。

2. 多数患者呈隐匿起病。30%~40% 的患者起病前有感染,多为上呼吸道感染。有前驱感染病史者,可呈急性起病。

3. 临床表现呈多样化,可表现为无症状性蛋白尿或(和)血尿、肾炎综合征或肾病综合征。本病血尿发生率较高,70%~90% 的病例有血尿,常为镜下血尿,20%~30% 可表现为反复发作的肉眼血尿。蛋白尿多少不一,但通常为非选择性蛋白尿。也可以肾病综合征、无症状蛋白尿和(或)血尿方式起病。就诊时肾功能大多正常,少数(10%~25%)有不同程度肾功能减退。高血压多见于重度 MsPGN,与肾功能减退及肾脏病理病变程度密切相关。

（二）实验室检查

除了常规尿检异常外,血清 IgG 不升高,表现为肾病综合征时 IgG 可以降低;血清补体成分正常;部分患者血清 IgM 可以升高;血循环免疫复合物阳性;尿红细胞形态学检查以变形红细胞为主。

（三）病理

1. 光镜检查：呈弥漫性系膜细胞增生伴基质增多。早期以系膜细胞增生为主，晚期系膜基质增多。根据增生程度，可分为轻度、中度、重度三级。系膜内可有少数单核细胞和中性粒细胞浸润。严重者可引起系膜硬化。肾小球毛细血管壁及基底膜正常。肾小管及间质基本正常，随着病变进展，可出现肾小管萎缩、间质炎症细胞浸润及纤维化。肾内血管一般正常。

2. 免疫病理：在我国最常见于 IgG 和 C3 沿系膜区或毛细血管壁团块状或颗粒状沉积。也可见于以 IgM 沉积为主，有学者将其命名为"IgM 肾病"。

3. 电镜检查：呈系膜细胞和（或）系膜基质增生，伴电子致密物沉积。

【诊断】

青少年患者，隐匿起病或存在前驱上呼吸道感染后起病。临床表现为单纯血尿和（或）中度以下蛋白尿、肾炎综合征或肾病综合征，伴或不伴血压增高。确诊需要依靠肾活检病理检查。MsPGN 在进行免疫病理检查除外 IgA 肾病后，还需要与一些以系膜增生性肾炎为病理表现的原发性肾小球肾炎（如急性感染后肾小球肾炎、微小病变型肾炎、局灶性节段性肾小球硬化）以及继发性肾小球疾病（如紫癜性肾炎、狼疮性肾炎、类风湿关节炎肾损害、强直性脊柱炎肾损害、遗传性肾炎以及糖尿病肾病等）进行鉴别。因此，在病理诊断的同时密切结合患者的临床表现及实验室检查，一般鉴别诊断并不困难。

【治疗方案及原则】

1. 治疗原则

（1）防治感染，去除诱因：对上呼吸道感染等前驱症状应积极治疗。对孤立性或反复发作性肉眼血尿患者，必要时可行扁桃体摘除术。

（2）对症处理：包括利尿、控制血压等。

（3）减少蛋白尿，保护肾功能：可用 ACEI 或 ARB。注意定期监测血压和肾功能。

2. 根据临床表现和病理改变进行治疗，并在随访中根据治疗效果调整方案。

(1) 临床表现为单纯血尿、病理改变仅有轻度系膜增生的 MsPGN 患者,其预后良好,一般无需特殊治疗,应避免上呼吸道感染,控制血压,以免加速疾病的进展。

(2) 对于临床表现为肾炎综合征,病理改变为轻度到中度系膜增生的 MsPGN 患者,首先使用 ACEI/ARB 进行治疗。对于临床表现为肾病综合征者,根据病理轻重不同采用不同的治疗方案,酌情使用激素或联用免疫抑制剂,以减少蛋白尿、减轻肾脏病理改变。

(3) 合并有高血压及慢性肾功能不全的 MsPGN 患者,其病理改变多为重度系膜增生,并伴有系膜硬化或肾小球硬化、肾小管萎缩、间质纤维化,其对激素治疗的反应不佳,预后较差。此类患者应严格控制血压,应用 ACEI/ARB 及抗凝或抗血小板治疗,按照慢性肾炎进行治疗,以保护肾功能、延缓肾病进展为主。

(何 凡 曾红兵)

第八章　膜增生性肾小球肾炎

【概述】

膜增生性肾小球肾炎（membranoproliferative glomerulone-phritis，MPGN）又称系膜毛细血管性肾小球肾炎（mesangiocapillary glomerulonephritis），是系膜增生和细胞增多伴广泛的毛细血管襻增厚的一种疾病。病理学上可分为Ⅰ型、Ⅱ型及Ⅲ型。现在认为 MPGN-Ⅱ型是单独的疾病，称为致密物沉积病（dense deposit disease，DDD）。其临床表现相似，都可表现为肾炎或肾病综合征、高血压，经常伴低补体血症。自发病起，50%～60% 的患者于 10 年内发生肾衰竭。MPGN 可分为原发性和继发性，本章主要叙述原发性。

【临床表现】

（一）一般表现

部分 MPGN 可表现为突然发生的血尿、重度蛋白尿、高血压；症状发生前可有前驱的上呼吸道感染。有时患者缓慢发病，逐渐出现水肿、镜下血尿和蛋白尿。半数患者表现为肾病综合征，1/3 有高血压，20% 发病时即有肾功能不全。尿检时通常可见血尿、细胞及颗粒管型。MPGN-Ⅰ型患者 50% 存在低补体血症，一般呈慢性进展过程，临床症状发生后最初几年肾功能正常或轻度异常，10 年左右 40% 患者进展到终末期肾病（ESRD）。少数患者呈急剧进展性，其中有些患者肾活检病理可见 MPGN 基础上的新月体肾炎表现。影响肾功能进展的临床及病理学因素包括：大量蛋白尿、高血压、发病时即有血肌酐升高。活检时发现严重的小管间质性损害以及明显的细胞性新月体形成是预后不良的病理学指标。

（二）病理

系膜细胞增殖、系膜基质增加，毛细血管壁增厚是 MPGN

的主要光镜表现,病理学上分为Ⅰ型、Ⅱ型与Ⅲ型。

1. Ⅰ型也称为内皮下MPGN,病理学特点为:

(1) 细胞增多,由系膜细胞增殖和中性粒细胞的浸润所致。

(2) 毛细血管袢增厚,由系膜细胞和系膜基质以及中性粒细胞的插入形成。

(3) 银染色下可见典型的双轨征象,一层是真正的基底膜,另一层为系膜基质插入形成的假基底膜。

(4) 系膜的增加使小叶的形状更为突出,肾小球呈分叶状,也可见结节样形状;中央小叶硬化伴肾小球毛细血管扩张是其特征。

(5) MPGN-Ⅰ型多呈弥漫性改变,少数患者为局灶和节段性改变。也有作者认为这是疾病早期的表现,随着病情的进展,则会形成弥漫性改变。

(6) 免疫荧光表现为颗粒性C3的沉积,常伴颗粒型IgG沉积;而较少伴IgM沉积。半数患者存在C1q、C4。免疫荧光主要存在于内皮下,系膜区不显著。少数病例呈小叶状,沉积于叶状毛细血管袢的外缘,而系膜区无沉积。

(7) 电镜下可见电子致密物主要沉积于内皮下。

2. MPGN-Ⅱ型非常少见,主要的光镜表现类似于MPGN-Ⅰ型。所不同的是电镜下可见肾小球基底膜断续的电子致密物条带样沉积,也称之为DDD。

3. MPGN-Ⅲ型的主要光镜和免疫荧光表现类似于MPGN-Ⅰ型,只是电镜下可见肾小球上皮下大量的电子致密物沉积。

【诊断要点】

临床上患者出现血尿、蛋白尿、肾功能不全、高血压,尤其是低补体血症时应高度考虑MPGN。大多数MPGN肾活检标本需经光镜、免疫荧光和电子显微镜检查后才可做出诊断。有MPGN组织病理学表现者也可见于系统性疾病,包括:①自身免疫性疾病:如狼疮性肾炎、混合型冷球蛋白血症、干燥综合征、结节病、补体缺陷、类风湿关节炎等。②感染性疾病:如乙型及丙型病毒性肝炎、内脏脓肿、感染性心内膜炎、分流性肾病、三日疟、血吸虫感染、支原体感染、人类获得性免疫缺陷病毒（HIV）等。③肿瘤：如淋巴瘤、白血病、肾胚细胞瘤、轻链病等。④其他：镰状细胞病等。因此，病理学上符合 MPGN，还应做抗 dsDNA 抗体、冷球蛋白、血与尿蛋白免疫固定电泳、乙型和丙型肝炎病毒血清标志物检测、老年病人恶性肿瘤筛查检测，以确定是原发性还是继发性 MPGN。

【治疗方案及原则】

　　MPGN 的治疗目前仍然无统一的方案。尽管曾有作者报道大剂量的肾上腺皮质激素隔日疗法、大剂量甲泼尼龙静脉注射冲击治疗继以口服泼尼松、免疫抑制剂与抗凝药物、阿司匹林、潘生丁等治疗，但是长时间的对照研究结果显示试验组与对照组比较并无明显区别。

　　目前可参考的治疗方案为：

　　1. 对肾功能正常的无症状蛋白尿患者不推荐使用特殊治疗，可使用 ACEI 和（或）ARB 治疗；

　　2. 有严重的肾病综合征患者可试用泼尼松 1mg/（kg·d）48 周；然后逐步减量。若尿蛋白在 4~6 个月无变化则应停止使用。若尿蛋白有显著下降，则应以最小的有效剂量维持治疗。

　　3. 对于肾功能急剧下降者应进行重复肾活检。证实为存在明显细胞性新月体性形成或有间质性肾炎者应给予甲泼尼龙静脉注射、口服泼尼松以及环磷酰胺治疗。

　　4. 少数患者对环孢霉素治疗有反应。

　　5. 可试用阿司匹林、双嘧达莫（潘生丁）、华法林等抗血小板和抗凝药物。

（何　凡　曾红兵）

第九章　隐匿性肾小球肾炎

隐匿性肾小球肾炎(latent glomerulonephritis)是指由不同病因、不同发病机制所引起的表现为无症状的、肾功能正常的血尿或蛋白尿或血尿和蛋白尿的肾小球疾病。

【病理】

本组疾病的病理学改变一般较轻,主要为肾小球轻微病变、轻度系膜增生性肾炎、局灶性节段性增生性肾炎。根据免疫病理表现又可分为 IgA 肾病及非 IgA 肾病。

【诊断】

1. 肾小球性血尿和(或)蛋白尿(<1.0g/d)。

2. 无水肿、高血压及肾功能减退。

3. 除外遗传性进行性肾炎早期、薄基底膜肾病及非典型急性肾炎恢复期等以血尿为临床表现的肾小球疾病,以及其他原发性、继发性肾小球疾病早期或恢复期的蛋白尿。

【治疗】

本病无需特殊治疗。预防感冒,勿劳累,忌用肾毒性药物,定期复查尿常规及肾功能。如有反复发作的慢性扁桃体炎,可在肾脏疾病稳定的情况下摘除扁桃体。

【预后】

本病为非进行性疾病,大多数病人可长期保持肾功能正常。其血尿、蛋白尿情况常时重时轻。

(董　蕾　曾红兵)

第十章 IgA 肾病

【概述】

IgA 肾病(IgA nephropathy)为免疫病理诊断,是指具有相同免疫病理特征的一组疾病。于 1968 年由 Berger 首先提出,该病不伴有系统疾病,系膜区可见以 IgA 为主的免疫球蛋白沉积,临床表现为以血尿为主的肾小球肾炎。本病在日本、韩国、东南亚较常见(肾活检阳性率达 25%～40%);在我国其发病率占原发性肾小球肾炎的 26%～34%。男性尤为多见,是女性的 6 倍。IgA 肾病是一种进展性疾病,只有 5%～30% 的 IgA 肾病患者尿检异常能完全缓解,大多数患者呈慢性进行性发展。起病后每 10 年约有 20% 发展到 ESRD。IgA 肾病是我国 ESRD 的首要原因。IgA 肾病进展的危险因素主要有肾小球硬化、肾间质纤维化、高血压、大量蛋白尿和肾功能减退。

原发性 IgA 肾病的病因尚未完全阐明。继发性 IgA 肾病的常见原发病包括:过敏性紫癜、病毒性肝炎、肝硬化、系统性红斑狼疮、强直性脊柱炎、类风湿关节炎、混合性结缔组织疾病、结节性多动脉炎、结节性红斑、银屑病、溃疡性结肠炎、克罗恩病、肿瘤、艾滋病等。本文主要叙述原发性 IgA 肾病。

【临床表现】

(一) 临床病程特点

1. 潜伏期:本病潜伏期较短,常于呼吸道或消化道感染后数小时即出现肉眼血尿,一般不超过 3 天。

2. 腰痛及腹痛:腰痛常较重,呈双肾区痛;有肉眼血尿时更明显。少数可见不同程度的腹痛。

3. 血尿

(1) 发作性肉眼血尿:在上呼吸道感染后即出现肉眼血尿,发作后尿红细胞可消失或转为持续性镜下血尿;肉眼血尿有反复发作的特点。

(2) 镜下血尿间或有蛋白尿：持续性镜下血尿约占63.5%，多无症状；可合并蛋白尿。

其血尿呈肾小球性血尿，亦可为混合性血尿。因部分 IgA 肾病肾小球外小血管如尿路黏膜小血管也可有 IgA 沉积及继发性炎症、出血，故可形成混合性血尿。

4. 蛋白尿：可为轻度蛋白尿，亦可呈肾病范围蛋白尿。

5. 其他：尚有部分病人可有

(1) 急性肾炎综合征。

(2) 肾病综合征。

(3) 急性肾衰竭等相应的临床表现。

(二) 临床分型

1. 肉眼血尿型：反复发作型(病史中有 2 次以上的发作史，不伴大量蛋白尿和高血压)和孤立型(病史中仅有 1 次血尿发作史，不伴大量蛋白尿)。

2. 大量蛋白尿型：发生率占 7%~15%。

3. 高血压型：舒张压>12kPa，是 IgA 肾炎恶化的标志。

4. 亚临床型：临床症状不明显，仅有镜下血尿和轻度蛋白尿。

5. 急性肾衰竭型：不到 10% 的患者，其中仅 20%~25% 需透析治疗。

(三) 实验室检查

1. 尿常规：蛋白尿一般不重，但约 15% 的病例可呈现大量蛋白尿。尿沉渣检查，红细胞尿几乎占 100%，亦可见白细胞尿及管型尿。

2. 血清免疫学

(1) 约 40% 的患者 IgA 升高。

(2) IgA 类风湿因子(IgA-RF)可呈阳性。

(3) IgA-纤连蛋白聚合物(IgA-FN)可呈阳性。

(4) IgA 型免疫复合物亦可增高。

3. 肾功能：可有不同程度减退。主要表现为内生肌酐清除率降低，血 BUN 和 Scr 缓慢增高。

【病理】

1. 光镜:主要累及肾小球,病理类型主要为系膜细胞增生,系膜区增宽,系膜基质增加。

2. 电镜:典型改变为肾小球系膜细胞增生、系膜基质增多。系膜区易见电子致密物沉积,有时呈巨大团块状。

3. 免疫荧光:IgA 或以 IgA 为主的免疫球蛋白、补体 C3 呈颗粒状沉积于肾小球系膜区。伴有毛细血管壁沉积者,临床表现重于单纯系膜区沉积者。

【诊断】

(一)诊断标准

1. 前驱感染发生后数小时至 3 天出现血尿(或肉眼血尿或镜下血尿,多为肉眼血尿)。

2. 伴或不伴蛋白尿者,应考虑 IgA 肾病的可能。

3. 肾活检呈系膜增生性肾炎。

4. 免疫病理检查,在系膜区见以 IgA 为主的免疫球蛋白呈颗粒状沉积。

5. 能除外其他继发性 IgA 疾病。

(二)鉴别诊断

1. 链球菌感染后急性肾炎:多在感染后 2～3 周出现急性肾炎综合征,血补体 C3 降低而 IgA 正常。鉴别困难者可依靠肾活检。

2. 薄基底膜肾病:以血尿为主,有家族史,呈良性过程,需靠肾活检鉴别。

3. 继发性肾炎

(1)过敏性紫癜肾炎:除有与 IgA 肾病类似的临床和病理改变外,尚有皮肤紫癜、关节肿痛、腹痛及黑便。

(2)慢性酒精性肝病:50%～100% 的酒精性肝硬化病人的肾活检病理表现与 IgA 肾病相同。但该病有长期饮酒的病史,有肝硬化的相应临床表现;尿常规仅轻度异常或无异常改变可作鉴别。

(3)狼疮性肾炎:其病理改变大多与 IgA 肾病有明显区

别。其免疫病理特点为"满堂亮"（IgG、IgA、IgM、Clq、C3 及纤维蛋白相关抗原全阳性），且 Clq、C4 呈强阳性。少数免疫病理相似者可由其具备全身多系统损害表现而区别。

【治疗方案及原则】

IgA 肾病的临床表现多种多样，使 IgA 肾病的治疗面临不少困难。由于 IgA 肾病的发病机制尚未完全阐明，目前尚无针对病因的治疗手段。正是因为临床表现的多样性，在一些有关 IgA 肾病治疗的循证医学研究和分析预后影响因素的工作中，患者的纳入标准将 IgA 肾病作为均一的独立疾病，这可能是造成不同学者的研究结果差别较大的原因，从而使很多问题长期不能达到共识和解决。因此近年来，已有一些专家明确指出："IgA 肾病"在病因及发病机制不明确的情况下，不能将其作为一个独立的疾病来对待，而应该作为一组具有相同肾脏免疫病理特征的临床症候群。因此，应该以 IgA 肾病的不同临床表现类型作为决定治疗方案的指南，具体如下：

（1）单纯性血尿，应该积极寻找并控制诱因，如控制感染，摘除扁桃体。关于扁桃体摘除对 IgA 肾病患者肾脏的保护作用，日本学者和欧洲学者的临床研究结果不完全相同，我国的学者大多主张如果确诊 IgA 肾病的发作、复发与扁桃体感染相关，则主张摘除扁桃体，但并不主张所有 IgA 肾病的患者摘除扁桃体，特别是终末期 IgA 肾病的患者。

（2）少量蛋白尿（<1.0g/24h）：应用 ACEI/ARB，控制血压在 125/75mmHg（1mmHg=0.133kPa）以内，定期随访观察。已有研究证实，ACEI/ARB 对肾脏的保护作用是独立于降压效果之外的，可以有效地降低蛋白尿，减轻肾间质纤维化，阻断 IgA 肾病的进展。

（3）中等量蛋白尿（1.0～3.5g/24h）：应用 ACEI/ARB 控制血压在 125/75mmHg 以内，同时加用标准剂量的糖皮质激素治疗，可以显著减少蛋白尿，稳定肾功能，若 2 个月内病情不能完全缓解，则需要加用细胞毒类药物，包括 CTX 和 MMF。

（4）大量蛋白尿（>3.5g/24h）：病理表现较轻者使用标准剂量糖皮质激素，病理变化较重，发现有细胞性新月体或纤维新月体则使用甲泼尼龙 0.5g/d 冲击治疗 3 天,以 MMF 维持治疗 6~9 个月,联合应用 ACEI/ARB;或采用甲泼尼龙 0.5g/d 冲击治疗 3d+CTX 每月 1g 静脉滴注共 6 个月,之后改为每 3 个月 1 次+小剂量泼尼松维持+ACEI/ARB。

(5) 肾功能不全:对于合并肾功能不全的 IgA 肾病,我国侯凡凡院士已证实使用 ACEI/ARB 的安全性及有效性。但关于是否应用激素,应该审慎。一般建议 Scr<3mg/dl,可试用半量激素,短期内复查肾功能,若无明显改善或急骤上升则停用激素;当 Scr>3mg/dl,病程呈慢性病变,应按慢性肾衰竭处理,不主张使用糖皮质激素及细胞毒类药物。

(6) 对反复发作性肉眼血尿者,在发作期应及时用抗生素以控制感染,在静止期可考虑做扁桃体摘除术。

(7) 对于以急性肾炎、急进型肾炎、肾病综合征或慢性肾炎起病的 IgA 肾病,治疗原则与相应疾病相同。

(何 凡 曾红兵)

第二篇

继发性肾小球疾病

第十一章 狼疮性肾炎

【概述】

系统性红斑狼疮(systemic lupus erythematosus,SLE)好发于青年女性,男女之比为1:9,人群患病率为1/2000～1/1000,常累及多系统、多器官,病人中1/4～2/3有肾脏损害的临床表现,故称狼疮性肾炎(lupus nephritis,LN),是常见的继发性肾脏疾病之一。病因目前不甚明了,可能与环境(药物、毒物、饮食、感染)、遗传、性激素等因素有关。

由于外来抗原(如逆病毒)和内源性抗原(如 DNA、免疫球蛋白)作用于有遗传性免疫缺陷的易患人群,使自身细胞的抗原,特别是内源性 DNA 抗原发生变异,这些变异的自身抗原刺激 B 淋巴细胞产生大量抗自身组织的抗体,主要是抗 DNA 抗体,形成抗原-抗体复合物,沉积于肾小球;或者循环中的 dsDNA 等抗原先与肾小球基底膜结合,再与循环中相应抗体结合,形成原位免疫复合物,两者均能激活补体并产生多种细胞因子,引起肾脏病变。

【临床表现】

关节炎和面部红斑常先于肾炎,约1/4的病人以肾脏病变为首发表现,其中5%在肾脏受累持续数年后才有多系统受累的表现。

（一）肾脏受累表现

1. 症状

（1）夜尿增多是早期症状之一。

（2）水肿是常见的临床体征。

（3）尿检异常，蛋白尿（100%）及镜下血尿（80%）多见，常伴有管型尿（约70%）。

（4）肾功能不全，约1/6的患者确诊时即有肾功能受损。

（5）高血压（25%～45%），且常与肾衰竭程度一致。

2. 临床分型

（1）轻型（30%～50%），无临床症状，仅有轻、中度蛋白尿（<1g/d），镜下血尿及红细胞管型，但肾功能正常。

（2）肾病综合征型（40%～60%），呈大量蛋白尿、低蛋白血症及水肿，间或有血胆固醇升高，疾病后期有高血压，肾功能损害，大部分患者发展至肾衰竭。

（3）慢性肾炎型（35%～50%），有高血压，不同程度的蛋白尿，尿沉渣中有大量红细胞及管型，多伴肾功能损害。

（4）急性肾衰竭型，在短时期内出现少尿性急性肾衰竭，或为轻型或由肾病综合征型转化而来。

（5）肾小管损害型，临床表现为肾小管酸中毒，夜尿增多，高血压，尿中 β_2-微球蛋白（β_2-MG）增多，半数病人肾功能减退。

（6）抗磷脂抗体型，抗磷脂抗体阳性，有大、小动静脉血栓形成及栓塞，血小板减少及流产倾向，常于产后出现急性肾衰竭。

（7）临床"寂静"型，无肾脏受累表现，尿常规阴性，但病理学检查常有不同程度的病变。

（二）全身性表现

1. 发热（87%）。

2. 关节炎（90%）。

3. 皮肤黏膜损害（80%）。

4. 伴有肝脏受累（10%～40%）。

5. 伴有心脏受累（约10%）。

6. 伴有中枢神经系统受累(13%~20%)。

7. 伴有造血器官受累。

8. 多发性浆膜炎(30%)。

(三)实验室检查

1. 血常规

(1) 白细胞计数降低(<4×10^9/L);

(2) 正细胞正色素性贫血,偶呈溶血性贫血;

(3) 血小板计数减少(<100×10^9/L)。

2. 尿常规:不同程度(轻度至肾病范围)的蛋白尿,镜下血尿或肉眼血尿、管型尿。

3. 血液学检查:可有不同程度的血清白蛋白减低;α$_2$ 和 γ 球蛋白增高;红细胞沉降率(ESR)增快;Coombs 试验阳性。

4. 免疫学检查

(1) 抗核抗体(ANA):未经治疗的活动性 SLE 病人,其阳性率达96%,是一种良好的筛选指标。但其特异性低,不能作为 SLE 与其他结缔组织疾病鉴别的依据。

(2) 抗双链 DNA 抗体(抗 dsDNA):是诊断 SLE 的标记性抗体之一,敏感度达72%,其滴度变化与狼疮活动密切相关。

(3) 抗 Sm 抗体:为诊断 SLE 的标记性抗体之一,对诊断 SLE 特异度极高,但敏感度仅25%。

(4) 抗 RNP 抗体、抗 SSA(Ro)、抗 SSB(La)抗体特异度和敏感度均较差。

(5) 抗组蛋白抗体:其特异度较好。

(6) 抗磷脂抗体:可为阳性。

(7) 补体测定:C3、C4、CH50 均可降低,尤其 C3 下降是判断狼疮活动性的一个敏感而可靠的指标。

【诊断要点】

(一)诊断标准

符合以下 11 条中 4 条或 4 条以上者即可诊断为 SLE:

1. 颧部红斑。

2. 盘状红斑。

3. 光敏感。

4. 口腔溃疡。

5. 非侵蚀性关节炎。

6. 多发性浆膜炎。

7. 肾脏病变,蛋白尿>0.5g/d 或>+++,管型尿。

8. 神经系统异常。

9. 血液学异常,溶血性贫血伴网织红细胞增多,或至少 2 次白细胞计数减少<4.0×10⁹/L,或至少 2 次淋巴细胞减少<1.5×10⁹/L,或血小板计数减少<100×10⁹/L(除外药物影响)。

10. 狼疮细胞阳性或抗 ds-DNA 或抗 Sm 抗体阳性或持续梅毒血清反应假阳性。

11. ANA 阳性。

除上述标准外,临床上还需具备持续性蛋白尿、血尿、管型尿或肾功能减退等条件,方能诊断 LN。必要时可行肾活检,以明确肾脏病变的类型及性质。

(二) SLE 活动性评价

SLE 活动性评价指标较多,国内多采用 SLE 疾病活动性指数(SLE-DAI)来判断,SLE-DAI>10 分提示 SLE 活动。

(三) 肾脏病理

1. 光镜

(1) 病变的多样化和非典型性;

(2) 毛细血管壁的白金耳样改变;

(3) 肾小球内微血栓形成,苏木素小体形成;

(4) 常伴有肾间质炎、肾血管炎和坏死。

其中活动性病变为:①增殖性病变;②纤维素样坏死/核破裂;③细胞性新月体;④白细胞浸润;⑤透明血栓,白金耳样改变;⑥间质炎症改变。

慢性病变为:①肾小球硬化;②纤维性新月体;③间质纤维化;④肾小管萎缩。

2. 电镜:见大量高密度电子致密物沉积于肾小球、肾小管基底膜和间质小血管基底膜,电镜下所见苏木素小体,电子致密物中的指纹状结构、管泡状小体及圆形或卵圆形颗粒对确诊有一定价值。

3. 免疫荧光:在系膜区、上皮下、内皮下及基底膜上有大量免疫复合物沉积,以 IgG 为主,常伴 IgM、IgA、补体 C_3、C_4、C_{1q} 也多呈强阳性,约 25% 以上呈现"满堂亮"改变。

4. 病理分型:狼疮性肾炎的病理分型主要根据肾小球光镜、免疫荧光或电镜改变的特征,过去多沿用 1982 年世界卫生组织(WHO)修订的分类法:

(1) 正常肾小球型(Ⅰ型)。

(2) 系膜增生型(Ⅱ型)。

(3) 局灶节段型(Ⅲ型)。

(4) 弥漫增生型(Ⅳ型)。

(5) 膜型(Ⅴ型)。

(6) 硬化型(Ⅵ型)。

2003 年国际肾脏病学会/肾脏病理学会(ISN/RPS)再次对 LN 分型提出了修改。具体分型如下:

Ⅰ型(系膜轻微病变型狼疮性肾炎):光镜下肾小球形态正常,但免疫荧光可见系膜区免疫复合物沉积。

Ⅱ型(系膜增生型狼疮性肾炎):光镜下见不同程度系膜细胞增生或系膜基质增多,伴系膜区免疫复合物沉积。电镜或免疫荧光检查除系膜区沉积物外,可存在很少量、孤立的上皮侧或内皮下沉积物。

Ⅲ型(局灶性狼疮性肾炎):累及<50% 的肾小球(局灶)。病变可表现为活动或非活动性、节段性或球性、毛细血管内或毛细血管外增生。通常伴有节段内皮下沉积物,伴或不伴系膜增生性病变。

Ⅲ(A):活动性病变——局灶增殖性狼疮性肾炎;

Ⅲ(A/C):活动和慢性化病变并存——局灶增殖伴硬化性狼疮性肾炎;

Ⅲ(C):慢性非活动性病变伴肾小球瘢痕形成——局灶硬化性狼疮性肾炎。

Ⅳ型(弥漫性狼疮性肾炎):受累肾小球≥50%。病变可表现为活动或非活动性、节段性或球性、毛细血管内或毛细血管外增殖。通常伴弥漫内皮下沉积物,伴或不伴系膜增殖性病变。肾小球的病变又分为节段性(S)——病变范围不超过单个肾小球的 50%，或球性(G)——病变范围超过单个肾小球的 50%。当 50% 以上受累的肾小球为节段性病变时，称弥漫节段狼疮性肾炎(Ⅳ-S)，当 50% 以上受累肾小球表现为球性病变时，称弥漫性球性肾小球肾炎(Ⅳ-G)。此型还包括弥漫性"白金耳"但不伴明显肾小球增生性病变者。

Ⅳ-S(A):活动性病变——弥漫节段增殖性狼疮性肾炎；

Ⅳ-G(A):活动性病变——弥漫球性增殖性狼疮性肾炎；

Ⅳ-S(A/C):活动和慢性病变并存——弥漫节段增殖伴硬化性狼疮性肾炎；

Ⅳ-G(A/C):活动和慢性病变并存——弥漫球性增殖伴硬化性狼疮性肾炎；

Ⅳ-S(C):慢性非活动性病变伴瘢痕形成——弥漫节段硬化性狼疮性肾炎；

Ⅳ-G(C):慢性非活动性病变伴瘢痕形成——弥漫球性硬化性狼疮性肾炎。

Ⅴ型(膜性狼疮性肾炎):光镜、免疫荧光或电镜检查见大部分肾小球存在弥漫或节段上皮侧免疫复合物沉积，伴或不伴系膜病变。Ⅴ型狼疮性肾炎合并Ⅲ型或Ⅳ型病变，需同时诊断Ⅴ+Ⅲ型或 Ⅴ+Ⅳ型。Ⅴ型可存在节段或球性肾小球硬化(但非肾小球毛细血管袢坏死或新月体导致的肾小球瘢痕)。

Ⅵ型(终末期硬化性狼疮性肾炎):90% 以上的肾小球球性硬化，无活动性病变。

5. 肾脏病理指数:增殖性 LN 的病理改变有活动性和慢性之分，在区分 LN 病理类型的同时，还要评价肾组织活动指数(AI)和慢性指数(CI)，以指导治疗和判断预后。AI 越高，表明肾脏活动性越明显，是给予积极免疫抑制治疗的指征。CI 高低则决定病变的可逆程度与远期肾功能。目前多参照美国国立卫生研究院 (NIH) 的半定量评分方法。

(四) 鉴别诊断

1. 原发性肾小球疾病:这类疾病多无关节炎，无皮损，无多器官受累表现，血中抗 dsDNA、抗 Sm 抗体、ANA、狼疮细胞阴性。

2. 慢性活动性肝炎：本病也可出现多发性关节炎、浆膜炎、ANA（+）、狼疮细胞阳性、全血细胞下降，也可有肾炎样尿改变，但一般肝大明显，有蜘蛛痣、肝病面容及肝掌等肝病表现。

此外，也应注意与痛风、感染性心内膜炎、结核、特发性血小板减少性紫癜等鉴别。

【治疗方案及原则】

不同病理类型 LN，免疫损伤性质不同，治疗方法不一，应根据肾活检病变性质选择治疗方案。一般讲，Ⅰ型及轻症Ⅱ型 LN 患者无需给予针对 LN 的特殊治疗，一般给予中、小剂量糖皮质激素治疗；当有严重肾外表现时，则按肾外情况给予相应治疗。对于较重的Ⅱ型和轻症Ⅲ型 LN，可给予单纯糖皮质激素治疗，如泼尼松 0.5~1.0mg/（kg·d），待病情控制后逐渐减量并维持。如单纯激素治疗反应不佳或激素治疗禁忌时，可给予免疫抑制剂治疗。免疫抑制剂的使用取决于肾活检的结果，治疗目标是使肾损害达完全缓解（尿蛋白<0.5 g/d，肾功能正常或接近正常）；重症Ⅲ型及Ⅳ、Ⅴ型（包括Ⅴ+Ⅳ、Ⅴ+Ⅲ），治疗一般包括诱导阶段及维持阶段。诱导阶段主要是针对急性严重的活动性病变，迅速控制免疫性炎症及临床症状。免疫抑制药物作用较强，剂量较大，诱导时间一般 6~9 个月；维持阶段重在稳定病情，防止复发，减轻组织损伤及随后的慢性纤维化病变。

对于初始治疗得到改善的患者，继续用霉酚酸酯或硫唑嘌呤免疫抑制治疗至少 3 年，以霉酚酸酯作为初始治疗者应继续用霉酚酸酯，而对于霉酚酸酯或环磷酰胺治疗失败者，换为其他药物或利妥昔单抗。对于想妊娠的患者，应改为其他合适的药物，但治疗强度不变。

（一）一般治疗

急性活动期应卧床休息，避免使用诱发或加重病情的药物，如肼苯达嗪、普鲁卡因酰胺等。

（二）药物治疗

1. 糖皮质激素：是治疗的主要药物，能明显改善患者的临床症状和预后，但具体用药应根据是否有 SLE 活动及病理类型遵循分级治疗/个体化原则。

（1）泼尼松：成人为 $0.8 \sim 1.0 \text{mg}/(\text{kg} \cdot \text{d})$，共 $8 \sim 12$ 周，病情稳定后进入减量治疗阶段，至维持量（隔日 0.4mg/kg），总疗程 $1 \sim 2$ 年。

（2）甲泼尼龙冲击疗法：适用于 SLE 活动及 LN 病理改变严重的病例，如Ⅳ型 LN 合并新月体形成，常用方案：甲泼尼龙 $0.5 \sim 1.0 \text{g}/$ 次静脉滴注，每日或隔日 1 次，3 次为 1 个疗程，必要时于 $3 \sim 7\text{d}$ 后重复 1 个疗程。要注意感染及水钠潴留等并发症的发生。

2. 细胞毒药物：对于弥漫增殖型 LN 或激素疗效不佳者应加用细胞毒药物。

（1）环磷酰胺（cyclophosphamide，CTX）：常规方法是口服 CTX $2 \sim 4 \text{mg}/(\text{kg} \cdot \text{d})$，但目前认为 CTX 冲击疗法效果优于常规方法，即用 CTX $0.5 \sim 1.0/\text{m}^2$ 体表面积，加入 0.9% 氯化钠注射液 250ml 内静脉滴注，不少于 1h，每月冲击 1 次，共 6 次，然后每 3 个月冲击 1 次直至活动静止后 1 年停止冲击，总量 <12g。治疗时要注意充分水化、碱化尿液，监测血象变化。不良反应有：可逆性骨髓抑制、感染、恶心、呕吐、脱发、性腺抑制、出血性膀胱炎、致癌、致畸。

（2）硫唑嘌呤：在使用维持剂量糖皮质激素的情况下，必要时加用硫唑嘌呤进行维持治疗，用量 $1 \sim 2 \text{mg}/(\text{kg} \cdot \text{d})$。

（3）霉酚酸酯（MMF）：能选择性地抑制 T 淋巴细胞和 B 淋巴细胞增生。适用于难治性 LN 的治疗，其疗效产生较慢，多与激素联用，起始量为 $1.0 \sim 2.0 \text{g/d}$，达到临床缓解后减至 1.0g/d，持续半年后减至 0.75g/d，维持量不低于 0.5g/d，总疗程 $1.5 \sim 2.0$ 年。副作用为胃肠道反应、感染及骨髓抑制。

（4）雷公藤多苷：60mg/d，分次口服，它与激素合用对 LN 有一定的疗效，对轻症或激素、免疫抑制剂撤减后的维持治疗更适宜，主要不良反应为骨髓抑制、肝毒性、月经异常及胃肠道症状。

（5）环孢霉素 A（cyclosporin A）：初始剂量为 $4 \sim 5 \text{mg}/(\text{kg} \cdot \text{d})$，服用 3 个月后，每月减 1mg/kg，减至 2.5mg/kg 进行维持治疗。但此药肝、肾毒性较大。

(6) 他克莫司(FK506):可抑制 T 细胞活性及炎性细胞因子反应,初始量 0.10~0.15mg/(kg·d),分 2 次口服,血药谷浓度为 5~15ng/ml。应根据血药浓度及 Scr 调整剂量,病情缓解后可减为 0.07mg/(kg·d),持续半年。

3. 羟氯喹:建议无论何种类型的 LN 都应使用羟氯喹(每日最大剂量为 6.0~6.5mg/kg 理想体重),除非病人对该药物有禁忌。用羟氯喹可以减少肾性复发并限制肾脏和心血管损害的累积,从而改善预后。

(三) 其他治疗

1. 血浆置换(见"急进性肾炎"章):其疗效仍有争议,可用于弥漫增殖型 LN 的活动期,肾功能急剧恶化,体内循环免疫复合物(CIC)显著增高者,且应与糖皮质激素及 CTX 合用。

2. 透析:适用于合并急、慢性肾衰竭的患者。透析过程中应注意其并发症,早期主要是感染,晚期则与心脏情况有关。

3. 肾移植:适用于无活动病变、肾功能损害不可逆者。必须在病情无活动时进行,移植肾者 5 年存活率为 60.4%。有些患者移植后病变又再活动,但用药控制后极少有移植肾受累现象。

4. 正在研究中的治疗方法

(1) 全身淋巴结 X 线照射,20Gy 疗程 4~6 周。

(2) 体外免疫吸附治疗,一般 3~7 次。

(3) 免疫球蛋白输注:0.4g/(kg·d),5 天为 1 个疗程,1 个月后可重复。

(4) 抗 CD4 单克隆抗体治疗,按 0.3mg/kg 静脉给予。

(5) 来氟米特(leflunomide):能抑制嘧啶的从头合成,并抑制核因子 κB(NF-κB)的活性,需注意药物的副作用。

(6) 免疫重建疗法:采用大剂量 CTX 配合造血干细胞移植,消除骨髓中的致病源性免疫细胞。

【预后】

5~10 年的存活率为 74.6%~81.8%。合并有大量蛋白尿、高血压、Scr 明显升高者或病理呈弥漫增生性肾炎者预后差。

(马祖福　吕永曼)

第十二章 过敏性紫癜性肾炎

【概述】

过敏性紫癜（henoch-schönlein purpura, HSP）是一种以坏死性小血管炎为基本病变的免疫性疾病，临床上以皮肤紫癜、出血性胃肠炎、关节炎及肾脏损害为特征。其肾脏损害称为紫癜性肾炎（henoch-schönlein purpura nephritis, HSPN），可发生于任何年龄，但以 10 岁以下儿童常见，男女之比为(1.5~3)∶1，成人则相等。HSPN 患者可因致敏原性质不同、个体反应性差异及血管炎累及的器官和病变程度不同，在临床和肾脏病理上呈现不同的改变，对治疗的反应和预后也有较大差异。部分儿童患者可自愈。肾脏受累率各家报道差异很大，20%~100%；通常发病年龄越大，肾损害发生率越高，肾脏病变程度也越重。

约 1/3 的患者有细菌、病毒等先驱感染史，1/4 的患者与鱼、虾类过敏或预防注射、药物有关，考虑其致敏原可能是细菌、病毒、药物、含异体蛋白质的食物及昆虫叮咬等。发病机制是由于血循环中有可溶性免疫复合物在肾脏内沉积所致，属免疫复合物肾炎。

【临床表现】

（一）全身表现

HSP 通常累及皮肤、胃肠道、关节和肾脏，但临床上并不是患者均有上述全部器官受累的表现。全身症状包括发热、乏力和虚弱。

（1）皮肤紫癜：几乎见于所有的患者，约半数病例发病前 1~3 周有上呼吸道感染史，多数以皮肤紫癜为首发症状，皮疹多发生在四肢远端伸侧，并可累及臀部及下腹部，皮损大小不等，微凸出皮肤，压之不退色，为出血性斑点，可有痒感，多呈对称性分布，常分批出现，1~2 周后逐渐消退。

（2）胃肠系统：2/3 的患者以腹部不定部位绞痛为多见，其次为黑便或血便，严重病例可表现为急腹症。

（3）关节症状：1/2 的患者以大关节、多关节的游走性肿痛为特征，不遗留后遗症。

（二）肾脏表现

（1）潜伏期：肾脏症状可出现于疾病的任何时期，但以紫癜发生后 1 个月内多见。

（2）症状：最常见的临床表现为镜下血尿或间断性肉眼血尿，可伴不同程度的蛋白尿，多<2g/d。病情较重则可出现急性肾炎综合征或肾病综合征，甚至急骤进展，表现为急进性肾炎。若病变持续不退，可转变为慢性肾小球肾炎；个别患者尿常规无异常，只表现为肾功能减退；高血压及肾功能减退见于病情较重病例。

【诊断和鉴别诊断】

（一）诊断标准

HSPN 的诊断必须符合下述 3 个条件：第一，有 HSP 的皮肤紫癜等肾外表现；第二，有肾损害的临床表现，如血尿、蛋白尿、高血压、肾功能不全等；第三，肾活检表现为系膜增殖、IgA 在系膜区沉积。

（二）病理

本病肾脏病理改变以系膜病变为主。受累皮肤病理检查可见白细胞破裂性血管炎。

1. 光镜

（1）肾小球病变

1）常呈局灶性和节段性或弥漫性系膜增生伴不同程度的新月体形成。

2）局灶性、节段性肾小球坏死，毛细血管腔内小血栓形成伴纤维素沉着。

（2）肾间质病变：肾小球病变严重者常伴肾小管萎缩，间质纤维化，间质血管炎性坏死以及肉芽肿形成。

2. 电镜：见系膜细胞增生，基质增加，系膜区及内皮下有广泛的不规则电子致密物,常有系膜插入毛细血管壁,偶见上皮细胞下电子致密物沉积。肾小球基底膜可有不规则的增厚、断裂,出现上皮细胞足突融合。

3. 免疫荧光:见 IgA 呈颗粒样弥漫性沉积于肾小球,也可见 IgG、IgM、备解素和纤维蛋白相关抗原沉积于系膜及内皮细胞下。

HSPN 按国际儿童肾病研究(ISKDC)标准分为六级。Ⅰ级:轻微病变;Ⅱ级:单纯性系膜增生;Ⅲ级:系膜增生伴 50% 以下肾小球新月体形成和(或)节段损害;Ⅳ级:系膜增生伴 50%~75% 肾小球有新月体形成和(或)节段损伤;Ⅴ级:系膜增生伴 75% 以上肾小球有新月体和(或)节段损伤;Ⅵ级:"假性"膜增生性肾炎。

(三)实验室检查

1. 尿常规:以血尿为最常见,相差显微镜显示多呈大小不等、严重畸形红细胞;可有蛋白尿,常呈非选择性。

2. 尿纤维蛋白降解产物(FDP):升高,多见于肾损害严重者。

3. 血常规:病程初期有轻度贫血,白细胞计数正常或增高。

4. 血生化检查

(1)红细胞沉降率(ESR)增快。

(2)白蛋白下降或球蛋白增高。

5. 免疫学检查

(1)血清 IgA,在急性期有 50% 升高。

(2)血冷球蛋白,常阳性。

(3)血循环免疫复合物阳性,其中含有 IgA。

(4)血清补体正常。

(四)鉴别诊断

1. IgA 肾病

(1)本病易发生于青年男性。

(2)潜伏期短,于上呼吸道感染后数小时至 72h 即可出现血尿。

(3)无皮肤紫癜、腹痛、关节疼痛等症状。

2. 原发性小血管炎肾炎

(1)多见于 50~70 岁中老年人。

（2）全身症状（乏力、低热、纳差、体重下降等）明显。

（3）血抗中性粒细胞质抗体（ANCA）阳性。

（4）可有肺部浸润灶及间质性炎症。

3. 狼疮性肾炎

（1）本病好发于青年女性。

（2）皮损为面颊部蝶形红斑。

（3）常有口腔溃疡。

（4）血清抗核抗体（ANA）、抗双链 DNA 抗体（抗 dsDNA）、抗 Sm 抗体及狼疮细胞阳性。

【治疗】

本病有一定的自限性，特别是儿童病例。对一过性尿检异常者不需特殊治疗，但应注意观察尿常规变化。

（一）一般治疗

积极寻找、去除细菌、病毒及寄生虫的感染，以及食物和药物等过敏因素。

（二）药物治疗

1. 糖皮质激素：适于关节肿痛、腹痛及胃肠道症状明显，以及临床表现为肾炎综合征、肾病综合征、伴或不伴肾功能损害，病理上呈弥漫增生性改变者。

（1）泼尼松：成人 0.6～1.0mg/（kg·d），分次或顿服。服用 8 周后逐渐减量，每 2～4 周减 10%，逐渐减量至隔日顿服，维持量为隔日 5～10mg，总疗程 6～12 个月甚至以上。

（2）冲击治疗（见"急进性肾炎"章）：适于经上述治疗无效或临床表现为急进性肾炎，病理呈弥漫增殖伴有大量新月体者。对于有细胞或细胞纤维新月体形成、毛细血管袢坏死的患者，首选甲泼尼龙冲击治疗，剂量 0.5～1.0g/d，静脉滴注 3d，根据病情需要可追加 1 个疗程，间歇期及疗程结束后，改为泼尼松口服 0.6～1.0mg/（kg·d），减量方案同上。

2. 免疫抑制剂：对于明显新月体形成、单用激素效果不佳的患者，可联合使用其他免疫抑制剂，如 CTX、MMF、环孢素 A、来氟米特、咪唑立宾、雷公藤多苷等。

(1) CTX 静脉或口服用药:静脉用药 CTX 的剂量为 $0.75/m^2$ 体表面积,1 次/月,连用 6 个月后改为每 3 个月静脉滴注 1 次,总剂量<12g。肾功能不全者 CTX 剂量减半;CTX 冲击后如出现血白细胞计数减少,下次剂量减半或停药。应用 CTX 时要注意性腺抑制、出血性膀胱炎、骨髓抑制等副作用。用药时应充分水化、定时排尿、处理胃肠道症状,如果发生感染则暂缓用药。

(2) MMF:成人起始治疗剂量为 $1.0 \sim 1.5g/d \times 6$ 个月,然后逐渐减量,总疗程 9~12 个月以上。MMF 剂量调整方案如下:①治疗初期有严重消化道症状者剂量可减半,待症状减轻后逐渐加至治疗剂量;②治疗过程中如出现血白细胞计数减少,剂量减半或停药;③如果并发感染,MMF 减至 $0.5g/d$ 或暂停,激素同时减量,待感染完全控制后加至原剂量。

3. 肾素-血管紧张素系统(RAS)阻断剂:可采用 ACEI 或 ARB,如苯那普利或氯沙坦等。这两类药物除降压作用外,还具有减少蛋白尿、减轻肾脏炎症和纤维化的作用。用药期间注意防止出现低血压、咳嗽、高血钾等副作用。

4. 抗凝治疗:有新月体形成、明显纤维蛋白沉积或肾病综合征型患者,可给予肝素、双嘧达莫、硫酸氢吡格雷等抗凝、抗血小板治疗。

5. 雷公藤多苷片:20mg,3 次/d,它与糖皮质激素合用对本病有一定疗效。

6. 对症治疗:如防治感染、降压、抗凝等。

7. 血浆置换:由于本病属于免疫复合物性疾病,所以血浆置换可能会有一定疗效,但尚不确定。

8. 透析及肾移植:有透析指征者,应给予透析,在病变静止 1 年后再做肾移植。

【预后】

多数患者及儿童病例预后较好。成人出现肾衰竭的危险性较高,尤其在老年患者,或以急性肾炎综合征起病或为持续性肾病综合征者预后较差。

(马祖福 吕永曼)

第十三章　系统性血管炎肾损害

【概述】

系统性血管炎是指以血管壁的炎症和纤维素样坏死为病理特征的一组系统性疾病。根据受累血管的大小分为大血管炎、中等血管炎和小血管炎。在原发性小血管炎中，部分疾病与抗中性粒细胞胞质抗体（anti-neutrophil cytoplasmic antibodies，ANCA）密切相关，因而称之为 ANCA 相关性小血管炎（ANCA-associated vasculitis，AASV），它包括韦格纳肉芽肿病（Wegener's granulomatosis，WG）、显微镜下型多血管炎（Microscopic polyangiitis，MPA）和变应性肉芽肿性血管炎（Churg-Strauss syndrome，CSS），是本文论述的重点内容。临床上可累及多个脏器，肾脏受累多表现为免疫沉积性坏死性新月体性肾炎。临床上肺肾可同时或先后受累，多进展迅速，严重者可危及生命，但早期诊断、及时合理治疗可逆转病情，挽救患者生命。

AASV 是西方国家最常见的自身免疫性疾病之一，尤其以中老年人多见。在欧洲，肾脏血管炎每年的发病率和患病率分别为（10～20）/百万人口和（150～200）/百万人口。我国对于 AASV 的认识始于 20 世纪末，目前尚无确切的流行病学资料。随着 ANCA 在我国的推广应用，人们对该类疾病的认识得以大幅提高。

本病的病因尚不十分清楚，多发生在有遗传易患性或免疫异常的患者。环境中的病原微生物具有超抗原特性，可通过促发 T、B 淋巴细胞的活性而致病。中性粒细胞、巨噬细胞、内皮细胞、淋巴细胞及其各自分泌的细胞因子都参与了血管炎的发病过程。

【临床表现】

AAV 可以发生于各个年龄段，但以中老年人为主。50～60

岁为发病高峰期,男性多见。国内报道显示患者的男女比例基本一致,多数患者有上呼吸道感染或药物过敏样的前驱症状,好发于冬季。常有发热、疲乏、关节肌肉疼痛和体重下降等全身非特异性症状;可以累及全身多系统,肾脏和肺脏是最常受累的器官,肾脏受累常表现为肾衰竭,肺脏受累可以发生大量肺出血而危及生命,病情常常进展迅速、预后凶险。

1. 肾外表现:

(1) 发热(39%)。

(2) 肌肉痛(26%)。

(3) 关节痛(44%)。

(4) 皮肤表现(20%~40%):皮肤受累多表现为各类皮疹、溃疡和坏疽。

(5) 肺部表现(50%):肾外表现中最值得注意的是肺部病变,临床上主要表现为咳嗽、呼吸困难和咯血,重症因肺泡广泛出血发生呼吸衰竭而危及生命。肺出血占原发性小血管炎的30%~50%。WG患者中弥漫性肺泡出血不常见,临床上咯血与结节性病变及局部浸润有关。MPA主要表现为肺部浸润影、肺间质纤维化和肺出血,后者可以是痰中带血,也可以弥漫性肺泡出血引起Ⅰ型呼吸衰竭而危及患者生命。CSS临床表现为过敏如哮喘、血嗜酸粒细胞增多和肉芽肿性血管炎。肺受累主要表现为肺部浸润影,有时为一过性肺部阴影。影像学检查最常见的表现是肺脏的结节影和浸润影,通常累及双侧中下肺野。WG患者的结节影通常大小不等,可以有空洞形成。弥漫性肺泡出血者可以表现为双侧肺门蝶形阴影,与急性肺水肿的征象类似。此外,MPA患者还可以肺间质纤维化为首发表现。

(6) 耳鼻喉病变(35%):约1/4的患者发生咽鼓管炎或中耳炎,表现为耳鸣、听力下降和外耳道溢液。鼻受累则多表现为鼻塞、流涕、鼻出血和鼻痂形成。喉部受累可表现为声音嘶哑,严重的WG可发生声门下狭窄。

(7) 神经系统病变(57%)。

(8) 胃肠道病变(33%~50%):近半数患者可有消化道受

累,可发生反流性食管炎、胃炎、胃十二指肠溃疡和肠出血;表现为纳差、恶心、呕吐、腹痛和便血。

(9) 心血管病变。

(10) 眼部病变:约20%的患者眼受累,可发生葡萄膜炎、结膜炎和巩膜炎等。临床上多表现为"红眼病"、畏光流泪和视力下降。严重的WG患者可发生球后视神经炎等,表现为眼痛或眼眶痛,甚至眼球突出,造成复视。

2. 肾脏表现:78%的患者有肾受累,表现为血尿、蛋白尿、管型尿,重者出现肾功能衰竭,半数以上表现为急进性肾小球肾炎(RPGN),少数患者可以有少尿和高血压。

【诊断】

对不明原因发热或肾功能损害的中老年患者应尽早检查ANCA及肾组织活检,以便早期诊断。

1. 多系统受累:有非特异性症状如发热、乏力和体重下降,肺、肾等多系统受累时应高度怀疑本病。

2. 组织活检:典型的寡免疫沉积性小血管炎病变有助于确诊,如以小血管为中心的肉芽肿形成,小血管局灶节段性纤维素样坏死。肾活检典型的免疫病理表现为肾小球无或微量免疫球蛋白和补体沉积;光镜下可见肾小球毛细血管袢纤维素样坏死和(或)新月体形成,其特点为肾小球病变轻重不等。肾间质小动脉的纤维素样坏死较为少见。免疫荧光及电镜下一般无或仅有微量免疫复合物或电子致密物沉积。

3. 分类诊断标准:目前应用较为广泛的两个诊断标准分别是美国风湿病学学院(ACR)1990年制定的分类诊断标准和1994年美国Chapel Hill会议制定的分类诊断标准。

4. 辅助检查

(1) ANCA:血清ANCA是诊断AASV、监测病情活动和预测复发的重要的检测指标,特异度、敏感度均较好。ANCA的检测方法包括间接免疫荧光(IIF)和酶联免疫吸附法(ELISA)。应用乙醇固定的正常人中性粒细胞可产生两种荧光形态:在胞质内呈粗大颗粒状、不均匀分布者称为胞质型ANCA(cANCA);荧光沿细胞核周围呈线条状分布者称为核周型

ANCA(pANCA)。cANCA 的主要靶抗原是 PR3,pANCA 的主要靶抗原是 MPO。cANCA/抗 PR3 抗体与 WG 密切相关,pANCA/抗 MPO 抗体与 MPA 密切相关。ANCA 目前已经成为国际上通用的原发性小血管炎的特异性血清学诊断工具。cANCA 合并抗 PR3 抗体阳性和 pANCA 合并抗 MPO 抗体阳性用于诊断 AASV 的特异度可达 99%。近年研究发现,在诱导缓解期 ANCA 滴度的上升还可以用于预测患者血管炎的病情复发。

(2) 血常规:常有正细胞、正色素性贫血,白细胞总数和中性粒细胞计数增高,血小板计数增多。部分患者,特别是过敏性肉芽肿血管炎患者嗜酸粒细胞计数可增高。

(3) 尿常规:血尿,蛋白尿,管型尿。

(4) 血生化:大多有 BUN、Scr 升高。

(5) 其他指标:AASV 患者在急性期常有 ESR 快(多≥100mm/h),C 反应蛋白阳性,甚至强阳性。ESR 和 C 反应蛋白与病情活动相关,对诊断而言,虽不如 ANCA 特异、敏感,但仍对判断病情活动、预测复发有较为重要的价值。

5. 鉴别诊断:①应注意除外由 SLE、过敏性紫癜、类风湿关节炎等引起的继发性血管炎。②Goodpasture 病:也可表现为急进性肾炎和肺出血,但无其他多器官血管炎的表现,其血抗肾小球基底膜(GBM)抗体阳性,肾脏免疫荧光显示 IgG 呈线条状沿基底膜沉积,而 ANCA 为阴性。

【治疗】

AASV 的治疗方案分为诱导治疗、维持缓解治疗以及复发的治疗。诱导期的治疗主要是应用糖皮质激素联合细胞毒药物,对于重症患者应采取必要的抢救措施,包括大剂量甲泼尼龙(MP)冲击治疗和血浆置换;维持缓解期主要是长期应用免疫抑制药物伴或不伴小剂量糖皮质激素治疗。

(一) 诱导期的治疗

糖皮质激素联合细胞毒药物,特别是 CTX 可明显提高患者生存率。MPA 的 1 年生存率可达 80%~100%、5 年生存率达 70%~80%;WG 的 1 年生存率可达 80%~95%。

1. 糖皮质激素：

(1) 常规治疗：泼尼松，初始剂量为 1mg/(kg·d)顿服或分次口服，4～8 周病情控制后可逐步减量，治疗 6 个月可减至 10～20mg/d。糖皮质激素治疗的时间一般为 1.5～2.0 年。

(2) 冲击治疗：对肺出血和(或)急进性肾炎的重症患者可应用甲泼尼龙冲击治疗，一般为 0.5～1.0g/次，1 次/d，3 次为 1 个疗程，根据病情可应用 1～3 个疗程，继之口服泼尼松。

2. CTX：口服 CTX 1～3mg/(kg·d)，持续 12 周；或静脉冲击治疗，初始每次 15mg/kg 或 1.0g/次，1 次/月，连续 6 个月，以后每 2～3 个月 1 次，总量 6～9g。

3. 血浆置换：适用于肾功能急剧恶化或肺出血的重症患者，可改善症状。每次置换血浆 2～4L，1 次/天，连续 7d，其后可隔日或数日 1 次，直至肺出血或其他明显活动指标如高滴度 ANCA 等得到控制。

4. 其他：如静脉注射大剂量免疫球蛋白、抗淋巴细胞抗体、特异性免疫吸附等。

5. 透析与肾移植：经积极治疗病情无好转，肾功能持续恶化有透析指征者应行透析治疗，终末期肾衰竭可考虑行肾移植。

（二）维持缓解期的治疗

常用的维持缓解治疗是小剂量糖皮质激素联合免疫抑制剂。AASV 患者完全停药后易于复发，因此目前倾向于维持缓解治疗的时间可延长到 1～4 年。

(1) CTX：在完成诱导缓解的基础上，每次静脉滴注 CTX0.6～1.0g，2～3 个月 1 次，总疗程 1.5～2.0 年。

(2) 硫唑嘌呤：在维持缓解治疗阶段，硫唑嘌呤是替代 CTX 证据最强的药物。常用剂量为 2mg/(kg·d)。

(3) MMF：作为一种新型的免疫抑制剂，已有应用其成功治疗难治性小血管炎的报道。但其长期应用的疗效和安全性还有待于进一步的研究证实。

(4) 来氟米特：已有人应用来氟米特作为维持缓解治疗的药物成功用于 WG。但关于来氟米特治疗 AASV 的疗效和长期安全性还有待进一步研究。

另外,WG 患者鼻部携带金黄色葡萄球菌较不携带菌者复发率高,成为 WG 复发的重要原因。应用磺胺类药物可以预防卡氏肺囊虫的感染,推荐方案为磺胺甲噁唑 800mg 和甲氧苄氨嘧啶 160mg,3 次/周。

(三)复发的治疗

尚缺乏循证医学证据。在病情出现小的波动时,可以适当增加糖皮质激素和免疫抑制剂的剂量;病情出现大的反复时,则需要重新开始诱导缓解治疗。

【预后】

5 年生存率为 38%~80%,主要死因为感染、肾衰竭和肺出血。

(马祖福　吕永曼)

第十四章 尿酸性肾病

【概述】

尿酸是人体嘌呤代谢的终产物,尿酸水平的异常会对很多器官功能造成影响。尿酸性肾病(hyperuricemic nephropathy)是指高尿酸血症和(或)高尿酸尿症可使尿酸在肾组织沉积所导致的肾损害,可分为如下3个类型:急性尿酸性肾病、慢性尿酸性肾病及尿酸结石。高尿酸血症是心血管疾病(cardiovascular diseases,CVD)和慢性肾脏病(chronic kidney diseases,CKD)的独立危险因素。多见于喜肉食、肥胖及酗酒者,男性占90%以上。

原发性高尿酸血症大多原因未明,少数系嘌呤代谢过程中先天性酶缺乏或功能失调所致,如 S-磷酸核糖-1-焦磷酸合成酶的突变和次黄嘌呤—鸟嘌呤磷酸核糖转换酶突变,此为该病的两个特异性酶,为 X 染色体联遗传;另一些家族属为常染色体显性遗传。故本病常有家族史(75%)。

尿酸经肾小球滤过后,98% 被近端肾小管重吸收,尿中排出的尿酸主要由肾小管分泌。当血尿酸升高,肾小球滤过增多,流经近端肾小管时,该部位负荷加重,久而久之导致近端肾小管损伤。其次,远端肾小管和集合管的低 pH、脱水状态,有助于或促进尿酸盐-尿酸结晶在局部肾组织的沉积,引起化学炎症反应。此外,尿酸盐亦可沉积于肾盂、肾盏、输尿管内,形成尿酸结石,阻塞尿路。

早期和急性期可见肾小管内有结晶物质沉积,甚至有微小结石形成,肾小管上皮细胞变性,间质水肿,尤以髓质部严重。慢性期可见针状、双折光放射形排列的尿酸盐结晶沉积于肾间质-肾小管内,此为尿酸肾病之特征性病理变化;晚期肾间质纤维化使肾萎缩,纤维组织压迫血管引起肾缺血,肾小动脉硬化及肾小球纤维化。

【临床表现】

大约 20% 的原发性高尿酸血症患者都有临床症状。

1. 肾外表现

（1）痛风及关节病变：一般痛风患者一生中至少会出现 1～2 次或更多的急性痛风性关节炎，然后才出现痛风石。急性痛风性关节炎发病前通常没有明显先兆。夜间发作的急性单关节或多关节疼痛通常是首发症状，体征类似于急性感染。一半人发生在足的跖趾关节，其他部位有足中部、踝部、足跟和膝盖。随着疾病的发展，腕、手指和肘部会经常出现疼痛。大趾的跖趾关节累及最常见。80% 的患者有关节病变，60% 以上患者关节病变在肾病变之前出现，呈急性或慢性关节炎表现。多侵犯第一跖趾关节，可反复发作。急性关节炎反复发作迁延不愈进入慢性期，可见痛风结节和痛风石。

（2）其他：常伴脂肪代谢障碍，引起高脂血症、高血压、冠心病、心肌梗死、心肌病、心力衰竭及脑血管意外。

2. 慢性尿酸肾病（即痛风肾病）：常见于老年男性，起病隐匿。

（1）尿液变化：呈轻微蛋白尿（85% 的患者不超过 ++），以小分子蛋白尿为主，为持续性或呈间隙性；在合并结石或感染的情况下可有血尿。

（2）其他：①早期有轻度腰痛、水肿和血压中度升高，夜尿增多；②结石堵塞尿路可引起肾绞痛；③继发感染时出现尿频、尿急、尿痛、发热等症状；④20% 的患者发展至肾衰竭。

3. 尿酸结石：90% 的痛风患者发生结石，常呈灰黄色或橘红色砂石状；大者可引起肾绞痛，肉眼血尿及继发性尿路感染；巨大结石可压迫肾实质使肾功能恶化。

4. 急性高尿酸血症性肾病：见于严重高尿酸血症患者使用促尿酸排泄的药物后，亦见于肿瘤及骨髓增殖性疾病进行放疗或化疗后，起病急骤，大量尿酸结晶沉积于肾小管中，产生肾内梗阻，导致少尿型急性肾衰竭，急重者可致死。

【诊断】

（一）诊断要点

1. 中年以上男性患者。

2. 有典型痛风性关节炎。

3. 肾脏受损（蛋白尿或血尿，血压高或水肿，尿浓缩功能受损）的证据。

4. 血尿酸升高（$>390\mu mo/L$），尿尿酸增多（$>4.17mmol/d$）。

5. 肾活检于肾间质及肾小管找到双折光的针状尿酸盐结晶。

（二）实验室检查

1. 血常规：急性期可有白细胞升高，常为$(10\sim20)\times10^9/L$，可有轻、中度贫血。

2. 尿常规：可有蛋白尿、血尿、脓尿，偶见管型尿，尿 pH<6.0。

3. 血生化检查

（1）血尿酸：绝大多数升高（男性$>416\mu mo/L$，女性$>357\mu mol/L$）。

（2）尿尿酸：排出量$>4.17mmol/d$。

（3）红细胞沉降率（ESR）：增快，但常 < 60mm/h。

（4）肾功能：晚期可下降。

（三）辅助检查

1. X 线检查

（1）腹部平片：泌尿系可显示混合性结石阴影。

（2）静脉肾盂造影（IVP）：有助于单纯性尿酸结石的诊断。

2. B 超检查：肾内见强光团，其后可见彗星尾征；输尿管结石和肾盂积水。

3. 痛风结节：查到特异性尿酸盐。

4. 关节滑液：关节腔穿刺液检查见有尿酸盐结晶。

5. 肾活检：于肾间质及肾小管中找到双折光的针状尿酸盐结晶可确诊。

（四）鉴别诊断

若肾病变表现突出而关节病变轻微或关节病变发生在肾

病变之后,又无肾结石表现者,应与以下疾病鉴别。

1. **慢性肾小球肾炎**

(1) 有肾炎病史。

(2) 肾小球功能障碍在先。

(3) 很少发生痛风性关节炎及肾结石。

(4) 血尿酸增高但尿尿酸不高或降低。

2. **慢性肾盂肾炎**

(1) 部分病人可有结石。

(2) 但无血尿酸升高。

(3) 尿石分析为非尿酸盐。

【治疗方案及原则】

(一) 一般治疗

1. **饮食**:富含维生素、低糖、低脂饮食。避免吃嘌呤含量高的食物,禁食动物内脏及海产品,忌酒。

2. **饮水**:嘱患者多饮水,2000 ~ 3000ml/d。

3. **碱化尿液**:碳酸氢钠(natriibicarbonnas):1.0g/次,3 次/天,使尿 pH 维持在 6.5 ~ 6.8,可促使尿酸结石溶解。

(二) 药物治疗高尿酸血症

1. **促进尿酸排泄的药物**

(1) 丙磺舒(probenecidum):能抑制肾小管对尿酸的重吸收。初始剂量 0.5g,1 次/天,如无反应,逐渐加至 1 ~ 3g/d,分 4 次口服,当血尿酸降至 360μmol/L 时改为 0.5g/d 维持。

(2) 痛风利仙(benzbromarone):初始剂量 25mg/d,以后 50mg/d,不超过 150mg/d,维持量隔日 50mg。

(3) 磺酰吡唑酮:初始剂量为 100mg/d,每 7 ~ 10 天增加 100 ~ 400mg/d,但应小于 800mg/d。

上述药物副作用较轻,主要是食欲减退、腹胀、恶心等不适。但对肾功能不全或已有尿石症的患者不宜使用,以免诱发急性尿酸性肾病。

2. **尿酸合成抑制剂**:别嘌呤醇(allopurinol):初始剂量 200 ~ 400mg/d,分 2 次口服,必要时加至 600mg/d,待血尿酸降至 360μmol/L 时改维持量 100 ~ 200mg/d。该药的副作用主要为肝功能异常、上消化道出血、粒细胞减少及皮疹等。

对于尿酸排出量超出 900mg/d 或已有明显尿石症的病例宜选用此类药。

（三）关节炎的防治

1. 秋水仙碱（colchicine）：急性期初始剂量 0.5mg，1 次/小时，或 1mg，2 次/天，总量达 4～8mg 时可减量至 0.5mg/d，若症状缓解或发生胃肠道不良反应或虽用至最大剂量（6mg）病情无缓解，应停药。

2. 非甾体抗炎药：吲哚美辛（消炎痛）及保泰松（phenylbutazone）等均可选用。消炎痛首剂 75mg 口服，以后 50mg 每 6 小时 1 次至症状缓解 24h 后改每 8 小时 1 次用药 1 天，再改 25mg 每 8 小时 1 次，共给 3 次。还可以选择环氧合酶-2 抑制剂如塞来昔布（西乐葆）等来镇痛。

3. 泼尼松：只有在秋水仙碱和非甾体抗炎药治疗禁忌和无效时，才可应用泼尼松。一般给予中等剂量口服或静脉注射。

（四）其他治疗

1. 尿路感染（见"尿路感染"章）。

2. 肾功能不全（见"慢性肾功能不全"章）。

3. 慢性肾衰竭（见"透析疗法"章）。

禁用抑制尿酸排泄的噻嗪类利尿剂。

【预后】

如能早期诊断，积极预防、治疗，则预后较好。若延误诊断或治疗不当，可发展成尿毒症。

（马祖福　吕永曼）

第十五章　肝硬化相关性肾小球疾病

【概述】

各种慢性肝病及肝硬化患者常出现轻度的尿异常,免疫病理学表现为以 IgA 沉积为主的肾小球疾病,称为肝性肾小球硬化(glomerulosclerosis in liver disease),发生率为 2.8%~25.0%。

肝硬化肾小球病变并非静止不变的,一般而言,肝硬化继发 IgA 肾病患者肾功能恶化较为缓慢。

发病机制:肝硬化患者由于体内免疫、生理和代谢等方面的紊乱,使 IgA 免疫复合物或多聚 IgA 生成增多和(或)肝脏清除 IgA、多聚 IgA 的能力下降,加上单核巨噬系统吞噬功能受抑,最后可导致肝硬化患者产生以 IgA 肾病为主的肾小球疾病。

【临床表现】

(一)症状和体征

1. 肝病表现:有肝炎病史、长期酗酒史、血吸虫感染病史或慢性胆道疾病所致的肝硬化及相应的症状、体征。

2. 肾病表现:部分患者有轻度的蛋白尿、肉眼血尿或镜下血尿,晚期可有高血压或出现大量蛋白尿,甚或发生肾病综合征。

(二)实验室检查

1. 尿常规:可见蛋白尿、血尿。

2. 血生化检查

(1) 血清白蛋白降低。

(2) γ 球蛋白升高。

(3) 丙氨酸氨基转移酶(ALT)可升高。

3. 免疫学检查

(1) 可表现为多种免疫球蛋白的升高,血 IgA 升高尤为突出。

（2）20%～60% 的患者血 C3 下降；可有 C4 下降，但各研究报道不一。

（3）循环免疫复合物升高或阳性；可有低滴度抗核抗体、类风湿因子阳性。

（4）50%～70% 的患者有冷球蛋白血症。

（三）肾脏病理表现

1. 光镜：肾小球系膜细胞增生，系膜基质增多，系膜区增宽，毛细血管基底膜不规则增厚。

2. 电镜：可在增宽的系膜区和（或）毛细血管壁出现颗粒状电子致密物，毛细血管基底膜不规则增厚，并有电子密度减低区和透亮区。

3. 免疫荧光：见以 IgA 为主的沉积，可伴有 IgG、IgM、C3 沉积。

【诊断要点】

1. 有肝病史及肝硬化者或各种原因所致肝硬化者，出现血尿、蛋白尿或肾功能异常，应考虑有无肝硬化性肾小球损伤的可能。

2. 有蛋白尿、血尿甚或肾病综合征表现。

3. 除外原发性及其他继发性肾脏疾病如冷球蛋白肾损害、肝肾综合征等原因。

4. 肾脏活检符合上述病理表现。

【治疗方案及原则】

肝硬化合并肾小球病变患者，肾脏受累的临床表现多数轻微或缺如，一般无需特殊治疗。主要应保护肝脏避免有害刺激或诱因（如酗酒、乙型肝炎病毒复制等），防止肝功能进一步损害；其次，应避免对肾脏有损害的药物，采取一切措施保护肾功能；少数肾功能急剧恶化或呈肾病综合征患者宜谨慎行肾活检，明确肾脏病理改变后再给予适当治疗。有关试用泼尼松及血浆置换疗法尚在研究中。

（刘 柳 吕永曼）

第十六章　肝肾综合征

【概述】

失代偿期肝硬化或重症肝炎出现大量腹腔积液时,由于有效循环血容量不足及肾内血流分布等因素,可发生肝肾综合征(hepatorenal syndrome,HRS)。1996年由国际腹腔积液协会推荐,HRS定义为:慢性肝病患者出现进展性肝衰竭和门静脉高压时,以肾功能不全、内源性血管活性物质异常和动脉循环血流动力学改变为特征的一组临床综合征。其特征为自发性少尿或无尿、氮质血症、稀释性低钠血症和低尿钠,肾脏无重要病理改变,肾功能损害为可逆性。它是重症肝病的严重并发症,在失代偿期肝硬化中的发生率为50%~70%;一旦发生,病情进展迅速,存活率很低(<5%)。

【临床表现】

(一)症状和体征

1. 肝功能衰竭:患者有明确的慢性肝病和门脉高压或急性肝功能衰竭病史。表现为:乏力、纳差、腹胀、黄疸及神经精神异常等。

2. 肾功能不全:肾功能可急骤或缓慢进展,临床上表现为少尿或无尿、血清肌酐水平升高等。

3. 体格检查:慢性肝病面容、肝掌、蜘蛛痣、腹壁静脉曲张、腹腔积液以及脾大等。

(二)实验室检查

1. 尿常规:蛋白阴性或微量,尿沉渣正常或可有少量红细胞、白细胞,透明管型,颗粒管型。

2. 尿液检查:尿比重常>1.020,尿渗透压>450mmol/L,尿/血渗透压>1.5,尿钠通常<10mmol/L。

3. 血生化检查:肝功能异常:可见ALT升高、白蛋白降低、胆红素升高、胆固醇降低、血氨升高及凝血功能异常。肾功能异常：血 BUN 和 Scr 升高。电解质异常：可见稀释性低钠血症等。

【诊断要点】

美国肝病学会于 2007 年推荐的 HRS 诊断标准：①肝硬化合并腹腔积液；②Scr 升高，>133μmol/L（1.5mg/dl）；③在应用白蛋白扩张血容量并停用利尿剂至少 2d 后 Scr 不能降至 133μmol/L 以下，白蛋白推荐剂量为 1g/（kg·d），最大可达 100g/d；④无休克；⑤近期未使用肾毒性药物；⑥不存在肾实质疾病如尿蛋白>500mg/d、镜下血尿（红细胞>50 个/HP）和（或）超声检查发现肾脏异常。

根据肾功能不全的发生速度，HRS 通常分为两型：

Ⅰ型 HRS：为肝肾综合征的急性型。肾衰竭自发地发生于严重的肝脏疾病患者，并快速进展。肾功能急剧恶化为其主要临床特征，其标准为 2 周内 Scr 超过原水平 2 倍至>2.5mg/dl（221μmol/L），或内生肌酐清除率（Ccr）下降超过 50% 至 Ccr<20ml/min。Ⅰ型 HRS 预后凶险，2 周内病死率可高达 80%。若肝功能得以恢复，肾功能则也可能自发恢复。Ⅰ型 HRS 常见于急性肝功能衰竭、酒精性肝炎患者及肝硬化基础上肝功能急性失代偿的患者。这些患者常伴有显著的凝血功能障碍及黄疸。死亡原因多为肝衰竭合并肾衰竭，或肝衰竭合并内脏出血。

Ⅱ型 HRS：通常发生在利尿剂抵抗的腹腔积液患者。肾衰竭发展相对缓慢，即肾功能恶化过程可超过数月。尽管Ⅱ型 HRS 患者平均存活时间长于Ⅰ型 HRS 患者，但预后仍十分凶险。

根据患者的临床表现和实验室检查，HRS 的诊断一般并不困难，但需与以下疾病相鉴别。

1. 单纯肾前性氮质血症：有肾前性因素，如严重低血压，大量利尿，放腹腔积液或失血，试验性补液后肾功能迅速恢复。

2. 急性肾小管坏死（ATN）：ATN 患者尿钠常>40mmol/L，尿/血肌酐<10，尿/血渗透压<1，尿比重低（<1.015）。尿常规

检查有较多蛋白、细胞管型和颗粒管型。

3. 假性肝肾综合征：某些重症疾病如毒物中毒、严重败血症或弥散性血管内凝血，可同时损害肝及肾，引起所谓的"假性肝肾综合征"，但它并非由重症肝病引起，鉴别不难。

【治疗方案及原则】

HRS 预后凶险，无特殊治疗。鉴于严重肝病是 HRS 的发病基础，肝功能改善是 HRS 恢复的前提，故针对肝病及其并发症治疗、改善肝脏功能是必要的。肾衰竭可从以下几个方面进行防治：

1. 防治肾衰竭的诱因：避免大量放腹腔积液和过度利尿，避免使用或慎用肾毒性药物，防治消化道出血、感染、低血压、低血容量及电解质紊乱。

2. 严格控制输液量，量出为入，纠正水、电解质紊乱和酸碱失衡。严重少尿者液体入量应限制在 500~1000ml。

3. 腹腔积液的治疗：除限盐外，可适量给予利尿剂，但应避免过度利尿。对于肝硬化合并高度腹腔积液，有研究认为适度腹腔穿刺放液可减轻腹内压、肾静脉压力，暂时改善肾血流动力学。但大量放腹腔积液，且不补充白蛋白或血浆扩容时，可诱发或加重肾衰竭。故应强调大量放腹腔积液时必须给予白蛋白等扩容，也应避免腹膜炎和电解质紊乱（如低钾血症）的发生。

4. 扩容治疗：一般可用白蛋白、血浆、全血或腹腔积液浓缩回输等。扩容后可暂时改善肾功能，增加尿量。

5. 肾上腺糖皮质激素：既往有人报道应用肾上腺糖皮质激素治疗肝肾综合征获得了良好疗效。但观察例数较少，也未得到更多研究的证实。

6. 利尿治疗：确定最小有效利尿剂量对于保持肝硬化患者稳定尿量很重要。有研究认为利尿剂诱发肝硬化伴腹腔积液患者肾损害的发生率约为 20%，特别是过度利尿易发生肾损害，值得重视。

7. 缩血管药物及改善肾血流量的血管活性药物：目前主要有两类：血管加压素类似物（如特利加压素）和α-肾上腺素受

体激动剂(如去甲肾上腺素、米多君)。许多研究都将上述两类药物与静脉输注白蛋白联合应用,以期进一步改善动脉低灌注。

8. 外科手术:包括门腔或脾肾静脉吻合术、肝移植术及腹腔-颈静脉分流术,其中肝移植手术是晚期肝硬化尤其是肝肾综合征的最佳治疗,可提高患者的存活率。

9. 血液净化治疗:研究证实血液透析并不能提高存活率。目前较为一致的观点认为,血液透析虽常用于治疗Ⅰ型HRS、尤其是拟接受肝移植的患者,其目的在于维持患者生命直至肝移植或者自发性肾功能好转。

10. 分子吸附再循环系统(molecular absorbent recirculating system,MARS):具有改善肝、肾功能的作用和提高HRS患者的存活率。

11. HRS推荐的治疗方案

(1)Ⅰ型HRS的推荐治疗方案:①适宜移植者优先考虑肝移植。②首先给予缩血管药物加静脉输注白蛋白。③存在肺水肿、严重低钾血症或代谢性酸中毒且内科治疗无效者考虑肾脏替代疗法。④中度肝衰竭且治疗后肾功能好转的患者,可考虑肝移植。

(2)Ⅱ型HRS推荐的治疗方案:①考虑肝移植。②只有当利尿排钠效果明显(尿钠排泄>30mmol/d)时,才考虑腹腔积液的利尿剂治疗。饮食钠摄入应限制在40~80mmol/d。③反复发作的大量腹腔积液患者,给予反复抽腹腔积液并静脉输注白蛋白。④低钠血症者应限制液体入量。⑤考虑在肝移植前进行缩血管药物或经颈静脉肝内门腔静脉分流术(TIPS)治疗。

(刘 柳 吕永曼)

第十七章　心肾综合征

【概述】

心脏和肾脏作为控制机体有效循环和血流动力学稳定的两个重要器官,在生理功能上相互依存,在病理状态下相互影响,在治疗学上又有许多共同之处。最初的心肾综合征(cardiorenal syndrome,CRS)定义是指因心脏疾病而引起肾功能损伤的一种临床综合征,表现为治疗过程中血肌酐渐进性升高。随着对 CRS 认识的加深,一种关联性更强的新概念逐渐被大家所接受:CRS 是指心脏或肾脏功能不全时相互影响、相互加重,导致心肾功能急剧恶化的一种临床综合征,其初始受损的脏器可以是心脏,也可以是肾脏。在美国,约 25% 的慢性心功能不全患者出现肾功能不全,约 36% 的透析患者有心功能不全病史。无论初始损伤的是心脏还是肾脏,二者之间通过复杂的神经激素反馈机制而互相直接或间接地产生影响。

最新的共识将 CRS 分为以下五型,见表 17-1。

表 17-1　心肾综合征的临床分型

分型	名称	临床特征
Ⅰ型	急性心肾综合征	心功能的快速恶化(如急性心源性休克或失代偿性充血性心力衰竭)导致急性肾损伤
Ⅱ型	慢性心肾综合征	慢性心功能异常(如慢性充血性心力衰竭)引起慢性进展性肾功能不全
Ⅲ型	急性肾心综合征	肾功能突然恶化(如急性肾缺血或肾小球肾炎)引起急性心功能异常(如心力衰竭、心律失常或心肌缺血)

分型	名称	临床特征
Ⅳ型	慢性肾心综合征	慢性肾脏病加重心力衰竭、心脏肥大或增加心血管不良事件的发生率
Ⅴ型	继发性心肾综合征	全身系统性疾病(如糖尿病、脓毒症)同时引起心肾功能异常

鉴于急、慢性肾衰竭的心血管并发症会在相关章节有所阐述。传统意义上的 CRS 以Ⅰ型发病最为急骤,进展快,治疗难度大,因此本文主要讨论Ⅰ型 CRS,住院患者中其发生率为27% ~ 45% 。

【临床表现】

1. 心脏衰竭:临床上发生急性失代偿性心力衰竭、急性冠脉综合征、急性心源性休克等心脏疾病。可以发现急性心力衰竭的症状和体征,如胸痛、各种呼吸困难、粉红色泡沫痰、肺水肿、奔马律等。

2. 肾脏衰竭:肾小球滤过率下降,导致少尿甚至无尿,血肌酐水平上升。

3. B超检查显示心脏收缩功能下降,肾脏体积可增大。

4. 实验室检查见 Scr、BUN 水平升高,心脏及肾脏损害的标志物水平升高,如 N 末端脑钠肽前体(NT-proBNP)、肌钙蛋白 I(CTnI)、中性粒细胞明胶酶相关脂质转运蛋白(NGAL)、肾脏损伤分子 1(KIM-1)、胱抑素 C 等。

【诊断要点】

目前尚无统一的诊断标准,根据定义在心功能快速恶化的基础上出现的急性肾损伤(AKI)即可诊断为Ⅰ型 CRS。其中 AKI 的诊断标准参考 2012 年改善全球肾脏病预后组织(KDIGO)指南。

AKI 严重程度的判断标准见表 17-2。

表17-2　AKI严重程度分级

分期	血清肌酐	尿量
1 期	基线值的1.5~1.9倍或增加≥0.3mg/dl(≥26.5μmol/L)	<0.5mg/(dl·h)持续6~12h
2 期	基线值的2.0~2.9倍	<0.5mg/(dl·h)≥12h
3 期	基线值的3.0倍;或增至>4.0mg/dl(≥353.6μmol/L);或开始肾脏替代治疗;或<18岁的患者,估算的肾小球滤过率(eGFR)下降至<35ml/(min·1.73m²)	<0.3mg/(dl·h)≥24h;或无尿≥12h

【治疗方案及原则】

治疗包括积极处理原发病因,改善心脏功能;纠正导致肾功能进一步损害的因素如低血压、肾毒性药物等;进行器官支持治疗等。

1. 药物治疗

(1) 利尿剂:针对容量负荷过重者,应用利尿剂减轻心脏前后负荷。目前一方面提倡利尿剂的持续静脉滴注;另一方面提倡袢利尿剂和噻嗪类利尿剂及醛固酮拮抗剂的联合应用。

(2) 正性肌力药:适用于心输出量减低伴有低血压的心力衰竭患者,常用药物如西地兰。

(3) 血管扩张药物:适用于血压正常或增高的心力衰竭患者,常用药物包括硝普钠、硝酸甘油等。

(4) 血管活性药物:如多巴胺、去甲肾上腺素等,用于心源性休克以维持血流动力学稳定,保证肾脏灌注。

(5) 其他药物:如用于急性冠脉综合征的抗凝、调脂类药物等;重组脑钠肽等新型药物有待进一步临床研究。

2. 器官支持疗法

(1) 血液净化治疗:血液净化疗法能通过超滤脱水改善心、肾功能,可根据血流动力学的稳定性、患者容量负荷、肾功能状态选择间断性血液透析(IHD)、连续性肾脏替代治疗

(CRRT)、缓慢持续超滤(SCUF)、持续缓慢低效血液透析(SLED)甚至腹膜透析(PD)等方式。

(2)严重心力衰竭患者需要进行主动脉内气囊反搏或心室辅助装置等;并发呼吸衰竭者行有创或无创辅助通气;其他如体外膜肺氧合(ECMO)等。

(刘　柳　吕永曼)

第十八章　糖尿病肾病

【概述】

糖尿病肾病(diabetic nephropathy,DN)是指糖尿病所致的肾脏疾病。2007年美国出版的糖尿病及慢性肾脏病临床实践指南建议将DN改为糖尿病肾脏疾病(diabetic kidney disease,DKD)。糖尿病引起的肾脏病变,如果肾脏穿刺病理检查证实为DN,则称为糖尿病肾小球病(Diabetic glomerulopathy)。DN是西方国家终末期肾病的主要原因,我国发病率也逐年增加。30%~40%的1型糖尿病患者在5~10年间出现肾脏病变;15%的2型糖尿病患者在10~20年间出现肾脏病变。

DN的发生和发展与遗传因素、代谢因素、血流动力学改变、激素、生长因子、细胞因子、氧化应激、炎症以及足细胞损伤等因素有关。长期高血糖所致的肾脏血流动力学改变以及葡萄糖代谢异常所致的一系列后果是造成肾脏病变的基础,众多生长因子、细胞因子被激活以及氧化应激则是病变形成的直接机制。肾脏血流动力学异常是DN早期的重要特点,表现为高灌注、高压力、高滤过,结果导致局部肾素-血管紧张素系统(RAS)活化、白蛋白尿及蛋白激酶C、血管内皮生长因子等物质进一步激活。与DN发生发展有关的生长因子和细胞因子相互影响,构成复杂的调控网络,参与DN的发生和发展。

【临床表现】

DN早期临床表现可不明显,随着病情发展,可出现下列临床表现:

1. 蛋白尿:早期是间歇性的、微量的白蛋白尿,后期常是持续性的、大量的蛋白尿。

2. 高血压:DN患者常伴有高血压,晚期DN患者多有持续、顽固的高血压。

3. 水肿患者可出现不同程度的水肿,尤其是表现为肾病综合征和心功能不全的患者,可出现全身高度水肿。

4. 肾病综合征:部分病人可发展为肾病综合征,这类患者常在短期内发生肾功能不全。

5. 肾功能异常:1 型 DN 的早期,肾小球滤过率(GFR)增高。随着病程的进展,GFR 逐渐下降,并出现血尿素氮和肌酐升高,最后进展到肾功能不全、尿毒症。2 型 DN 少有 GFR 增高的现象。DN 的肾功能不全与非 DN 肾功能不全比较,具有以下特点:①蛋白尿相对较多;②GFR 相对不很低;③肾体积缩小不明显;④贫血出现较早;⑤心血管并发症较多、较重;⑥血压控制较难。

6. 糖尿病的其他并发症:①视网膜病变;②大血管病变,DN 患者常合并心脑血管疾病和缺血性下肢血管疾病;③神经病变,主要是周围神经病变,表现为感觉异常和功能异常。

【诊断要点】

1. 临床诊断典型病例诊断依据如下:

(1) 确诊糖尿病时间较长,超过 5 年。

(2) 有糖尿病视网膜病变。

(3) 出现微量白蛋白尿或持续性尿蛋白>0.5g/d。

(4) 临床和实验室检查排除其他肾脏或尿路疾病。

2. 病理诊断:DN 的基本病理特征是肾小球系膜基质增多、基底膜增厚和肾小球硬化,包括弥漫性病变、结节性病变和渗出性病变,早期表现为肾小球体积增大。

(1) 弥漫性病变表现为弥漫性的系膜基质增多、系膜区增宽、肾小球基底膜增厚。

(2) 结节性病变表现为系膜区的扩张和基底膜的增厚,形成直径为 20~200nm 的致密结节,称之为 Kimmelstiel Wilson 结节(K-W 结节)。

(3) 渗出性病变包括纤维素样帽状沉积和肾小囊滴状病变,渗出性病变常提示 DN 进展。

此外,DN 还常有肾小动脉透明样变、肾小管间质损害。免疫荧光检查可见 IgG 呈节段性沿肾小球毛细血管袢、肾小囊基底膜、肾小管基底膜线样沉积,有时也可见到 IgA 和 C3 的沉积。电镜检查:肾小球毛细血管基底膜增厚和系膜基质增多是其主要的超微结构改变。

3. 临床分期:Mogensen 将 DN 病肾损害的发生、发展分为五期。

Ⅰ期:为肾小球高滤过期,肾体积增大,肾小球入球小动脉扩张,肾血浆流量增加,肾小球内压增加,GFR 明显升高。

Ⅱ期:正常白蛋白尿期,肾小球毛细血管基底膜增厚,尿白蛋白排泄率(UAER)多数正常,可间歇性增高(如运动后、应激状态),GFR 轻度增高。

Ⅲ期:微量白蛋白尿期,出现微量白蛋白尿,即 UAER 持续在 20～200 μg/min(正常<10μg/min),GFR 仍高于正常或正常。

Ⅳ期:临床蛋白尿期,尿蛋白逐渐增多,UAER>200μg/min,即尿白蛋白排出量>300mg/24h,相当于尿蛋白总量>0.5g/24h,GFR 下降,可伴有水肿和高血压,肾功能逐渐减退。

Ⅴ期:肾衰竭期,多数肾单位闭锁,UAER 降低,血肌酐升高,血压升高。

4. 鉴别诊断:糖尿病患者合并肾脏损害不一定是 DN。需要与原发性肾小球疾病、高血压肾损害、肾淀粉样变性、肥胖相关性肾病、尿路感染等疾病相鉴别,出现下列情况之一者,需排除其他肾脏疾病,可疑病人需行肾活检确诊:①无糖尿病视网膜病变;②GFR 短期内迅速降低;③尿蛋白急剧增多或肾病综合征;④顽固性高血压;⑤尿沉渣活动表现(血尿、白细胞尿、管型尿等);⑥有其他系统性疾病的症状和体征;⑦ACEI/ARB 治疗后 1～3 个月内 GFR 下降>30%。

【治疗】

(一) 一般治疗

1. 禁止吸烟、限制饮酒。

2. 减轻体重,体重指数(BMI)目标值在18.5～24.9kg/m^2。

3. 适当运动。

（二）饮食治疗

1. 糖尿病饮食。

2. 低盐饮食,合并高血压和水肿的患者尤其必要。

3. 优质低蛋白饮食,优质动物蛋白占 50%~60% 。

（1）肾功能正常的患者,蛋白摄入量为 $0.8g/(kg \cdot d)$ ；

（2）出现 GFR 下降后,蛋白摄入量为每天 $0.6 \sim 0.8g/(kg \cdot d)$ 。如每天蛋白摄入量 $\leqslant 0.6g/(kg \cdot d)$,应适当补充 α 酮酸制剂。

（三）控制血糖

严格控制血糖具有预防 DN 进展的作用,糖化血红蛋白（ HbA_{1c} ）的目标值 <7% 。

1. 口服降糖药

（1）磺脲类,如格列美脲、格列吡嗪等。主要作用为刺激胰岛素分泌而产生降糖作用。适用于伴有轻至中度肾脏损害的患者。

（2）格列奈类,如瑞格列奈、那格列奈等。主要作用为促进胰岛素分泌。适用于有一定胰岛素分泌功能的 2 型糖尿病患者。

（3）双胍类降糖药,如二甲双胍等。主要作用为促进葡萄糖的利用、抑制葡萄糖的异生和肠道吸收,是伴有肥胖的 2 型糖尿病患者首选的口服降糖药。肾功能不全时慎用,因其可致乳酸酸中毒。

（4）α 糖苷酶抑制剂,如阿卡波糖等。主要作用为延缓肠道糖类的吸收。主要适用于 2 型糖尿病尤其是空腹血糖正常而餐后血糖明显升高的患者。

（5）噻唑烷二酮类,如罗格列酮、吡格列酮等。主要作用为通过增加胰岛素的敏感性来降低血糖,还有抑制炎症和肾保护作用,适合 DN 患者使用。

2. 胰岛素:DN 患者应尽早使用胰岛素,可以有效控制血糖且无肝肾损害。目前临床常用的是短效胰岛素制剂（R）和中效胰岛素制剂（N）按照不同比例混合的预混胰岛素,肾功能不全时宜选用短效胰岛素为主,以防止胰岛素在体内蓄积发生低血糖。

（四）控制血压

高血压可加速 DN 的进展,严格控制血压能减少尿蛋白并延缓 GFR 下降的速率。严格控制血压在 130/80mmHg（1mmHg = 0.133kPa）以下,合并明显蛋白尿（>1g/d）和肾功能不全的患者应控制在 125/75mmHg。

DN 的降压治疗首选 ACEI 和 ARB,除降低血压外,还能提高糖尿病患者对胰岛素的敏感性,显著降低肾小球毛细血管内压,减少蛋白尿,保护肾功能。肾衰竭的 DN 患者,高血压的治疗可选用长效的钙拮抗剂、利尿剂及 β-受体阻滞剂。

（五）抗凝及抗血小板集聚

硫酸氢氯吡格雷、双嘧达莫、舒洛地特等。

（六）纠正脂代谢紊乱

因高脂血症可加速全身血管（包括肾血管）的硬化,加速肾小球硬化,如以血清胆固醇增高为主,则宜用羟甲基戊二酰辅酶 A（HMG-CoA）还原酶抑制剂（即他汀类）;以三酰甘油升高为主则宜选择贝特类降脂药。

（七）肾衰竭的治疗

透析与肾移植是两项有效的肾脏替代治疗。

1. 透析:一般多主张尽早开始透析治疗,Scr 达 442μmol/L 及 Ccr 在 15~20ml/min 时,即应开始透析治疗。

（1）维持性血透:见"血液透析"章。

（2）腹膜透析:见"腹膜透析"章。

2. 肾移植:DN 亦可考虑做肾移植,对 1 型糖尿病而言则应考虑胰肾联合移植。

【预后】

DN 预后不良,一旦出现持续性蛋白尿,其肾功能将进行性下降,在 6 年、10 年、15 年内分别有 25%、50%、75% 的患者发展为尿毒症。

（高红宇）

第十九章　肥胖相关性肾病

【概述】

肥胖相关性肾病(obesity-related glomerulopathy, ORG)指肥胖引起的肾脏损害。临床表现为肥胖、蛋白尿、高脂血症、高血压等,部分患者可缓慢进展至慢性肾功能不全。目前其确切发病机制尚未清楚,研究提示 ORG 的发生发展与胰岛素抵抗、肾脏血流动力学改变、脂肪细胞因子触发的机体炎症反应、脂毒性及氧化应激等有关,遗传背景和环境因素也在 ORG 的发病中起重要作用。

【临床表现】

ORG 见于肥胖症患者,其中以青壮年为主,男性更为常见。

1. 蛋白尿:早期可出现微量白蛋白尿,而后逐渐出现显性蛋白尿,乃至大量蛋白尿,尿蛋白量与肥胖程度相关,但低白蛋白血症发生率低,可能与肥胖患者多伴高生长激素血症,可促进肝脏蛋白合成有关。

2. 部分患者可有镜下血尿,通常无肉眼血尿。

3. 可伴有肾小管功能异常。

4. 部分患者合并高血压、动脉粥样硬化等。

5. 部分患者可缓慢进展至慢性肾功能不全。

6. 常伴发其他代谢疾病,如胰岛素抵抗综合征、糖耐量异常、高脂血症(尤以高三酰甘油血症更常见)及高尿酸血症等。代谢紊乱的发生与肥胖程度密切相关。

【病理特征】

1. 肾脏大体标本:肾脏体积增大,肾周脂肪增多。

2. 光镜:最突出的表现为肾小球普遍肥大。肾小球平均直径可>200μm,面积>25 000μm²。肾组织学改变分为两种类型:①单纯肾小球肥大称为"肥胖相关性肾小球肥大症",表现为肾小球体积普遍增大,系膜区增宽不明显,但内皮细胞病变较重;②存在局灶性节段性肾小球硬化(FSGS)伴肾小球肥大者称为"肥胖相关性局灶性节段性肾小球硬化症",可出现与经典的FSGS相同的组织学改变,可有内皮细胞病变。肾小球肥大,可见灶性小管萎缩、纤维化。肾间质可见灶性炎性细胞浸润及血管透明变性。

3. 免疫荧光:可见 IgM 和 C3 沉积于肾小球节段硬化区或系膜区。

4. 电镜:内皮细胞胞质丰富,有胞饮现象。足细胞肥大,可出现节段足突融合,足细胞微绒毛化较少。系膜基质增多常见,电子致密物沉积少见。

【诊断要点】

要依据临床及病理表现综合分析,排除其他肾小球疾病如糖尿病肾病及特发性 FSGS 等才能诊断。诊断要点如下:

1. 肾脏病变前存在明确肥胖,肥胖定义为 BMI ≥28 kg/m^2;腰围:男性>85cm,女性>80cm。超重的标准为 BMI 24.0 ~ 27.9 kg/m^2。

2. 合并其他代谢紊乱,如胰岛素抵抗综合征、糖耐量受损、高脂血症(尤以高三酰甘油血症更常见)及高尿酸血症等。

3. 肾脏损害的临床表现,蛋白尿(>1g/d)伴或不伴镜下血尿、肾功能不全。

4. 肾脏病理表现为单纯肾小球肥大和(或)FSGS。

5. 排除其他肾小球疾病,特别注意与特发性 FSGS 及糖尿病肾病鉴别。

【治疗方案及原则】

1. 改变生活方式、减轻体重:①低脂、富含纤维素的低热量膳食;②坚持规律的体育活动;③必要时可辅以药物或手术减肥。

2. 纠正肾脏血流动力学异常:应用 ACEI 或 ARB 降低血压,纠正肾脏局部血流动力学异常,减少蛋白尿。

3. 纠正胰岛素抵抗:可用胰岛素增敏剂如噻唑烷二酮类和双胍类。

4. 其他综合治疗:其他的代谢异常要给予针对性的治疗,如降血脂、降尿酸等。

5. 避免误诊,忌用激素治疗。

(高红宇)

第二十章　肾淀粉样变

【概述】

淀粉样变性(amyloidosis)是一种全身性疾病,是指不溶性蛋白质沉积在组织或器官并导致其功能异常的一组疾病。肾脏是淀粉样变性病最常受累的器官之一,预后差。

淀粉样蛋白由其相应的蛋白前体经部分的蛋白水解和构象的修饰而形成,目前已知至少有 25 种,不同类型肾淀粉样变性的临床特点、病理改变、治疗和预后均不尽相同。根据临床特点,淀粉样变性可以分为系统性或局灶性、获得性或遗传性。获得性系统性淀粉样变性包括:AL(原发性,前体蛋白为免疫球蛋白轻链)、AA(继发性,前体蛋白为血清淀粉样 A 蛋白)和Aβ2-MG(透析相关性)。遗传性淀粉样变性为常染色体显性遗传病,淀粉样蛋白以变异的甲状腺素转运蛋白(TTR)最常见。

【临床表现】

1. 肾脏受累的临床表现

(1) 蛋白尿:多为大分子、非选择性蛋白尿,常达到肾病综合征程度。

(2) 偶有镜下血尿,若膀胱和输尿管受累,偶可出现肉眼血尿。

(3) 高血压不常见,由于自主神经病变及肾上腺同时受累,可出现体位性低血压。

(4) 肾小管功能异常,如肾小管性酸中毒、肾性尿崩症、范可尼综合征。

(5) 肾功能减退,晚期出现肾衰竭。

(6) 肾静脉血栓形成是较常见的并发症。

2. 肾外器官受累的临床表现

(1) 心脏受累:可导致心脏肥大、心律失常和心力衰竭。

（2）消化系统：表现为便秘、腹泻、肠出血、肠穿孔、肠梗阻等，还可出现巨舌、齿龈增厚、肝脾肿大等。

（3）呼吸系统：可表现为肺组织单个或多个结节、呼吸困难、呼吸道出血。

（4）皮肤：皮肤增厚、肿胀、淤斑、无痛性溃疡、色素沉着等。

（5）侵及周围神经可导致感觉异常、肌力减退。

【诊断要点】

1. 临床上凡出现以下情况应高度怀疑肾淀粉样变

（1）患者出现蛋白尿或肾病综合征，尤其是同时合并肝脾肿大或心脏疾病，并存在明确的慢性感染性疾病者。

（2）多发性骨髓瘤患者出现大量蛋白尿。

（3）中老年患者不明原因出现蛋白尿、肾病综合征，特别是血清蛋白电泳和(或)尿本周蛋白阳性者。

2. 肾脏病理改变：肾小球系膜基质增多，基底膜增厚；毛细血管腔闭塞，呈无细胞结节硬化状态。肾小管管腔内充以含淀粉样蛋白的管型。淀粉样蛋白在 HE 染色时，呈嗜伊红的均质无结构的团块状沉积，刚果红染色呈砖红色，偏光显微镜下，呈苹果绿双折光。电镜下可见直径 8~12nm，不分支的纤维丝样物质。

需进一步用主要淀粉样蛋白前体(AA、AL、Aβ_2-M、TTR等)的特异性抗体进行免疫组织化学检测，明确淀粉样变的类型。若患者不适合做肾活检时，可考虑行腹部皮下脂肪活检、直肠黏膜活检、齿龈或舌活检。

3. 鉴别诊断：肾淀粉样变的病理诊断主要与各种系膜结节状硬化的肾小球病鉴别，包括糖尿病肾病、Ⅲ型胶原肾病、纤连蛋白肾病以及晚期的膜增生性肾小球肾炎等。

【治疗方案及原则】

治疗的主要原则是减少/干预前体蛋白合成，稳定前体蛋白的自身结构，破坏淀粉样蛋白的稳定性。

1. 减少/干预前体蛋白合成

（1）AL 型淀粉样变性的治疗：①MP 方案：美法仑

10mg/（m^2·d）口服 4 天；同时泼尼松 2mg/（kg·d）口服 4 天，4~6 周 1 次，疗程 1 年。②MD 方案：美法仑 10mg/（m^2·d）口服 4 天；地塞米松 20mg/d 口服 4 天，4 周 1 次，疗程 1 年。③VAD 方案：长春新碱 0.4mg/d 静脉滴注 4 天，阿霉素 10mg/d 静脉滴注 4 天，地塞米松 40mg/d 口服 4 天，第 4 周重复治疗。④其他：利沙度胺 100mg/d 逐渐增量至 400mg/d；同时给予地塞米松 20mg/d 第 1~4 天，1 次/3 周。

新近观点认为，大剂量静脉注射美法仑（HDM）联合自体干细胞移植（SCT）治疗更为有效。

（2）AA 型淀粉样变性的治疗：AA 型淀粉样变性的主要治疗是治疗基础的炎症性或感染性疾病。通过抑制或减轻炎症或感染，降低血清淀粉样蛋白 A（SAA）水平。

2. 稳定前体蛋白的自身结构：研究发现，对由甲状腺转运蛋白突变引起的家族性淀粉样变性患者使用双氟尼酸（diflunisal），可控制蛋白向 β 折叠片层结构转化。

3. 破坏淀粉样蛋白的稳定性：初步研究表明，Epodisate 通过氨基葡聚糖结合位点迅速连接到 AA 型淀粉样蛋白，从而导致淀粉样变性的逆转，可以延缓 AA 型淀粉样变性的肾功能不全进展。

4. 对症支持疗法：水肿患者需低盐饮食，适当利尿，但需警惕肾静脉血栓形成。早中期肾衰竭患者应给予饮食治疗以及减轻氮质血症的药物。

5. 肾脏替代治疗：血液透析和腹膜透析是肾淀粉样变终末期肾衰竭患者维持生命和提高生活质量的有效措施，肾淀粉样变患者肾移植后存活率低，主要原因为感染和心血管并发症。移植后 1 年，10%~30% 的移植肾再发淀粉样变性。

（高红宇）

第二十一章　多发性骨髓瘤肾病

【概述】

多发性骨髓瘤(multiple myeloma, MM)是浆细胞异常增生的肿瘤性疾病。约 2/3 的患者在病程中可出现蛋白尿,半数左右伴有肾功能不全。按单株(M)球蛋白所含轻重链的不同分型,主要分为 IgG 型(50% ~ 60%)、IgA 型(25%)、轻链型(20%)、IgD 型(1.5%)、IgE 型(罕见)、IgM 型(罕见)。肾功能的状况是决定本病预后的最重要的因素之一。该病好发年龄在 40 岁以上,男多于女,平均发病年龄约 60 岁。

【发病机制】

（一）轻链蛋白肾毒性作用

由于浆细胞异常增生,产生过多的轻链蛋白,尿中出现Bence-Jone 蛋白(轻链蛋白),其在肾小管内凝聚,可堵塞肾小管;另外,轻链蛋白被近曲小管重吸收后,在溶酶体内降解产生毒性,引起肾小管损害。

（二）高钙血症

多发性骨髓瘤病人多存在高钙血症,钙沉积在肾间质和肾小管,加重轻链引起的肾小管病变。

（三）高尿酸血症

多发性骨髓瘤病人核酸代谢增强,血尿酸增高,尤其化疗后肿瘤组织破坏,血尿酸更高。

（四）肾淀粉样变。

1. 高黏血症。

2. 骨髓瘤细胞直接浸润等。

3. 尿路感染。

【临床表现】

(一) 肾外表现

(1) 全身骨痛:早期主要症状,可有骨质破坏,甚至病理性骨折。

(2) 感染:免疫球蛋白明显减少,T 细胞亚群失调等,极易继发呼吸道及泌尿道感染,甚至败血症。

(3) 贫血及出血倾向:骨髓瘤细胞浸润,使红细胞生成减少而出现贫血。由于血小板减少、M 蛋白包裹血小板表面等原因,病人有出血倾向,如鼻及齿龈出血等。

(4) 血黏度过高:部分病人血浆 M 蛋白增多,产生高黏血症,血管内血流缓慢,组织淤血、缺氧,病人常有头晕、眼花、视力障碍甚至昏迷。

(5) 高钙血症:恶心、呕吐、脱水、意识障碍等。

(6) 其他:①部分有冷球蛋白血症者还可有遇冷后四肢麻木、青紫甚至发生雷诺(Raynaud)现象等症状;②浆细胞骨髓外浸润者有肝、脾、淋巴结肿大。

(二) 肾脏表现

蛋白尿、肾病综合征、肾小管功能障碍及肾衰竭。

(1) 肾病综合征:多见于伴有肾淀粉样变者,血胆固醇常不增高。

(2) 急性肾衰竭:多由于下列原因诱发:①各种原因(如腹泻、呕吐、利尿等)引起的脱水及血容量不足;②原有高血尿酸血症,化疗后血尿酸急剧增高;③严重感染;④肾毒性药物的使用(见"急性肾衰竭"章)。

(3) 慢性肾衰竭:见"慢性肾衰竭"章。

(4) 肾小管功能不全:①近曲小管功能障碍,表现为Fanconi 综合征(见"Fanconi 综合征"章);②远曲小管功能障碍,表现为肾性尿崩症(见"肾性尿崩症"章)。

(三) 实验室检查

1. 血液检查

(1) 血常规:大多数为中度正细胞正色素贫血,白细胞分类中淋巴细胞相对增多,晚期全血细胞均可减少。血涂片见红细胞呈缗钱样排列。

(2) 红细胞沉降率:明显增快,多在 100mm/h 以上。

(3) 血清蛋白异常:高球蛋白血症,白/球比例倒置。在 β、γ 或 α 球蛋白间发现单株异常蛋白区带(M 带)。

(4) 血生化检查:①血钙增高;②血尿酸增高;③肾功能不全时 BUN、Scr 增高;④碱性磷酸酶多正常或轻度升高。

2. 尿液检查:尿中可见大量蛋白和管型,25%～50% 的患者尿中可出现凝溶蛋白,尿蛋白电泳可属 κ 型或 λ 型。

3. 骨髓检查:出现典型的骨髓瘤细胞,可占 6%～96% 。其特点是:①细胞大小不一,有时可见巨型、多核骨髓瘤细胞;②核染色质细致,并有 1～2 个核仁;③胞质着色异常,可见"火焰细胞"、"桑椹状细胞"及"葡萄状细胞"。核周围淡染区常不明显或消失,可含少量嗜苯胺蓝颗粒或空泡。

(四) 特殊检查

X 线检查,可见弥漫性骨质疏松、溶骨现象及病理性骨折。其特点:①典型溶骨性病变为凿孔状、虫蚀状或小囊状破坏性病灶,常见于骨盆、肋骨、颅骨及腰椎等处;②骨质疏松以脊柱及盆骨多见;③病理性骨折常发生在肋骨、脊柱及胸骨等处。

(五) 病理

"骨髓瘤肾病"为特征性病理改变。肾小管内可见管型形成,组织巨细胞反应和肾小管萎缩。近曲小管细胞内可见小滴状结晶,远曲小管和集合管常明显扩张。其中充满由轻链蛋白组成的嗜酸性、透明并呈层板状的管型,肾间质呈不同程度的萎缩或纤维化,而肾小球形态通常正常。

【诊断标准】

1. 肾脏病若遇以下情况应考虑多发性肾髓瘤,进一步行骨髓穿刺加活检及血、肾免疫电泳检查:

(1) 年龄在 40 岁以上的不明原因肾功能不全。

(2) 贫血与肾功能损害程度不成正比。

(3) 肾病综合征无血尿、高血压,早期伴贫血和肾衰竭。

(4) 早期肾功能不全伴高血钙。

(5) 红细胞沉降率明显增快,高球蛋白血症且易感染(如泌尿道、呼吸道等)。

(6) 血清蛋白电泳 γ-球蛋白增高,或出现异常 M 蛋白。

2. 鉴别诊断:应与甲状旁腺功能亢进所致肾损害鉴别。甲状旁腺功能亢进所致肾损害可有骨骼损害、高钙血症甚至肾衰竭,但其血浆蛋白电泳正常,无异常免疫球蛋白增多,碱性磷酸酶常增高,骨髓穿刺检查无骨髓瘤细胞。

【治疗】

(一)一般治疗

给予低钙、富含草酸及磷酸盐饮食,以减少肠道吸收钙。必要时口服磷酸盐 3 ~ 6g/d。同时充分水化并利尿,以纠正高钙血症。

(二)骨髓瘤的治疗

1. 常规化疗

(1) MP 方案:马法兰 6 ~ 8mg/(m^2 · d) 及强的松 40 ~ 60mg/d,4 ~ 7 天,间隔 4 ~ 6 周给药。马法兰水解后通过肾脏排泄,GFR 低于 30ml/min 的患者不应使用马法兰。

(2) 以烷化剂为基本药物的联合化疗方案:一般为环磷酰胺和马法兰联合以下两种或两种以上药物:长春新碱、强的松、阿霉素(A)和 BCNU(B),可以考虑作为 MP 方案的替换。

(3) VAD 及相关方案:VAD 方案为长春新碱(0.4mg/d)、阿霉素(10mg/d)连续输用 4 天,同时联合大剂量地塞米松(40mg/d),4 周重复治疗,有肾功能减退时无需调整剂量。

(4) 大剂量地塞米松(HDD):地塞米松 40mg/d,每 2 周用药 4 天直至显效,然后减量为每 4 周用药 4 天。对细胞毒性化疗禁忌及肾功能不全患者适宜以 HDD 为初治治疗。

2. 大剂量化疗联合干细胞移植

(1) HDT 联合自体外周血干细胞移植(ASCT)。

(2) 异基因移植(allo-SCT)。

3. 干扰素(IFN):IFN 作为常规化疗后或 HDT 后平台期的维持治疗有一定治疗作用。

4. 靶位治疗:通过药物治疗改变骨髓中肿瘤细胞赖以生

存的微环境,阻止或影响骨髓瘤细胞归巢及定位于骨髓。

（1）沙利度胺（反应停）:用于难治或复发骨髓瘤,起始剂量为200mg/d,每2周增加200mg直至最大剂量800mg/d。

（2）其他:蛋白酶体抑制剂是治疗多发性骨髓瘤最有前途的新药,可以直接抑制多发性骨髓瘤细胞,也可抑制骨髓微环境中通过旁分泌促进多发性骨髓瘤细胞生长的机制。

（三）预防肾脏损害

1. 肾功能不全前,鼓励多饮水,维持尿量>3L/d。适当服用碱性药物以碱化尿液,防止异常蛋白质肾小管沉积。

2. 避免静脉肾盂造影和使用肾毒性药物。

3. 纠正高钙血症。

4. 定期检测尿细胞计数,及早发现和及时治疗并发的尿路感染。

5. 用化疗药物前先检测尿酸浓度,尿酸升高者先用别嘌呤醇。

（四）肾脏病治疗

主要通过化疗使多发性骨髓瘤缓解,其他的治疗与原发性肾脏疾病的治疗相同,肾衰竭时可行透析治疗。腹膜透析有助于部分清除体内免疫球蛋白,可作为首选。

【预后】

对治疗反应良好的患者,生存期较长,部分患者可存活7～8年或更长。其预后与多种因素有关,肾功能损害严重者预后差。

（高红宇）

第二十二章 Castleman 病

【概述】

Castleman 病(Castleman's disease, CD) 又称巨大淋巴结增生症或血管滤泡性淋巴组织增生症,1954 年由 Castleman 首先描述。其病理特征为明显的淋巴滤泡、血管及浆细胞(plasma cell, PC) 呈不同程度的增生,临床上以深部或浅表淋巴结显著肿大为特点,部分病例可伴全身症状和(或)多系统损害。临床上分为局灶型 CD(LCD) 和多中心型 CD(MCD) 。组织学分为透明血管(hyaline vascular, HV) 型、PC 型、混合(Mix) 型。近年来研究表明其并非一种定性明确的疾病,而是一组病理学和生物学特征完全不同的疾病群。

CD 的病因尚不十分清楚,可能与慢性抗原刺激、病毒感染或药物引起的反应性淋巴组织异常增生有关。尚有研究指出该病特别是 LCD 的 PC 型和 MCD 的发病可能有免疫调节异常的参与。

【临床表现】

本病突出的临床表现为无痛性淋巴结肿大,可发生于身体的任何部位,大多数病例表现为局限性淋巴结病变,常见的受累部位依次是纵隔、腹部、颈部、腋窝、腹股沟。除了淋巴结外,CD 也可以累及淋巴结外器官及组织,如子宫、中枢神经系统、肝脏、心脏、肾脏、骨骼肌、眼眶、腮腺、乳房、脾脏和肺等。腹膜后及肾旁较少受累,肾脏的 CD 更少见。

1. LCD 的临床表现:是临床上最常见的 CD,即单个淋巴结或淋巴组受累。其中 90% 为 HV 型。各部位均可发生,通常无全身症状,仅有肿块相关的症状,如肿大淋巴结压迫引起相应的症状,故临床症状体征不一。约 3% 的患者有全身症状,如腹痛、体重下降、乏力、贫血及红细胞沉降率增快。PC 型在 LCD

中仅占 10% ,2/3 的 PC 型患者有全身症状,如发热(通常为长时间),乏力,体重下降,以及肿块增大的表现。

2. MCD 的临床表现:MCD 为系统性疾病,有弥漫性淋巴结肿大、肝脾肿大等全身症状。组织病理与 LCD 的 PC 型相似,只是与 LCD 比为多部位,累及范围广泛。除有 LCD 的临床表现外,同时有多系统功能紊乱的症状,如发热、乏力、恶心、呕吐、体重下降,部分患者可出现肝脾肿大、胸腔积液、腹腔积液、心包积液等。MCD 可伴有自身免疫异常,并发系膜增生性肾炎、间质性肾炎、新月体性肾小球肾炎、膜性肾病和肾衰竭、血管炎、干燥综合征、自身免疫性细胞减少、自身免疫性溶血性贫血、重症肌无力、多发性神经炎、软脑膜或中枢神经浸润等。少数患者合并 POEMS 综合征。部分患者可以有皮肤改变。

3. 实验室检查

(1) 血液检查:贫血为小细胞低色素性,血清铁、总铁结合力下降,红细胞沉降率增快,血清蛋白增高,多克隆高免疫球蛋白血症,C 反应蛋白(CRP)增高。

(2) 免疫学检查:部分患者出现自身抗体,如抗核抗体(ANA)、抗双链 DNA 抗体(dsDNA)、类风湿因子阳性、Coombs 试验阳性,血清白介素6(IL-6)增高。

(3) 影像学检查:CD 影像学检查缺乏特异性。超声检查可见病变部位低回声包块,边界多清晰,回声均匀,部分可见低回声内强回声伴声影的钙化表现。有钙化时可见点片状强回声,后伴声影。部分病灶内可见血流。X 线平片上病灶部位显示为软组织团块影,偶可见钙化呈斑点状、条索状或树枝状。CT 通常表现为病灶部位均质性软组织肿块,增强后显示为异质性包块,5% ~ 10% 的病例中可见位于中心区的典型粗糙的钙化影,部分钙化散在分布。增强扫描见肿瘤明显显色,动脉相去强化,供血血管增粗。磁共振成像(MRI)见 T_1 加权像为典型异质性,其信号强度较肌肉高,T_2 加权像显著高信号,有时在肿块中央见低信号裂隙。增强扫描见肿块明显强化,有延迟强化特点。

(4) 病理改变:HV 型是一种广泛的淋巴结异常增生。受累淋巴结通常可见滤泡及滤泡间血管增生,滤泡大小不等,为小型到中等大小,许多滤泡中含有小的 HV,并从滤泡周围呈放射状穿透中心区。有些滤泡可见小的成熟淋巴细胞以同心圆样紧密排列在滤泡周围,呈"葱皮样"外观,而生发中心通常萎缩。滤泡间区域可见大量毛细血管增生,且毛细血管间伴有大量的淋巴细胞,混有浆细胞,偶有免疫母细胞浸润。有时邻近淋巴结也会受累,病理表现为从正常淋巴结向病变淋巴结演变的任一阶段。PC 型病理表现为正常或增大的滤泡中心伴大片成熟多克隆浆细胞增生,滤泡内有毛细血管穿入,滤泡中心可见 PAS 染色呈阳性的无定型嗜酸物质沉积。少有淋巴窦消失,血管玻璃样变不明显。两者的过渡类型为 MIX 型。

【诊断要点】

该病病变部位不同,临床表现也复杂多样,早期确诊主要靠组织病理学诊断。无论 LCD 或 MCD,病理组织学为 HV 型、PC 型或 Mix 型,其肿大淋巴结的组织病理学共同特征均为:①淋巴结基本结构保持完整;②滤泡增生明显;③血管增生(PC 型仅见于滤泡间质)。除上述共同特征外,HV 型突出表现为滤泡血管呈玻璃样变,伴滤泡生发中心萎缩;PC 型则突出表现为滤泡间质中以浆细胞增多为主,而滤泡生发中心增生;Mix 型则介于两者之间。

Frizzera 于 1988 年提出 CD 诊断标准:

(1) LCD 的诊断标准:①单个或单组淋巴结肿大;②特征性的(增生的)组织病理学改变,并除外可能的原发病;③除 PC 型外,大多数 LCD 患者无全身症状,如无贫血、红细胞沉降率加快及 γ-球蛋白增高等异常;④切除肿块后患者能长期存活。

(2) MCD 的诊断标准:①特征性(增生的或积聚的)组织病理改变;②大部分(多个及多组)淋巴结病并累及多组外周淋巴结;③明显的多系统受累表现(骨髓、肝脏、肾脏、神经系统、皮肤);④排除可能的已知病因。

(3) 鉴别诊断:CD 患者没有特异性的临床表现,而且 MCD 有全身系统表现,有时与淋巴结核、恶性淋巴瘤、结缔组织病和血管免疫母细胞性淋巴结病等难以鉴别。在临床上遇到淋巴结肿大伴多系统损害时,应结合病史、体检、实验室检查及组织病理学检查进行鉴别。

【治疗方案及原则】

CD 患者临床表现存在很大的差异,目前尚没有统一、标准的治疗方案。主张根据不同的表现及累及范围而给予相应的治疗。

1. LCD

(1) 手术切除:无论为 HV 型或 PC 型 LCD,手术切除肿块均可达到治愈。手术切除后,患者的实验室指标也会恢复正常。对于肿瘤较大的患者,术前给予血管栓塞可以减少术中出血。

(2) 放疗:不能耐受手术或不能完全切除肿块的患者,可以给予放疗。放疗对 PC 型及 Mix 型 LCD 效果较 HV 型 LCD 好。

2. MCD:MCD 尚无确切的治疗方案,无症状患者可以不治疗,给予密切观察。病变仅侵及少数几个部位的 MCD 患者,可手术切除,术后加用化疗或放疗。病变广泛的 MCD 只能选择化疗,或主要病变部位再加局部放疗,大多仅能获部分缓解。大剂量糖皮质激素单用或与免疫抑制剂联合应用是 MCD 最常用的治疗方案。自体造血干细胞移植也是一种治疗选择。

(1) 糖皮质激素:应用糖皮质激素可以改善临床症状,缓解淋巴结肿大,纠正实验室指标的异常。单纯激素治疗的疗效短暂,在激素减量或停药后可能复发。长期应用激素使感染发生率明显增高,许多患者在治疗过程中死于脓毒症。故一般不单独使用激素。

(2) 化疗:目前已成为大多数有症状 MCD 治疗的首选。其治疗多参照非霍奇金淋巴瘤(NHI)的化疗方案(CHOP 方案或 CVAD 方案)。目前对于联合化疗的效果尚缺乏大规模的临床观察,且可能发生相关性感染,故治疗中需密切监测。

(3) 其他:①干扰素-α 具有免疫调节和抗病毒双重作用,可用于 MCD 患者的治疗。②已知全反式维 A 酸具有抗增殖的作用,且可以减少依赖 IL-6 的细胞信号传递,推测这两种特性可能对治疗 MCD 有用。③沙利度胺也具有免疫调节特性,且不仅可以减少 IL-6 生成,还具有抗血管生成的特性。④某些 PC 型 MCD 患者的浆细胞上能检测到细胞表面标志 CD20 的表达,而利妥昔单抗是 CD20 的单克隆抗体,可通过激活补体或细胞毒性细胞使这些表达 CD20 的靶细胞死亡。⑤抗 IL-6 单克隆抗体或抗 IL-6 受体抗体。⑥抗病毒治疗。⑦血管生成抑制剂、硼替佐米以及大剂量化疗联合造血干细胞移植等在 MCD 的治疗中也取得了一定的效果。

(徐　钢　何晓峰)

第二十三章 POEMS 综合征

【概述】

POEMS 综合征是临床上罕见的,由于浆细胞瘤或浆细胞增生所致多系统损害的一组综合征。1956 年 Crow 首先描述了本病,又称为 Crow-Fukase 综合征或 Takatsuki 综合征等。1980 年,Bardwick 取其五大临床主征英文首字母,即多发性神经病变(polyneuropathy)、脏器肿大(organmegaly)、内分泌病变(endocrinopathy)、M-蛋白(m-protein)和皮肤改变(skin change)命名为 POEMS 综合征。

POEMS 综合征好发于青壮年,人群发病率不足百万分之一,多数呈慢性经过。若能获得早期诊断并及时治疗,部分患者可达到长期稳定症状、控制病情发展的目的。

目前认为,除浆细胞病外,POEMS 综合征的发病还与细胞因子[促炎症因子、血管内皮生长因子(VEGF)等]、病毒感染等有关。

【临床表现】

发病年龄 26 ~ 80 岁,男性多于女性。首发症状以四肢麻木、无力多见,其次为肢体水肿、内分泌改变。少见的有消瘦、乏力、皮肤改变。主要临床表现如下:

1. 多发性周围神经病:以周围感觉神经和运动神经病变最突出,感觉障碍往往先发生,表现为手套、袜套样感觉障碍。下肢先受累,远端重于近端,左右可不对称。颅神经很少受累。常有脑脊液压力增高、视盘水肿、部分有自主神经障碍(如多汗、阳痿等)。

2. 脏器肿大:肝大最常见,肝功能正常。脾大约占 1/3。可有弥漫性淋巴结肿大。胰腺、肾脏及心脏增大也可见。

3. 内分泌障碍:勃起障碍、月经紊乱、甲状腺功能减退等。

部分有高血钙,约半数血糖升高。

4. M 蛋白和骨髓异常:大多数患者检出异常增高的单克隆免疫球蛋白。超过 10% 的患者尿本周蛋白阳性。骨髓活检可呈轻度至重度增生。1/3 的患者可以正常。部分患者可有髓外浆细胞瘤。

5. 皮肤改变:皮肤色素沉着、粗糙增厚、多毛。活检可见表皮角化增多,基底层细胞内黑色素明显增加,真皮纤维化,可见小血管扩张伴炎性细胞浸润。

6. 骨损害:约半数患者骨骼 X 线有孤立性或多灶性骨病,为骨硬化型、骨硬化兼溶骨混合型和溶骨型。躯干、四肢近端和骨盆受累多见,全身同位素骨扫描有助于诊断。

7. 其他:患者可伴有低热,红细胞沉降率增快,体重下降,多浆膜腔积液,杵状指,肺动脉高压等。

8. 实验室检查:血清蛋白电泳可呈现 M 蛋白,免疫固定电泳可发现单克隆 γ 球蛋白。尿本周蛋白阳性。红细胞沉降率增快。类风湿因子阳性。骨 X 线片可以发现单发或多发的骨损害,大多数情况下表现为孤立的骨硬化性改变,而弥漫性的骨硬化的改变相当少见。脊柱可出现绒毛刺状骨质增生,此为POEMS 综合征的特征性骨改变。

【诊断要点】

1984,Nakanishi 提出本病的诊断标准:

(1) 慢性进行性多发性周围神经病,视盘水肿,脑脊液蛋白量增加。

(2) 异常蛋白血症:出现 M 蛋白。

(3) 肝脾及淋巴结肿大。

(4) 皮肤改变:色素沉着,变厚,毛发增多。

(5) 内分泌改变:性功能障碍,阳痿,闭经,乳腺增生,合并糖尿病。

(6) 水肿:肢体水肿,胸腔积液,腹腔积液。

前 5 项主要表现中至少符合 3 项,且多发性周围神经病变和异常蛋白血症为必备条件。M 蛋白阴性不能排除本病的诊断。一般认为甲状腺功能减退和(或)糖尿病单独存在时,不能作为诊断 POEMS 综合征内分泌病变的依据。

POEMS 综合征应和以下疾病鉴别:①慢性炎性脱髓鞘性神经病及合并周围神经病变的多发性骨髓瘤、系统性红斑狼疮;②多发性骨髓瘤;③慢性吉兰-巴雷综合征。

【治疗方案及原则】

本病目前尚无理想的特效治疗方法,大剂量化疗联合自体外周血干细胞移植是使用较多的方案。目前认为早期诊断、早期治疗对改善预后有一定影响。

1. 药物治疗:糖皮质激素和免疫抑制剂(如环磷酰胺、硫唑嘌呤等)可使大多数患者病情明显改善。最近,有人使用三苯氧胺(tamoxifen,20～30mg/d)治疗对糖皮质激素和免疫抑制剂治疗无效者,取得了较好疗效。

2. 血浆置换:血浆置换术能在某种程度上改善症状,尤其早期治疗可获得较好的近期疗效,但其远期效果欠佳。

3. 手术治疗和放射治疗:对于孤立性硬化性骨质破坏或浆细胞瘤病灶需要手术治疗或伴以放射治疗,也可单纯放射治疗。但有的患者可再度出现新的骨病灶,最终导致本病复发。

4. 细胞因子拮抗剂:随着对细胞因子在 POEMS 综合征发病机制中的重要性逐步认识,人们对细胞因子拮抗剂的生物学和临床研究有望为 POEMS 综合征的诊治开拓广泛的前景。如阿瓦斯丁(重组人源性单克隆抗体)。

5. 自体干细胞移植:干细胞移植治疗 POEMS 综合征还在研究阶段。

POEMS 综合征发病后平均存活期 33 个月,5 年生存率约60%,多死于恶病质、心力衰竭、多发性周围神经病(PNP)等并发症,心力衰竭是其常见死因。

(徐 钢 黄 毅)

第二十四章 冷球蛋白血症肾损害

【概述】

冷球蛋白血症指血浆中存在冷球蛋白(其特点是4℃时发生沉淀或呈胶冻状,37℃时又重新溶解)。冷球蛋白多为免疫球蛋白及其片段,也包括其他血浆成分,如纤维蛋白原。冷球蛋白形成的免疫复合物在肾脏沉积,导致冷球蛋白血症肾损害。

冷球蛋白血症在临床上并非罕见。其主要的临床表现为紫癜、乏力、关节痛和肾小球肾炎,偶有胃肠道、心肺和神经系统等系统性血管炎的症状。冷球蛋白血症常见于淋巴细胞增生性疾病、结缔组织病、慢性肝脏疾病及感染性疾病等,占60%~75%。原因不明的冷球蛋白血症称为原发性冷球蛋白血症,约占30%,近年来发现这部分病人常常伴有丙型肝炎病毒(HCV)感染。

根据冷沉淀物中免疫球蛋白种类的不同,冷球蛋白血症分为三种类型:

Ⅰ型为单克隆冷球蛋白血症,仅含有单克隆免疫球蛋白,此种免疫球蛋白无抗体活性,常见于多发性骨髓瘤、Waldenstrom巨球蛋白血症、慢性淋巴细胞白血病或意义不明的单克隆免疫球蛋白病。

Ⅱ型和Ⅲ型是混合性冷球蛋白血症,至少由两种免疫球蛋白组成,两者均含有多克隆IgG。Ⅱ型由两种或两种以上免疫球蛋白组成,其中之一是针对IgG Fc段的IgM单克隆抗体,因此IgM和IgG常见,又称原发性混合性(1gG/IgM)冷球蛋白血症。这种单克隆IgM常具有类风湿因子活性,易导致肾损害。最常见于HCV感染,其他可见于EB病毒感染、淋巴瘤、慢性淋巴细胞白血病、干燥综合征、原发性冷球蛋白血症。Ⅲ型称混合性多克隆冷球蛋白血症，为多细胞株产生的多克隆免疫球蛋白，亦具有抗 IgG 活性。这种类型多见于感染（HCV 感染、乙型肝炎、麻风、疟疾、AIDS、EB 病毒感染、链球菌感染后肾炎等）、自身免疫性疾病（系统性红斑狼疮、类风湿关节炎、硬皮病、干燥综合征、过敏性紫癜等）、原发性增殖性肾炎、淋巴瘤、原发性胆汁性肝硬化及原发性冷球蛋白血症等，其中 HCV 感染占一半以上。

【临床表现】

冷球蛋白血症肾外临床表现轻重不一，与原发病类型有关。从无症状到皮肤紫癜、坏死；全身乏力；关节肿痛，偶有胃肠道不适、出血；肾损害；外周神经系统损害以及呼吸系统损害等血管炎的临床表现。

冷球蛋白血症常合并肾损害，确诊冷球蛋白血症时肾损害的发生率约为 20%。Ⅱ型更常见，冷球蛋白血症肾损害最终的发生率为 35%~60%。Ⅲ型较少，约 12%。冷球蛋白血症肾损害发生率存在地域性差异，其根本原因在于 HCV 感染率的不同。冷球蛋白血症多见于女性。临床病程一般隐匿，绝大多数Ⅱ型病人确诊时已 50~60 岁，因为许多病人在出现症状后 10~20年才确诊。许多病人在 HCV 感染后数年至数十年才发现肾脏病变，平均为 2.5 年（0~28 年）。然而少数病人在起病初期即可出现肾脏和肾外症状、体征。

肾脏病变的临床表现差异很大，部分病人表现为蛋白尿，镜下血尿和（或）高血压，常伴肾功能异常，呈进行性减退，但罕见迅速进展至肾衰竭者。可表现为急性肾炎综合征、急进性肾炎综合征、肾病综合征（20%）、无症状蛋白尿和血尿、慢性肾炎综合征等。亦可在脱水、寒冷时，呈急性肾衰竭表现，可能与此时肾小球毛细血管内蛋白浓度较高有关。

临床症状与冷球蛋白的量无关，少量和大量的冷球蛋白都具有致病作用。冷球蛋白血症病人遇冷体表温度降低，肢端血管中冷球蛋白沉淀可致毛细血管阻塞、血管壁缺血坏死及血管痉挛，皮肤出现紫癜和寒冷性荨麻疹最常见，也可发生坏死性皮肤损害(多发于接触冷空气的部位),部分病人出现雷诺现象。部分病人表现为无力、不适、关节炎、发热、肝脾淋巴结肿大、腹痛、周围神经炎及血管炎综合征。

【诊断】

临床、实验室及病理形态学检查三方面相结合,对于冷球蛋白血症肾损害的正确诊断十分必要,其中血冷球蛋白阳性及电镜发现冷球蛋白沉积形成的特殊有形结构是诊断冷球蛋白血症的必备条件。

1. 临床表现:病人常有 HCV 感染病史或系统性疾病及自身免疫性疾病相关病史,主要的临床表现为紫癜、乏力、关节痛,存在血尿、蛋白尿、高血压、肾损害等肾小球肾炎相关表现。

2. 实验室检查:尿常规检查见血尿、蛋白尿,可表现为大量蛋白尿。血冷球蛋白试验阳性。血清补体降低（C4 常低于C3）。红细胞沉降率增快,37℃ 时较室温更快,类风湿因子阳性,可有循环免疫复合物。或存在病毒感染如乙型肝炎病毒（HBV）、HCV、HIV 感染证据,HCV、HBV 感染患者有时存在肝功能异常和病毒复制情况。血冷球蛋白试验操作要求非常严格,容易出现假阴性,应当引起重视。

3. 肾脏病理形态学表现

(1) 光镜:急性病变最常见的病理改变为弥漫增生和渗出性肾炎,与系膜毛细血管增生性肾炎相类似。包括弥漫毛细血管内增生,内皮细胞和系膜细胞呈弥漫性、球性增生,常见单核细胞和中性粒细胞浸润,大量增生的细胞和基质,致使肾小球呈分叶状,周边毛细血管袢系膜插入,形成"双轨"征,但"双轨"分布较膜增生性肾炎局限,新月体罕见,未见袢坏死。沉积物多见于内皮下,大小不一,呈节段或球性,可占据整个肾小球毛细血管袢。沉积物中常见单个核细胞,HE 染色时为嗜伊红性,PAS 呈强阳性,Masson 三色染色则为红色,非嗜银的,刚果红染色阴性。袢腔内常见由冷球蛋白组成的"栓子"。30% 的病人可见叶间动脉和小动脉病变,包括坏死性小动脉病变和内皮下沉淀物等,炎症反应轻微。并非全部病人均具有上述特征性肾小球病变,约 10% 的病人仅有轻度系膜增生,不伴有明显单核细胞浸润。慢性病变以进行性肾小球硬化为特征,残存的肾小球体积较小,沉积物的量不多,有时光镜下难以发现。

(2) 免疫荧光:肾小球、血管壁中沉淀物的成分常与循环中冷球蛋白组成相一致。

(3) 电镜:内皮下见大量沉积物,有时突向管腔,形成特征性的"血栓",系膜区沉积物小且稀疏,偶见上皮侧及膜内沉积。肾小球中的沉淀物有冷球蛋白沉积形成的较特征性的特殊有形结构,如直纤维及管状的指纹状结构、纤细的纤维状结构或呈均匀的电子致密物无特定的结构、直径约30nm管状结构或呈束状曲线样、横切时呈轮状改变。其他超微结构改变包括系膜插入,基底膜双轨样改变,毛细血管内有许多含有大的吞噬性溶酶体的单核细胞(它们中一些结构清晰,有的则呈现吞噬不同阶段的沉积物)。

4. 皮肤活检:可发现冷球蛋白的沉积。

【治疗方案及原则】

1. 一般性治疗:避免受冷,注意保温。严格控制高血压,使血压控制在适当的范围内。适时应用血管紧张素转换酶抑制剂和(或)血管紧张素Ⅱ受体拮抗剂。根据原发病的不同给予针对性治疗。参考相关章节。

2. 免疫抑制剂治疗:糖皮质激素和免疫抑制剂常用于治疗合并HCV感染、肾损害缓慢进展的冷球蛋白血症病人,可降低蛋白尿,但对改善肾功能的价值可能不大。应避免长期使用糖皮质激素和细胞毒制剂,因这种治疗方法可能会增加病人合并感染、高血压、心血管病变和肿瘤的危险性。

3. 抗HCV感染治疗:对合并慢性HCV感染的冷球蛋白血症肾损害病人,建议使用抗病毒制剂,可单独应用干扰素,干扰素与利巴韦林合用,聚乙二醇干扰素2α或聚乙二醇干扰素2β与利巴韦林合用。但对肾功能明显异常的病人(肾小球滤过率<50ml/min),只能使用普通干扰素。目前认为抗HCV感染治疗对肾损害可能有疗效。

4. 血浆置换:血浆置换(3次/周,共2~3周),尤其加用有预冷装置的血浆置换(cryofiltration)效果更好,可使冷球蛋白血症肾损害的病人临床表现减轻,血肌酐下降,但对神经病变无明显疗效。

5. 重症冷球蛋白血症肾损害的治疗:当冷球蛋白血症病人伴有急进性肾炎综合征及皮肤、神经或内脏血管炎发作性病变时,可采用大剂量甲基强的松龙冲击治疗(500～1000mg/d,共3天)联合血浆置换治疗,随后给予口服强的松和细胞毒制剂短期维持治疗。但可能存在 HCV 复制加重或某些低恶度非霍奇金淋巴瘤病情加重。

(徐　钢　黄　毅)

第三篇

感染性疾病与肾脏

第二十五章 乙型肝炎病毒相关性肾炎

【概述】

乙型肝炎病毒相关性肾炎(hepatitis B virus associated glomerulonephritis,HBV-GN)是指由乙型肝炎病毒直接或间接诱发的肾小球肾炎,经血清免疫学及肾活检免疫荧光所证实,并除外其他继发性肾小球肾炎(如狼疮性肾炎)的一种肾炎综合征。本病在我国尚无权威的流行病学统计资料,在国外,其发生率占乙肝表面抗原(HBsAg)阳性者的 10%~20%。儿童以膜性肾病(membranous nephropathy,MN)多见,成人则可表现为膜增生性肾小球肾炎(membranoproliferative glomerulonephritis,MPGN)或 MN。

【临床表现】

肾脏表现:HBV-GN 临床表现多样,主要表现为肾病综合征或肾炎综合征。起病多隐匿缓慢,有不同程度水肿和疲乏无力。几乎所有病人可出现镜下血尿或蛋白尿。部分病人以肾病综合征起病,部分有大量腹腔积液。40% 的病人有血压升高,20% 的病人有肾功能不全。

肾外表现:急性及慢性乙肝病毒感染均可引起肾小球肾炎,患者可出现肝炎相应的临床表现。几乎全部病人血 HBsAg 阳性,60%~80% 的病人乙型肝炎病毒 e 抗原(HBeAg)阳性。部分患者可有肝功能异常及转氨酶升高等。极少数可出现低补体血症和冷球蛋白血症。

临床过程:表现为膜性肾病者50%可自发缓解,当血清HBeAg转阴,HBV-DNA拷贝数下降,尿和肝功能异常也相继改善。在成人中,HBV-GN是一种慢性进展性疾病,尤其是HBV-MPGN(膜增殖性)可逐渐发展为肾功能不全,最终导致慢性肾衰竭。

HBV-GN的预后与病理类型有关,HBV-MN患者的预后明显好于HBV-MPGN患者。影响肾功能进展的临床因素包括:大量蛋白尿、高血压、发病时即有血肌酐升高等。

【诊断要点】

1. 诊断标准:HBV-GN的诊断目前国际上并无统一的诊断标准。1989年中华内科杂志举办的《乙型肝炎病毒相关性肾炎专题座谈会》制定了我国关于HBV-GN的诊断建议,试用下列3条标准诊断:①血清HBV标志物阳性;②确诊肾小球肾炎,并可除外狼疮性肾炎等继发性肾小球疾病;③肾组织中找到HBV抗原。不论其肾组织病理为何种改变,符合以上3条即可确诊。其中第③条为基本条件,缺此不可诊断。

2. 病理检查:HBV-GN的病理类型多种多样,最常见的类型为HBV-MN,在儿童患者此种病理类型占80%以上,成人约占50%;其次为系膜毛细血管性肾炎及系膜增生性肾炎。另外,还有少数病例表现为微小病变肾炎、IgA肾炎与局灶性硬化性肾炎。

HBV-MN常为非典型膜性肾病,光镜下除了弥漫性肾小球基底膜增厚及钉突形成外,增厚的基底膜常呈链环状,并伴较明显的系膜增生;HBV-MPGN的病理表现与原发性MPGN类似,但上皮下、基底膜内的免疫复合物沉积更为多见。光镜下系膜细胞和基质弥漫性重度增生,广泛系膜插入,基底膜弥漫性增厚伴双轨征形成,常伴重度肾小管间质病变。

免疫荧光检查除见IgG及C3呈颗粒样沉积外,常有IgM、IgA及C1q沉积,沉积部位除毛细血管壁外,亦见于系膜区。肾组织中HBV抗原HBsAg、乙型肝炎病毒核心抗原(HBcAg)、HBeAg一个或多个阳性,阳性荧光物质之分布与肾炎类型有关,HBV-MN主要分布在肾小球毛细血管袢,呈典型的颗粒状荧光;HBV-MPGN则毛细血管袢及系膜区兼有。系膜增生性肾炎主要位于系膜区,呈团块状。

电镜检查见大块电子致密物沉积于上皮下及基底膜内,部分病例同时有内皮下及系膜区沉积。有时可发现病毒样颗粒,并可见管状网状包涵体。

【治疗方案及原则】

尚无特效药物,需采取综合治疗措施。

1. 一般治疗:注意休息,低盐、优质蛋白饮食。肾功能不全时应控制蛋白质摄入量,限制钠盐摄入量。使用 ACEI、ARB 类药物降压、降尿蛋白以及他汀类药物降脂。水肿、高血压可对症治疗。

2. 抗 HBV 治疗:目前的临床研究表明,抑制 HBV 复制和清除 HBeAg 有助于减少 HBV-GN 患者蛋白尿和改善肾功能。抗病毒药物治疗需要监测药物的不良反应及病毒的耐药性。目前,抗病毒药物的联合治疗也在探索中。常见抗病毒治疗药物包括:

(1) 干扰素-α:主要应用于存在病毒复制的乙型肝炎患者,有效率为 30% ~ 50% 。推荐用法:未成年人 3 ~ 5MU/次,3 次/周;成年人 5MU/次,1 次/天,皮下或肌内注射,疗程至少半年。

(2) 核苷类药物:如拉米呋啶。只要 HBV 不发生耐药变异,核苷类似物长期维持治疗可以抑制病毒复制,停药后容易复燃。拉米夫定为临床应用最广泛的药物,推荐用法为 100mg/d 口服。

(3) 其他抗病毒药:如替比夫定、恩替卡韦等。

3. 糖皮质激素:目前多数学者认为糖皮质激素不能显著改善蛋白尿且有增强病毒复制的风险。因此,抗病毒治疗不缓解的情况下,糖皮质激素谨慎试用,同时密切随诊患者的 HBV-DNA 拷贝数和肝功能。

4. 一般不提倡使用免疫抑制剂,应根据患者个体情况谨慎试用。一般仅应用于肝脏损害较轻或无 HBV 明显复制患者。

(刘　柳　吕永曼)

第二十六章　流行性出血热肾损害

【概述】

　　流行性出血热(epidemic hemorrhagic fever,EHF)是由汉坦病毒引起的一组具有相似临床表现的疾病,主要表现为发热、出血和肾损害的急性传染病。该病以多宿主、多传播途径、多器官组织受损为特点,主要病理变化是全身小血管和毛细血管广泛性损害。1982年世界卫生组织(WHO)建议统一命名为肾综合征出血热(hemorrhagic fever with renal syndromes,HFRS)。我国是世界上受该病危害最严重的国家,每年发病数占世界汉坦病毒感染病例的90%以上。四季均可发病,但有明显季节性。黑线姬鼠型以11月至次年1月为发病高峰,5月至7月为小高峰;家鼠型以3月至5月为高峰;在混合型疫区,高发季节为冬春季。我国除青海、新疆未发现病例外,其余省(区、市)均曾有过病例报道。人群对该病普遍具有易感性,大多为隐性感染,病后能获得持久性免疫。

【临床表现】

　　潜伏期为4~43天,一般为7~14天,以2周多见。典型临床病程包括发热期、低血压休克期、少尿期、多尿期和恢复期5期。非典型和轻型病例可以出现越期现象,重症患者可以出现发热期、休克期和少尿期的相互重叠。临床症状包括各种出血症状、循环衰竭和肾损害。肾损害的主要表现是急性肾衰竭,其主要病理变化包括肾血流不足,肾小球和肾小管基底膜的免疫损伤,肾间质水肿、出血,肾小球血栓形成、缺血性坏死以及肾小管管腔被蛋白、管型阻塞等。

　　1. 发热期:多数以突然发热起病,体温常在39~40℃,以稽留热和弛张热多见。常持续3~7天,亦有达10天以上。主要表现有全身中毒症状、毛细血管损伤、肾损害。全身中毒症状表现为头痛、眼眶痛、腰背痛（"三痛"），全身肌肉关节酸痛；困倦无力，多数患者有胃肠道症状；重型患者可出现嗜睡、烦躁、抽搐等神经精神症状。毛细血管损伤主要表现为皮肤黏膜充血、出血和渗出水肿征，包括"三红"，表现为颜面、颈部、上胸部处皮肤显著充血潮红，压之可褪色，似酒醉貌；也可见眼结膜、舌尖及舌乳头充血、潮红。水肿为本病的特点，可出现皮下水肿、球结膜水肿或胸腔积液、腹腔积液。出血表现为软腭、口腔黏膜、眼结膜以及皮肤出血点。典型病例出血点分布在腋下、前胸及后背皮肤，呈条索样、鞭击样、挠抓样或串珠样淤点或淤斑。亦可有鼻出血、咯血、血尿及消化道出血。肾损害多在病后 1～2d 出现，主要表现为蛋白尿，尿沉渣可见红细胞尿，有时可出现大量蛋白尿（>3g/d）和管型。

2. 低血压期：发生于病程的第 4～6 天，迟者于第 8～9 天出现，持续几小时至 2 天，也可达 6d 以上。重症患者可发生低血压或休克，并发生急性肾衰竭，患者出现少尿、BUN 升高，其中 BUN 升高可发生在休克和低血压出现之前，尿检可见大量蛋白、管型、红细胞及白细胞，病情严重者可见由血浆及细胞碎屑凝聚而成的膜状物，是本病的特征性表现。病理改变包括急性小管间质性肾炎、坏死性肾小球肾炎和 IgA 肾病。

3. 少尿期：发生于病程的第 5～8 天，持续 3～7 天。少尿的程度与疾病的严重程度相关，主要表现为 BUN、肌酐（Cr）急剧上升，酸中毒，电解质紊乱（包括高钾、高磷酸血症、低钙血症等）。此期出血现象加重，少数患者颅内及其他内脏出血。严重患者出现高血容量综合征，表现为体静脉充盈、脉搏洪大、脉压增大、脸部胀红和心率增快。部分患者表现为典型的高分解型急性肾衰竭、水潴留、高血压、充血性心力衰竭、脑及肺水肿或急性呼吸功能衰竭。

4. 多尿期：一般在病程的第 12 天左右尿量开始增多，持续几天至几周。随着尿量的增多，大多数患者病情逐步改善，根据尿量和氮质血症情况可分为 3 期。

（1）移行期：每日尿量有 500～2000ml，但 BUN 和 Cr 反而

上升,症状加重。

(2) 多尿早期:每日尿量超过 2000ml,氮质血症仍未改善,症状仍重。

(3) 多尿后期:每日尿量 3000ml,并逐日增加,氮质血症逐步下降。

此期并发症为各种水、电解质紊乱和继发感染,大量利尿可迅速导致严重的液体负平衡,有脱水者可能再次出现休克。此外,少尿期出现的合并症在此期也可继续存在。

5. 恢复期:尿量恢复至每天 2000 ml 以内,一般持续 2～3 个月,除多尿及尿浓缩功能减退外,患者无其他症状、体征。多数患者可恢复尿的浓缩功能,少数患者遗留慢性肾衰竭、高血压和心肌劳损。

【诊断要点】

1. 临床特征

(1) 发热:体温急剧上升,常在 39～40℃,以稽留热和弛张热多见。

(2) 特殊的中毒症状:主要表现为头痛、腰痛、眼眶痛(“三痛”)及全身酸痛不适,肾区有叩击痛。多数患者有明显的消化道症状。部分患者出现嗜睡、烦躁、谵妄或抽搐等神经精神症状,出现者多数发展为重型。

(3) 特殊的皮肤、黏膜充血、出血及渗出现象。

(4) 肾脏损害表现:有腰痛及肾区叩击痛,可出现少尿、血尿、多尿或尿膜状物及尿毒症表现。

(5) 典型病例可有“五期”经过,即发热期、低血压期、少尿期、多尿期和恢复期。患者热退后症状反而加重,是与其他感染性疾病不同的特点,有助于诊断。

2. 辅助检查

(1) 血常规:早期白细胞总数正常或偏低,病程第 3～4 日后明显增高,达(15～20)×10^9/L,白细胞总数超过 30×10^9/L 者提示病情严重。中性粒细胞在早期开始增多,重症患者可出现类白血病反应。可出现较多异型淋巴细胞。红细胞计数在低血压休克期明显增高,可达 5×10^{12}/L 以上。血小板从第 2

病日开始减少,黏附和聚集功能降低,并可见异型血小板。

(2) 尿常规:最早在病程第 2 天可出现蛋白尿,蛋白含量及持续时间与肾脏损害的程度呈正相关。有肉眼血尿的患者,其肾脏损害通常较严重。部分患者尿中可出现膜状物。尿沉渣中可发现巨大的融合细胞,此细胞能检出病毒抗原。

(3) 血液生化和凝血功能:休克期及少尿期以代谢性酸中毒为主。血钠、氯、钙在本病各期中多降低,而血钾在发热期和休克期处于低水平,少尿期升高,多尿期又降低。凝血功能检查发现血小板计数减少,功能减退,高凝期凝血时间缩短,消耗性低凝期则出现纤维蛋白原降低,凝血酶原时间延长和凝血障碍。

(4) 肾功能:发热期肾小球功能检查示 β_2-微球蛋白(β_2-MG)升高,Ccr 下降,偶有血 Scr 及 BUN 增加;肾小管功能检查示尿 β_2-MG、溶菌酶和 N-乙酰-β-D 氨基葡萄糖苷酶(NAG)升高,尿比重降低。

(5) 血清学及病原学检查:患者血中特异性抗体的检查仍是诊断本病的金标准。早期患者特异性抗流行性出血热病毒(EHFV)IgM 抗体阳性(1∶20 阳性)或(双份血清)发病 4 天内和间隔 1 周以上特异性 IgG 抗体增高 4 倍以上(1∶40 阳性),可确诊为现症或近期感染。

(6) 其他检查:患者心电图可出现传导阻滞、心肌损害等表现,高血钾时可出现 T 波高尖,脑水肿时可见视盘水肿,双肾 B 超可发现双侧肾脏增大等。

3. 流行病学:在本病流行季节、流行地区发病,或于发病前 2 个月内曾到疫区居住或逗留过;曾与本病宿主动物及其排泄物直接或间接接触,或有接触实验动物史者。有上述病史及临床表现时应高度怀疑本病。

【治疗方案及原则】

本病发病机制未明,治疗上以对症支持及综合治疗为主。治疗的目的是:①抑制病毒复制;②调节免疫异常;③迅速纠正休克;④防治组织出血;⑤减少肾脏损害,纠正水、电解质、酸碱平衡紊乱。

1. 发热期

(1) 一般治疗:早期卧床休息,给予高热量、高维生素的易消化饮食。

(2) **液体疗法**:早期成人一般补液量为 1500ml 左右,呕吐、腹泻者可酌情增加,尽量口服。发热后期(病程第 3 ~ 4 日)多有血液浓缩,应给予静脉补液。补液量参照体温、血液浓缩程度及血压情况,以平衡盐液为主兼顾热量补充。部分患者发热后期酸中毒症状重,有恶心、呕吐,应依照病情调整酸碱平衡,以维持体内环境相对稳定。发热后期,每日尿量少于1000ml 以下时,可酌情应用利尿剂。

(3) 抗病毒药物及免疫调节剂治疗:临床实验证实传统的抗病毒治疗药物对此病无效。国外有报道指出整合素抗体也许有助于对 HFRS 的控制和治疗。在目前缺乏特效抗病毒药物的情况下,利巴韦林(病毒唑)、干扰素、聚肌胞、转移因子、植物血凝素、胸腺素等仍可试用。白介素受体拮抗剂、肿瘤坏死因子 α(TNF-α)阻断剂、钙通道阻滞剂(异搏定等)以及早期应用中和氧自由基的药物(如还原型谷胱甘肽)均能够起到减轻HFRS 病情的作用。

(4) 对症处理:激素具有抗炎和保护血管壁的作用,并能稳定溶酶体膜,降低体温中枢对内源性致热原的敏感性等。早期应用对降热、减轻中毒症状均有一定效果。高热、中毒症状重者可选用氢化可的松 100 ~ 200mg/d 或地塞米松 5 ~ 10mg,稀释后缓慢静脉滴注。

2. **低血压期**:以积极补充血容量为主,针对微循环功能障碍、酸中毒、心功能不全等,进行相应治疗。

(1) 补充血容量:早期、快速、适量补充血容量是治疗低血压休克的关键性措施。由于 HFRS 时血浆蛋白大量外渗,故给予足量胶体液尤其重要。收缩压低于 100mmHg,或低于基础血压 20mmHg,脉压小于 26mmHg 时,即应扩容补液。常用溶液为 10% 低分子右旋糖酐,有扩充血容量、提高血浆渗透压、抗血浆外渗、减少红细胞与血小板间的聚集、疏通微循环、改善组织灌注和渗透性利尿等作用。

（2）调整酸碱平衡：有酸中毒时可选用 5% 的碳酸氢钠溶液或 3.64% 三羟甲基氨基甲烷（THAM）。

（3）强心剂的应用：血容量基本补足、酸碱失衡纠正之后，心率仍在 140 次/min 以上者，可选用西地兰或毒毛旋花子苷 K 增加心搏量。

（4）血管活性药物的应用：不宜早期应用，经上述处理血压回升不满意者，可根据休克类型来选用血管活性药物，如阿拉明、多巴胺等。

3. 少尿期：旨在稳定机体内环境，防治急性肾小管坏死，促进肾功能恢复。必须严格区别是肾前性抑或肾性少尿，确定系肾性少尿后，可按急性肾衰竭处理。

（1）纠正水、电解质及酸碱平衡紊乱：但本病少尿期补液有其特殊性，更应严格限水，不管前一日出量多少，每日入量仅给 500~600ml（相当于不显性失水量与内生水量之差）。同时可给予利尿治疗，选用高效利尿剂如呋塞米、托拉塞米等。因多伴有高钾血症，保钾利尿药如螺内酯等不宜常规采用。有条件者最好进行血流动力学监测，以防少尿期发生心力衰竭和肺水肿。

（2）透析疗法：本病透析指征较一般急性肾衰竭应放宽，凡进入少尿期后病情进展迅速、早期出现严重意识障碍、持续呕吐、Cr 上升速度快（每日超过 2mg/dl）者，可不拘于少尿天数及血液生化指标，宜尽早透析。首选血液透析，先进透析方法如连续性肾脏替代治疗（CRRT）、血液透析滤过（HDF）等更加安全有效。只要无颅内出血发生，其他部位出血或血小板减少导致出血并非血液透析禁忌，但需视情况调整肝素用量，使用低分子肝素或无肝素透析。无条件时可行腹膜透析或结肠透析。透析后出血倾向常随尿毒症症状改善而迅速好转。

4. 多尿期：调节水、电解质平衡，防治感染，加强支持疗法。

（1）适量补液：原则上多尿开始后（尿量增至 3000ml/d）补液量可为每日尿量的 2/3，以免延长多尿期。同时注意维持电解质平衡。补液以口服为主，必要时可缓慢静脉滴入，同时注意钾、钠、钙等电解质补充。日尿量超过 5000ml 者，可试用安妥明或双氢克尿噻、去氧皮质酮、垂体后叶素、吲哚美辛(消炎痛)等控制尿量。

(2)支持疗法:鼓励患者食用营养丰富、易消化、含钾量较高的饮食,对严重贫血者可酌情输入浓缩红细胞。

(3)防治感染:密切观察体温、脉搏、血压、呼吸变化,及时检查血象,以便早期发现感染病灶。可预防性应用抗生素,首选青霉素、头孢菌素等对肾功能损害小的药物。如果已经合并感染,尽量根据药敏试验结果选择抗生素。

5. 恢复期:继续注意休息,逐渐增加活动量。加强营养,给予高糖、高蛋白、多维生素饮食。

6. 合并症的治疗:HFRS 最常合并心力衰竭、肺水肿、呼吸窘迫综合征、出血及中枢神经系统疾病等,危重如颅内出血者可迅速致死。按内科急症对症治疗并发症对改善本病预后至关重要。合并心力衰竭和肺水肿者透析疗法效果快且明显。一旦合并大出血,应鉴别出血原因,以便有针对性地治疗。如消化道出血可选用抑酸药或云南白药口服,亦可试用去甲肾上腺素稀释后口服(去甲肾上腺素 4~5mg 加入 100ml 水中,3次/天,30ml/次)。生长抑素(8 肽、14 肽等)持续静脉滴注对于消化道出血效果良好。因出血倾向贯穿 HFRS 病程始终,应密切监测出凝血指标,准确判断,有区别地处理。有明显出血者应输新鲜血,以提供大量正常功能的血小板和凝血因子;因血小板计数减少出血者,应输注血小板;如为弥散性血管内凝血(DIC)或继发性纤溶亢进引起大出血,则按所处 DIC 不同阶段给予相应处理;对血游离肝素增高者,可用鱼精蛋白。如能早期诊断,按"三早一就"(即早发现、早休息、早治疗和就近治疗)原则进行综合治疗,大多数 HFRS 患者可以痊愈,对重症及老年患者尤其要强调门诊追踪复查。

(马祖福 吕永曼)

第二十七章　丙型肝炎病毒相关性肾炎

【概述】

丙型肝炎病毒相关性肾炎(Hepatitis C virus associated glo-merulonephritis,HCV-GN),简称丙肝病毒相关性肾炎,是指丙型肝炎病毒(HCV)感染人体后,通过免疫反应形成免疫复合物损伤肾小球,常伴冷球蛋白血症。

【临床表现】

1. 肾脏表现:可见血尿、蛋白尿和高血压,部分患者表现为肾病综合征和肾功能减退。肾外表现1/2的患者伴有混合冷球蛋白血症的症状,如关节痛、紫癜、末梢性神经病等。大多数患者有慢性肝炎的表现。实验室检查可见血抗HCV-IgG阳性,血HCV-RNA阳性。血清转氨酶可以正常或略升高,肝活检常示慢性活动性肝炎。可有类风湿因子阳性,冷球蛋白血症,低补体血症,C3、C4、CH50水平均严重降低。

2. 临床过程:HCV-GN患者肾脏病可时轻时重、反复发作。约1/3的患者会获得完全或部分临床缓解;1/3的患者表现为加重和缓解交替;1/3的患者呈惰性过程,尽管患者有持续尿检不正常,几年内无肾功能明显损害,10%的患者可发展为慢性肾衰竭。HCV-GN的预后与病理类型有关,膜性肾病(MN)患者明显好于膜增生性肾小球肾炎(MPGN)患者。

【诊断要点】

临床上出现皮肤紫癜、关节痛、类风湿因子阳性和低补体血症时,应考虑到冷球蛋白血症的可能。要确诊冷球蛋白血症,应积极寻找病因,寻找有无HCV感染的证据。诊断要求血清HCV抗体和(或)HCV-RNA阳性,确诊需依据肾活检典型的光镜、免疫荧光及电镜检查。虽然在患者肾小球中找到HCV

抗原或 HCV-RNA 非常重要,但目前实验室还很难常规做到这一点。

病理检查:HCV-GN 常见病理类型为 MPGN、MN、毛细血管内肾小球肾炎、IgA 肾病等。非冷球蛋白血症性或 I 型冷球蛋白血症性 HCV-MPGN 是最常见的肾小球损害类型。在冷球蛋白血症性 HCV-MPGN 中,除了 MPGN 的病理学征象外,电镜下还可见肾组织中有环状的、圆柱状的结构沉积。HCV-MN 光镜下与原发性 MN 类似,常伴系膜增生。免疫荧光检查可见 IgG、IgM 和 C3 在毛细血管袢沉积,也可在毛细血管内血栓上沉积。合并混合性冷球蛋白血症者免疫沉积物常与冷球蛋白的组成一致。通常是 IgM、IgG 沉积,IgM 常伴有 κ 轻链沉积。合并混合性冷球蛋白血症者肾脏病理电镜下有相对独特的改变:内皮下可见大量电子致密物,形成毛细血管袢腔内血栓。

【治疗方案及原则】

1. 非特异性治疗:类似 HBV-GN 的治疗方案。

2. 抗病毒治疗:对于丙型病毒性肝炎,半数患者单独应用干扰素-α 有效,但易复发;部分 HCV-GN 对干扰素-α 的治疗有应答反应,其疗效尚存在争议。近年来的研究证明,干扰素-α 联合利巴韦林可进一步改善 HCV 相关冷球蛋白血症性肾小球肾炎的疗效。

3. 有严重肾损害、肾功能减退和急性炎症病变明显的患者,可试用糖皮质激素和免疫抑制剂的治疗方法,要警惕它们引起病毒血症水平显著升高而使慢性丙型肝炎病情加重。治疗性血浆置换可清除血浆中的冷球蛋白,对于改善症状有一定作用。

(刘　柳　吕永曼)

第二十八章 人类免疫缺陷病毒相关性肾病

【概述】

获得性免疫缺陷综合征(acquired immuno-deficiency syndrome, AIDS),俗称艾滋病,是由人类免疫缺陷病毒(human immuno-deficiency virus, HIV)引起的致命性慢性传染病。

HIV 相关性肾病(HIV-associated nephropathy, HIVAN)是由 HIV 感染所导致的一种特殊类型的肾脏疾病,其临床表现主要为大量蛋白尿和短期内肾功能迅速减退,肾脏病理损害以塌陷性局灶性节段性肾小球硬化(FSGS)为特点,伴足细胞增生/肥大和足突融合、严重的小管间质炎症和肾小管微囊扩张。本病是导致 HIV 感染患者终末期肾病(ESRD)的主要原因。

HIVAN 患者的发病存在地域性及种族差异。黑人较其他种族人群易罹患 HIVAN,且临床表现及肾脏病理损害更为严重。HIVAN 在男性发病率较高,男性与女性患者之比约为 10:1。目前尚缺乏国内的相关流行病学资料。

【临床表现】

1. 肾脏表现

(1) 蛋白尿及其他尿检异常:HIVAN 大多数表现为肾病综合征,出现大量蛋白尿、低蛋白血症,偶尔可表现为血尿(镜下或肉眼)和(或)非细菌性脓尿。25%～35% 的患者可表现为中等程度蛋白尿。

(2) 肾功能减退:患者多伴有不同程度的肾功能减退。HIVAN 的典型病程是肾小球滤过率(GFR)迅速下降,常在 8～16 周内迅速进展为 ESRD。此外,由于感染、肾前性因素(如血容量不足)、肾后性梗阻等所致的急性肾衰竭也较常见。

(3) 高血压:不常见,大多数患者在肾功能进行性减退时血压仍可正常。

(4) 水肿:大量蛋白尿伴低蛋白血症者可有水肿。

(5) 肾脏病理改变:典型者可表现为塌陷型 FSGS,占肾活检标本的 60%~70%。光镜下表现包括局灶或球性分布的肾小球毛细血管壁不同程度塌陷及相关的系膜病变,足细胞显著肥大、增生、脱落至鲍曼氏囊形成"假新月体",肾小管上皮细胞常见退行性变和刷状缘脱落。肾小管微囊样扩张(micro cystic dialation of tubule)是 HIVAN 的一个独有特征。间质呈弥漫性水肿,且多有炎性细胞浸润,主要为巨噬细胞和 T 淋巴细胞。免疫荧光显示,在肾小球硬化的节段和系膜区可见 IgM、C3 和 C1q 沉积。电镜下可见肾小球塌陷部位肾小球基底膜(GBM)扭曲、皱缩,无或轻度 GBM 增厚;足细胞足突融合、空泡形成;肾小球及肾小管周围的内皮细胞中可见丰富的管-网状充填物(tubulo-reticular inclusions,TRI),但无明显电子致密物沉积。

(6) 影像学表现:肾脏 B 超显示患者肾脏多较正常增大,肾实质回声增强。晚期双肾缩小、皮髓质分界不清。

2. 肾外表现可多种多样,从感染 HIV 至未发生临床症状前为潜伏期,病程大多为 1~3 年,之后由于不可逆的免疫缺陷,除了明显的全身症状外,患者常并发条件性致病感染和恶性肿瘤,最终导致死亡。根据 AIDS 的临床分期主要分为:

(1) 隐性期:又称亚临床感染期,指已有 HIV 感染但尚未出现临床症状者。

(2) 艾滋病相关综合征(AIDS-related complex,ARC):可有不规则发热、盗汗、乏力、食欲不振、腹泻等,体检可发现全身淋巴结肿大。

(3) 临床艾滋病期:又称 AIDS 期。患者全身症状明显,发热、多汗、全身无力、消瘦、恶病质等,发生各种感染和条件性致病感染(如卡氏肺囊虫肺炎)、原发和继发恶性肿瘤(常见卡波西肉瘤、非霍奇金淋巴瘤等)。

【诊断要点】

确诊 AIDS 的患者一旦出现大量蛋白尿、短期内出现肾功能迅速减退,需考虑本病。肾活检是确诊的主要手段,如肾脏病理表现为典型的塌陷型 FSGS,伴有足细胞增生/肥大和足突融合、严重的小管间质炎症以及肾小管微囊扩张即可确诊。本病尚需和其他肾脏疾病相鉴别,如 HIV 相关的免疫复合物沉积病(HIV associated immune complex disease,HIVICD)、膜增生性肾炎(多见于 HIV 患者合并丙型肝炎病毒感染)、肾淀粉样变性、血栓性微血管病等。

【治疗方案及原则】

HIVAN 治疗原则主要为降低病毒复制、延缓肾脏疾病进展、对症支持治疗及合并症的治疗。

1. 高效抗反转录病毒治疗(highly active anti-retroviral therapy,HAART):联合应用抗病毒药物,过去称"鸡尾酒疗法",是治疗 HIVAN 的重要措施。目前用于治疗 HIV 感染的药物主要有三类:①核苷类反转录酶抑制剂(NRTI):如拉米夫定、齐多夫定、恩曲他滨等;②非核苷类反转录酶抑制剂(NNRTI):如依滕韦仑、奈伟拉平等;③蛋白酶抑制剂(PI):如替诺福韦等。

目前认为,采用强有力的 PI 加上两种 NRTI 或两种 PI 加上 NRTI 中的 1~2 种可取得较好的治疗效果。因大多数抗病毒药物主要经肾脏排泄,在肾功能减退时需注意调整剂量。

2. 延缓肾脏疾病进展,保护肾功能

(1) 激素和免疫抑制剂:有个别报道在 HIVAN 患者使用激素及免疫抑制剂(如环孢霉素)有效,但也有相反报道称使用该类药物不但不能降低蛋白尿,反而可因增加患者的条件性致病感染而导致死亡率升高,且对各种恶性肿瘤的发生是否有促进作用尚不得而知。因此,对激素及免疫抑制剂的应用需谨慎选择,注重个体化。

(2) 肾素-血管紧张素-醛固酮系统(RAAS)抑制剂:少数研究发现使用 ACEI 或 ARB 对 HIVAN 有治疗作用,可降低患者的蛋白尿水平、延缓肾脏疾病进展,但其确切疗效仍需进一步研究加以证实,同时治疗期间需定期监测血钾和肾功能。

(3) 透析和肾移植:HIVAN 患者进展至 ESRD 后需适时开始透析,血液透析和腹膜透析疗效相当。有关 HIVAN 肾移植问题研究较少,尚不能肯定其疗效,个别报道在 $CD4^+T$ 细胞计数>400/μl、无 HIV 活动性复制及无机会性感染的患者施行肾移植并获得成功。但因 HIV 肾移植患者条件性致病感染的发生率很高,其远期生存及预后不明确。

3. 对症支持治疗

(1) 隔离传染源,防止 HIV 感染传播。医护人员的防护,做好消毒隔离工作很重要。

(2) 活动期 AIDS 患者应充分休息,补充足够的热量和营养。

(3) 积极防治各种感染,避免加重肾损伤的各种危险因素。

(4) 对症支持治疗,高热时可应用退热药物及物理降温。

(5) 防治肾衰竭相关并发症,如贫血、钙磷代谢紊乱、水电解质及酸碱平衡紊乱等。

4. 合并症的治疗

(1) 患者常合并致病菌感染和条件致病性感染,应根据病原学检测结果选择敏感的抗菌药物治疗,积极控制感染病灶。

(2) 对于发生各种恶性肿瘤的患者,可适当选用抗肿瘤药物。

（刘　柳　吕永曼）

第四篇

肾脏与血管病

 第二十九章　高血压肾损害

【概述】

此病常见，又称高血压肾硬化症（hypertensive nephrosclerosis），是西方国家导致终末期肾衰竭的第二位疾病（约占25%），我国发病率也在日益增多。本病可分为良性小动脉性肾硬化症（benign arteriolar nephrosclerosis）及恶性小动脉性肾硬化症（malignant arteriolar nephrosclerosis）两种。良性小动脉性肾硬化症由长期未控制好的良性高血压引起，高血压持续5～10年即可出现良性小动脉肾硬化症的病理改变，而后即出现临床表现。

【临床表现】

肾小管对缺血敏感，故临床首先出现肾小管浓缩功能障碍表现（夜尿多、低比重及低渗透压尿），当肾小球缺血病变发生后，尿检出现异常（轻度蛋白尿、少量红细胞及管型），肾小球功能渐进受损，并逐渐进展至终末期肾衰竭。肾损害的同时，常伴随出现高血压眼底病变及心、脑并发症。

【诊断】

1. 良性高血压肾硬化症

（1）高血压病程常在5～10年及以上。

（2）肾小管功能的损害突出，如夜尿增多、肾小管性蛋白尿，24h尿蛋白定量一般不超过1.0～1.5g，可有少量红细胞尿,肾功能进行性减退。

(3) 排除其他引起尿检异常和肾功能减退的原因。

(4) 影像学检查显示早期肾脏大小正常,晚期缩小。

(5) 肾脏病理表现以肾小动脉硬化为主,包括入球小动脉玻璃样变,小叶间动脉及弓状动脉壁肌内膜肥厚,血管腔变窄,肾小球缺血性硬化、肾小管萎缩以及肾间质纤维化,免疫荧光无免疫复合物沉积。

(6) 其他靶器官损害,如高血压眼底血管病变、心室肥厚及脑卒中等。

2. 恶性高血压肾硬化症

(1) 出现恶性高血压[血压迅速增高,舒张压>130mmHg(1mmHg=0.133kPa),并伴Ⅲ或Ⅳ级高血压视网膜病变]。

(2) 肾脏损害表现为蛋白尿(亦可有大量蛋白尿)、镜下血尿(甚至肉眼血尿)、管型尿,并可出现无菌性白细胞尿、肾功能进行性恶化。

(3) 其他脏器损害,如心力衰竭、脑卒中、眼底损害,甚至突然失明等。

(4) 排除继发性恶性高血压。

(5) 肾脏病理可见坏死性小动脉炎和增生性小动脉内膜炎,小动脉纤维素样坏死,动脉高度肌内膜增厚(血管切面呈"洋葱皮"样外观),管腔狭窄、闭塞,部分肾小球可出现微血栓及新月体。

【治疗方案及原则】

本病重在预防,积极治疗高血压是关键。①严格控制高血压,合理选择降压药,同时改善靶器官的功能。②有效防止高血压肾硬化症的发生和发展,必须将高血压控制达目标值,血压至少应降达140/90mmHg,若合并糖尿病或出现高血压心、脑、肾并发症时,血压还需降得更低,至少应达130/80mmHg;如尿蛋白排泄量>1g/d,血压控制应更低一些。如果肾功能已减退,则按慢性肾功能不全处理。

(高红宇)

第三十章 肾血管性高血压与缺血性肾脏病

【病因及病理生理】

肾动脉狭窄(renal artery stenosis)常由动脉粥样硬化及纤维肌性发育不全引起,在我国及亚洲,还可由大动脉炎导致。动脉粥样硬化是最常见病因,约占肾动脉狭窄病例的80%,主要见于老年人,而后两种病因则主要见于青年人,女性居多。

肾动脉狭窄常引起肾血管性高血压(renal vascular hypertension),这是由于肾缺血刺激肾素分泌,体内肾素-血管紧张素-醛固酮系统(RAAS)活化,外周血管收缩,水钠潴留而形成。动脉粥样硬化及大动脉炎所致肾动脉狭窄还能引起缺血性肾脏病(ischemic nephropathy),患侧肾脏缺血导致肾小球硬化、肾小管萎缩及肾间质纤维化。

【临床表现】

肾动脉狭窄由动脉粥样硬化或大动脉炎引起者,常有肾外系统表现,前者可出现脑卒中、冠心病及外周动脉硬化,后者可出现无脉病。

（一）肾血管性高血压

肾血管性高血压常呈如下特点:血压正常者(特别是年轻女性)出现高血压后即迅速进展;原有高血压的中、老年病人血压近期迅速恶化,舒张压明显升高。重症病人可出现恶性高血压(舒张压超过130mmHg,眼底呈高血压3或4期改变);不应用抗RAAS药物如血管紧张素转换酶抑制剂(ACEI)或血管紧张素Ⅱ受体拮抗剂(ARB)、β-受体阻断剂,高血压常难以控制。此外,约15%的病人因血浆醛固酮增多而出现低钾血症。单侧肾动脉狭窄所致肾血管性高血压若长久不能得到良好控制,还能引起对侧肾损害(高血压肾硬化症)。

（二）缺血性肾脏病

缺血性肾脏病伴或不伴肾血管性高血压。肾脏病变主要表现为肾功能缓慢进行性减退，由于肾小管对缺血敏感，故其功能减退常在先（出现夜尿多，尿比重及渗透压减低等远端肾小管浓缩功能障碍表现），而后肾小球功能才受损（病人肾小球滤过率下降，进而血清肌酐增高）。尿改变常轻微（轻度蛋白尿，常<1g/d，少量红细胞及管型）。后期肾脏体积缩小，且两肾大小常不对称（反映两侧肾动脉病变程度不等）

（三）其他临床表现

（1）部分肾动脉狭窄病人腹部或腰部可闻及血管杂音（高调、粗糙收缩期或双期杂音）。

（2）动脉粥样硬化性肾动脉狭窄患者可合并颈动脉、冠状动脉或周围血管等病变。

（3）大动脉炎患者多为青年女性，可有患侧肢体动脉搏动减弱或消失，血压降低或测不出，肢体发冷、麻木、无力或间歇性跛行，脑动脉受累可出现头昏、晕厥等。

（4）胆固醇结晶栓塞常见于60岁以上男性，多有严重动脉粥样硬化，易在各种血管介入操作或手术后发生。因胆固醇栓子的多少、大小及栓塞的部位不同其临床表现多样，可出现"蓝趾综合征"。

【诊断】

1. 实验室检查：尿蛋白定量常在1g/d以下，可有血尿，尿比重及尿渗透压可降低，不同程度的内生肌酐清除率下降、血尿素氮及血肌酐增高；大动脉炎活动期可有红细胞沉降率增快。

2. 影像学检查：诊断肾动脉狭窄主要依靠影像学检查，尤其肾动脉血管造影常被认作诊断"金指标"。

（1）超声检查：B型超声能准确测定双肾大小，彩色多普勒超声能观察肾动脉主干与肾内血流变化，从而提供肾动脉狭窄间接信息。

（2）放射性核素检查：仅做核素肾显像意义不大，阳性率极低。需做卡托普利肾显像试验（服卡托普利25～50mg，比较服药前后肾显像结果),肾动脉狭窄侧肾脏对核素摄入减少,排泄延缓,而提供诊断间接信息。

(3) 磁共振或螺旋 CT 血管造影能清楚显示肾动脉及肾实质影像,并可三维成像,对诊断肾动脉狭窄敏感性及特异性均高,不过它们显示的肾动脉狭窄程度常有夸张。由于螺旋 CT 血管造影的造影剂对肾脏有一定损害,故血清肌酐>221μmol/L 的肾功能不全患者不宜应用,此时应选用磁共振血管造影。

(4) 肾动脉血管造影需经皮经腔插管做主动脉-肾动脉造影(以免遗漏肾动脉开口处粥样硬化斑病变)及选择性肾动脉造影,能准确显示肾动脉狭窄部位、范围、程度及侧支循环形成情况,是诊断"金指标"。肾功能不全患者宜选用非离子化造影剂,并于造影前后输液以促进造影剂排泄,减轻肾损害。

表现为肾血管性高血压者,还应检验外周血血浆素活性(PRA),并做卡托普利试验(服卡托普利 25~50mg,测定服药前及服药 1h 后外周血 PRA,服药后 PRA 明显增高为阳性),有条件时还应做两肾静脉血 PRA 检验(分别插管至两侧肾静脉取血检测,两侧 PRA 差别大为阳性)。检测 PRA 不但能帮助诊断,还能在一定程度上帮助预测治疗疗效(PRA 增高的单侧肾动脉狭窄病人,血管成形术后降血压疗效较好)。

【治疗】

针对肾动脉狭窄所致肾血管性高血压及缺血性肾脏病,目前存在如下 3 种治疗方法:

(一) 血管成形术治疗

常做经皮经腔肾血管成形术(PTRA),用球囊扩张肾动脉此治疗尤适用于纤维肌性发育不全患者。由于动脉粥样硬化及大动脉炎患者在扩张术后易发生再狭窄使治疗失败,故这些患者扩张术后应放置血管支架。

(二) 外科手术治疗

包括肾血管旁路移植术、肾动脉内膜剥脱术、肾动脉再移植术、肾动脉狭窄段切除术、离体肾动脉成形术、自体肾移植术以及肾切除术等。由于外科手术创伤大,并发症多,因此目前多首选介入治疗。

（三）内科药物治疗

缺血性肾病仍以药物治疗为基础,主要包括控制血压、降低血糖、调整血脂、预防血栓、保护残余肾功能及治疗缺血性心、脑血管疾病等。单侧肾动脉狭窄呈高肾素者,现常首选ACEI 或 ARB,但是必须从小剂量开始,逐渐加量,以免血压下降过快过低。双侧肾动脉狭窄者应禁服上述药物,为有效控制血压,常需多种降压药物配伍应用。

现代强效降压药甚多,药物治疗往往能有效控制肾血管性高血压,而且在病人远期存活率上药物治疗也与 PTRA 无差异,所以目前不少学者认为肾血管性高血压应首选药物治疗。至于已导致缺血性肾脏病的肾动脉狭窄,为防止狭窄和肾功能损害进展,适时进行 PTRA 并放置血管支架仍为首选,若 PTRA 禁忌或 PTRA 及放置支架失败,则可考虑外科手术治疗。

（高红宇）

第三十一章 血栓性微血管病

【概述】

血栓性微血管病(thrombotic microangiopathy,TMA)是一组微血管血栓阻塞性疾病,主要表现为溶血性贫血、血小板减少和急性肾衰竭"三联征",以及发热、紫癜、中枢神经系统损害等症状。TMA 主要包括溶血性尿毒症综合征(hemolytic uremic syndrome,HUS)和血栓性血小板减少性紫癜(thrombotic thrombocytopenic purpura,TTP)两个疾病。肾脏是 TMA 累及的主要靶器官之一。TMA 所致肾损害的特点为肾小球和小动脉内皮细胞损伤,血小板在肾小球毛细血管袢、出入球小动脉以及小叶间动脉中聚集及局部大量微血栓形成,从而导致急性肾脏损伤,常同时伴有消耗性血小板减少和红细胞机械性破碎。

【临床表现】

1. HUS 临床表现:根据临床表现,HUS 分为典型或腹泻后(post-diarrheal,D+)型和非典型或无腹泻(non-diarrheal,D−)型两种,前者约占全部病例的90%,后者约占10%。

(1) 典型 HUS 的临床表现是:①具有前驱胃肠道症状:前驱期一般为 1~14d(多为 4~5d),表现为腹泻、呕吐和腹痛等,开始多为水样便,可很快出现血水样便。②急性期:多以腹泻、呕吐、乏力等起病,继之出现无力、面色苍白、黄疸、皮下淤斑以及急性肾衰竭。肾损害一般较轻,表现为血尿、少尿和氮质血症等,多数患者伴有轻至中度高血压。

(2) 非典型 HUS 的临床特点:起病比较隐匿,急性肾衰竭多较重,部分患者可表现为肾病综合征和重度高血压,肾损害呈进行性发展或反复出现。

2. TTP 临床表现:一般无前驱期症状,在数日内出现贫血、黄疸、血小板减少、皮肤和黏膜出血,严重者可发生颅内出血。

肾损害表现为血尿、蛋白尿、少尿、氮质血症等,多伴有神经系统症状,不同程度的发热和高血压。

【诊断】

对 HUS 和 TTP 的临床诊断,应结合病因、原发病以及各自的临床表现。对无禁忌证的患者,应积极进行肾穿刺以明确诊断。TMA 肾损害的诊断一般应符合以下条件:

(1) 典型 HUS 的临床特点是:起病较急,多见于儿童,在夏季多发,可有小流行。一般与产志贺毒素大肠埃希菌(Shiga-toxin-producing Escherichia coli,Stx-EC)感染有关,多数患者伴有急性胃肠炎前驱症状。数日内出现贫血、黄疸、皮肤和黏膜出血、血小板减少及急性肾衰竭。肾功能损害一般较轻。

(2) 非典型 HUS 的临床特点是:在各年龄段均可发病,与Stx-EC 感染无明确关系,无急性胃肠炎前驱症状,部分患者可表现为肾病综合征和重度高血压,急性肾衰竭多数较典型HUS 重。

(3) TTP 的临床特点是:起病较隐匿,常见于成人,多呈散发性发病。在短时间内出现贫血、黄疸、皮肤和黏膜出血,严重者可出现颅内出血、血小板减少。多数伴有发热和神经系统受累症状。肾损害通常较 HUS 轻。

(4) 实验室检查:①微血管溶血性贫血:血红蛋白$<100g/L$,网织红细胞数升高,外周血红细胞碎片阳性,抗人球蛋白试验阴性,乳酸脱氢酶升高($>250U/L$);②病程中有血小板下降,最低值可$<90×10^9/L$;③肾损害:血尿、蛋白尿和(或)急性肾衰竭。肾脏病理主要表现为肾小球内皮细胞肿胀,毛细血管壁增厚、管腔闭塞,毛细血管腔内充满微血栓,系膜基质增宽,可伴有少量炎性细胞浸润,可伴有新月体、局灶纤维素样坏死,少数病例可见肾小管坏死或肾小管间质病变。小动脉内膜水肿、炎性细胞浸润,肌内膜细胞增生,管壁增厚、坏死,管腔狭窄、闭塞、微血栓形成。免疫荧光检查可见纤维蛋白原/纤维蛋白、IgM 和补体 C3 在毛细血管壁、内皮下、系膜区和血管壁沉积。电镜下可见毛细血管内皮细胞增生、肿胀以及从基底膜脱落,内皮下可见颗粒状电子致密物沉积,管腔内可见红细胞碎片、

血小板以及凝聚的纤维素等。需要指出的是,TTP 的微血栓成分主要是血管性血友病因子(von Willebrand factor,vWF)和血小板,一般不含有纤维蛋白。

【治疗方案及原则】

对于 HUS 和 TTP 的治疗方法主要包括:①消除病因和诱因;②肾上腺糖皮质激素治疗;③肾功能的替代治疗,包括:血液透析、连续性肾脏替代治疗(CRRT)以及腹膜透析等;④血浆置换以及输血、输血浆、输血小板治疗;⑤使用抗血小板聚集药物治疗;⑥对症、支持治疗等。

(1) 对典型 HUS 患者的治疗,应每日密切监测和维持水、电解质与酸碱的平衡,避免或谨慎使用 ACEI 类药物,避免使用肾毒性较大的药物。对快速出现重度贫血的患者,常需输血治疗,以输去除白细胞的红细胞悬液为宜,血小板减少一般不输血小板。

(2) 对于非典型 HUS,尤其是重症 HUS 伴有神经系统损伤、心功能不全时,常需进行血浆置换治疗。推荐每日进行血浆置换治疗,标准置换剂量是 $40ml/(kg \cdot d)$,直至患者血小板数量达到 $150×10^9/L$ 以上 2 ~ 3 天后才可停止。需要强调的是,由肺炎链球菌感染导致的 HUS,血浆置换和输血浆治疗均是禁忌证,因为正常人血清中含有针对 Thomsen-Friedenreich 抗原的抗体,可能会加重病情。

(3) 对于 TTP 的治疗方法,主要包括血浆置换以及糖皮质激素和免疫抑制剂等治疗。糖皮质激素治疗对 TTP 的疗效虽不完全肯定,但目前仍被临床上较广泛地使用。血浆置换对于机体内存在 vWF 剪切酶 IgG 抗体的患者具有较好疗效。对于TTP 患者是否进行抗凝和溶栓治疗,目前尚无统一意见和具有确切疗效的报道。

(何晓峰)

第五篇

遗传性肾小球疾病

 ## 第三十二章　Alport 综合征

【概述】

Alport 综合征(Alport syndrome),又称为遗传性慢性进行性肾炎、家族性肾炎、眼-耳-肾综合征等,是一种Ⅳ型胶原基因突变所致的肾脏疾病,主要表现为肾功能进行性减退、神经性耳聋和眼晶状体异常三联征,特征性的病理改变包括电镜下肾小球基底膜呈现弥漫性增厚或增厚与变薄相间、致密层劈裂、分层、篮网状等极不规则改变。

有资料显示发生 Alport 综合征的基因频率为 1:(5000~10000)。Alport 综合征占终末期肾脏病的 0.2%~5.0%,占儿童终末期肾病的 3.0%。在持续性血尿的儿童患者中,本病的比例达到 11%~27%。男女患者比例约为 2:1。本病往往于青壮年时期发展至终末期肾病,预后差,危害大。

本病的病变在肾小球基底膜,Ⅳ型胶原是构成基底膜的主要成分。目前证实构成Ⅳ型胶原的 α 链有 6 种:α1(Ⅳ)~α6(Ⅳ)链。肾小球基底膜、晶状体囊基膜、柯替耳蜗覆膜及角膜后弹性层膜结构非常类似。*COL4A1* 和 *COL4A2* 基因位于染色体 13q34,*COL4A3* 和 *COL4A4* 位于染色体 2q35-37,*COL4A5* 和 *COL4A6* 基因位于 X 染色体 Xq22。

【临床表现】

1. 遗传方式:本病是遗传性肾炎中最常见的一型,是由编码Ⅳ型胶原α链的基因突变所致。主要有3种遗传方式：

（1）X连锁显性遗传（XD），最常见，约占80%，主要因编码Ⅳ型胶原α5链的基因*COL4A5*和编码α6链的基因*COL4A6*突变所致。

（2）常染色体隐性遗传（AR），约占15%，致病基因为编码Ⅳ型胶原α3链的*COL4A3*或编码Ⅳ型胶原α4链的*COL4A4*基因。

（3）常染色体显性遗传（AD），罕见，涉及*COL4A3*及*COL4A4*基因的突变。

2. **肾脏表现**

（1）血尿：血尿最常见，大多数为肾小球性血尿。①X连锁显性遗传型的男性患者均表现为持续性镜下血尿，血尿甚至可以发生在出生后几天内，其中超过一半的患者在10～15岁前可因上呼吸道感染或劳累后出现阵发性肉眼血尿；②X连锁显性遗传型的女性患者90%以上有镜下血尿，少数女性患者出现肉眼血尿；③几乎所有常染色体隐性遗传型的患者均表现为血尿，而其杂合子亲属中50%～60%（不超过80%）也出现血尿。

（2）蛋白尿：X连锁显性遗传型的男性患者均会出现蛋白尿，蛋白尿在小儿或疾病早期不明显，随年龄增长或血尿的持续而逐渐加重，甚至发展至肾病综合征（占30%～40%，提示预后不佳）。

（3）高血压：高血压的发生率和严重程度随年龄增加而增加，且多发生于男性患者。

（4）进行性肾功能减退：①X连锁显性遗传型的男性患者肾脏预后极差，几乎全部将发展至终末期肾病，根据男性患者出现终末期肾病的年龄将Alport综合征家系分为青少年型（31岁前）和成年型（31岁以后）；②部分X连锁显性遗传型的女性患者也会出现肾衰竭；③常染色体隐性遗传型的患者于30岁前几乎均出现肾衰竭；④常染色体显性遗传型的患者在50岁以后才进展至终末期肾病。

3. **听力障碍**：占23%～75%，常在5～10岁后逐渐出现，为高频性（2000 ~ 8000Hz）神经性耳聋（sensorineural hearing loss），两侧耳聋程度可以不完全对称,病变位于耳蜗。耳聋进行性发展,波及全音域,甚至影响日常的对话交流。有些患者仅有耳聋而无肾炎表现,其子女却可仅有肾炎而无耳聋;伴有耳聋的肾炎较重,且二者进展程度常一致。

4. 眼部病变：目前认为对本病具有诊断意义的眼部病变为：双侧前圆锥形晶状体（anterior lenticonus）、黄斑周围微粒和斑点状视网膜病变（perimacular dot and fleck retinopathy）及视网膜赤道部视网膜病变（midperipheral retinopthy）。还可有白内障、色素性视网膜炎、角膜色素沉着、视网膜剥离及高度近视等。X 连锁显性遗传型中 60% ~ 70% 的男性与 10% 的女性患者以及约 70% 的常染色体隐性遗传型患者伴前圆锥形晶状体病变与视网膜病变。眼部病变会伴随肾功能的减退而进展。

5. 其他

（1）血液系统异常：目前认为 AMME 综合征（AMME syndrome）是伴有血液系统异常的 Alport 综合征,该综合征表现为"Alport 样"表现、精神发育落后、面中部发育不良以及椭圆形红细胞增多症等,已经证实此类 Alport 综合征基因突变为全部 *COL4A5* 基因缺失,且基因缺失范围超越 3′端。

（2）弥漫性平滑肌瘤（diffuse leiomyomatosis）：若部分 *COL4A5* 基因缺失再加上 *COL4A6* 基因 5′端的前两个外显子缺失可伴有弥漫性平滑肌瘤,受累部位常为食管、气管和女性生殖道（如阴蒂、大阴唇及子宫等）,并因此出现相应的症状,如吞咽困难、呼吸困难等。

【诊断】

（一）诊断

目前诊断 Alport 综合征主要依据临床表现、家族史、组织基底膜Ⅳ型胶原链免疫荧光学检查、肾活检组织电镜检查及基因分析。

1. 阳性家族史。

2. 临床表现：临床上表现为血尿、不同程度蛋白尿及进行性肾功能减退,同时伴有耳、眼等肾外病变。

3. 组织基底膜Ⅳ型胶原 α 链免疫荧光检查：应用抗Ⅳ型胶原不同 α 链单克隆抗体，在肾活检及简单易行的皮肤活检组织进行免疫荧光检查，可用于诊断 X 连锁显性遗传型 Alport 综合征患者、筛查基因携带者以及判断遗传型（表32-1）。

表 32-1　肾脏和皮肤基底膜Ⅳ型胶原链的免疫荧光检查

	肾小球基底膜	包曼囊	远曲肾小管基底膜	皮肤基底膜
正常情况（包括男性和女性）				
α3	+	/	+	/
α4	+	/	+	/
α5	+	+	+	+
X 连锁显性遗传Alport 综合征男性患者				
α3	−	/	−	/
α4	−	/	−	/
α5	−	−	−	−
X 连锁隐性遗传Alport 综合征女性患者				
α3	S	/	S	/
α4	S	/	S	/
α5	S	S	S	S
常染色体隐性遗传Alport 综合征患者				
α3	−	/	−	/
α4	−	/	−	/
α5	−	+	+	+

注：+（染色呈阳性）；−（染色呈阴性）；S（染色呈间断阳性）；/（正常情况下不表达）

4. 肾活检组织病理

（1）光镜：肾小球基底膜有不规则增厚与断裂分层现象，皮髓质交界处肾间质可见泡沫细胞，对提示本病有一定意义。

（2）免疫荧光：无特异性变化。应用特异性的抗Ⅳ型胶原不同 α 链单克隆抗体免疫荧光检测有助于诊断。

（3）电镜：可见本病特征性病理改变：基底膜变厚和劈裂，或变薄，或二者皆有之；基底膜致密层分裂，呈不规则状。根据电镜下肾小球基底膜典型病变可以确诊。

5. 基因分析：1996 年 Gregory 等提出诊断 Alport 综合征的 10 条标准：①肾炎家族史或先证者的一级亲属或女方的男性亲属中有不明原因的血尿；②持续性血尿，无其他遗传性肾脏病的证据，如薄基底膜肾病、多囊肾或 IgA 肾病；③双侧 2000～8000Hz 范围的感音神经性耳聋，耳聋呈进行性，婴儿早期没有，但多于 30 岁前出现；④$COL4An(n=3、4$ 或 $5)$ 基因突变；⑤免疫荧光检查显示肾小球和（或）皮肤基底膜完全或部分不表达 Alport 抗原决定簇；⑥肾小球基底膜的超微结构显示广泛异常，尤其是增厚、变薄和分裂；⑦眼部病变，包括前圆锥形晶状体、后囊下白内障和视网膜斑点等；⑧先证者或至少两名家系成员逐渐发展至终末期肾病；⑨巨血小板减少症或白细胞包涵体；⑩食管和（或）女性生殖道的弥漫性平滑肌瘤。若诊断 Alport 综合征家系，直系家庭成员需符合 4 条标准（并不是同一人必须具备所有 4 条标准），当考虑旁系成员或仅表现为不明原因血尿、终末期肾病或听力障碍的极个别个体时应十分慎重；若判断 Alport 综合征家系中家庭成员是否受累时，如果该个体符合相应遗传型，且符合诊断标准中②～⑩中的 1 条指标，可作拟诊，符合 2 条便可诊断；对于无家族史的患者的诊断，至少应符合 4 条指标。

（二）鉴别诊断

1. 家族性良性血尿

（1）表现为持续镜下血尿伴发作性间歇肉眼血尿。

（2）阳性家族史。

（3）肾功能始终正常。

（4）肾活检基底膜变薄。

(5) 预后良好,不需治疗。

2. 指甲-膑骨综合征

(1) 肾脏病变相对良好。

(2) 指甲、膑骨发育不良。

(3) 无眼、耳症状。

【治疗方案及原则】

至今仍无药物可以改善 Alport 综合征患者肾脏基底膜中Ⅳ型胶原的损伤。

1. 药物干预:环孢素 A(CsA)和 ACEI 有减少尿蛋白、延缓肾脏病变发展的作用,但仍需进一步证实。

2. 肾脏替代治疗:对于本病进展至终末期肾病的患者,可进行透析或肾移植治疗。

3. 基因治疗:近年来已确定了各种突变的基因,但基因治疗仍未用于临床。

(徐 钢 黄 毅)

第三十三章　薄基底膜肾病

【概述】

薄基底膜肾病(thin basement membrane nephropathy, TBMN)是指临床表现为良性家族性血尿,病理以肾小球基底膜(GBM)弥漫性变薄为特征的遗传性肾病,又被称为薄基底膜病、薄基底膜综合征等。

薄基底膜肾病是持续性血尿患者最常见的原因,发病率约为1/10000。20世纪90年代后期北京大学第一医院报道,薄基底膜肾病占肾活检病例3.2%,占因单纯性血尿肾活检患者的11%。近年来,多数国内研究显示薄基底膜肾病占儿童单纯性血尿的10%~35%。

【临床表现】

1. 家族史和发病机制:绝大多数薄基底膜肾病患者有家族史,遗传方式多数是常染色体显性遗传。长期以来薄基底膜肾病的遗传学发病机制一直备受重视。研究者发现,薄基底膜肾病与编码Ⅳ型胶原α3和α4链的 *COL4A3/COL4A4* 基因连锁(2q35-37)。Lemmink等人证实了部分患者 *COL4A4* 基因上的G→A(甘氨酸→谷氨酸)的点突变。薄基底膜肾病患者与Alport综合征之间的关系得到不少学者的关注。目前,有学者认为薄基底膜肾病患者常为常染色体隐性遗传Alport综合征基因携带者,但这一设想尚待进一步研究证实。

2. 临床表现:本病可发生于任何年龄,男女比例为1:(2~3)。持续性镜下血尿为薄基底膜肾病最典型的临床表现。上呼吸道感染或剧烈运动后可出现肉眼血尿。绝大多数患者为肾小球性血尿,约1/3的患者有红细胞管型。

儿童以无症状单纯性血尿多见,成人患者中45%~60%合并有轻度蛋白尿(≤500mg/d),偶见大量蛋白尿。还有部分患者合并高血压。绝大部分患者肾功能正常,预后良好。一般无肾外表现。

实验室检查如血补体、血浆蛋白电泳、抗核抗体、血小板计数、出血和凝血时间、尿素氮、肌酐清除率、尿浓缩功能及尿细菌培养(包括结核菌)均无异常发现,泌尿系检查(如膀胱镜、静脉肾盂造影等)也均正常。

3. 病理改变:光镜检查无特异性改变。免疫荧光通常为阴性,偶尔可见 IgM 和(或)C3 在系膜区或肾小球毛细血管壁呈节段性分布。电镜检查可见特征性改变,即弥漫性 GBM 变薄。正常人 GBM 厚度通常在(320±40)nm,而薄基底膜肾病患者(GBM)厚度在(240±40)nm,最薄之处仅为 110nm,约为正常人的 1/3 ~ 2/3。GBM 呈弥漫性严重变薄者,毛细血管袢常出现不规则的扩张或有时塌陷。肾小球内一般无电子致密物沉积。

【诊断】

1. 诊断:国内章友康等人提出如下诊断标准:

(1)临床表现、家族史、实验室检查(包括可疑患者的电测听和眼科检查)和病理学检查(包括Ⅳ胶原 α 链的免疫荧光或免疫组化的检测),排除继发性肾小球病、泌尿外科疾病和 Alport 综合征。

(2)GBM 弥漫性变薄,少数或个别肾小球 GBM 变薄范围至少≥50% ;GBM 仅可在局部和孤立的区域存在有分层或增厚,并无发展趋势。

(3)GBM 的平均厚度≤280nm(对照组 GBM 厚度均值减去 3 倍标准差为限)。有的作者提出 GBM 平均厚度≤250nm 作为 GBM 变薄的诊断标准 。

2. 鉴别诊断

(1)与引起血尿的其他病因进行鉴别,如左肾静脉受压综合征、高钙尿症、结石、肿瘤、结核、泌尿系感染等。

(2)与其他伴有局部 GBM 变薄的原发或继发肾小球疾病鉴别,如微小病变肾病、局灶性硬化性肾小球肾病以及某些类型的系统性红斑狼疮性肾炎。

(3)与 Alport 综合征鉴别。Alport 综合征可合并蛋白尿,肾功能异常,肾外表现(眼部病变和感音神经性耳聋等),电镜下 GBM 不规则增厚与变薄交替存在,致密层呈撕裂、分层状改变伴高电子密度颗粒,抗Ⅳ型胶原 α3、α4、α5 缺失。近年来国内外的研究还显示,薄基底膜肾病患者皮肤活检表皮基膜Ⅳ型胶原 α 链免疫荧光结果与 GBM 相似,有助于与 Alport 综合征的鉴别诊断。

【治疗方案及原则】

仅表现为血尿,不伴有高血压、肾功能异常的患者,无需特殊药物治疗,避免剧烈运动及肾毒性药物。

1. 控制血压:合并高血压的患者要控制血压在正常范围。

2. 糖皮质激素:呈肾病综合征改变的患者可使用糖皮质激素治疗。

3. 其他:如已有慢性肾功能不全,应按慢性肾功能不全的原则处理。

(徐　钢　黄　毅)

第三十四章 Fabry 病

【概述】

Fabry 病(Fabry disease),又称 Anderson-Fabry 病、弥漫性躯体血管角质瘤、糖鞘脂类沉积症等。1898 年由 Fabry 与 Anderson 分别报道。本病在临床罕见,属于溶酶体蓄积病的一种,人群发病率为 1/40000。Spada 等筛查男性新生儿的发病率高达 1/4600 ~ 1/3100。

Fabry 病是一种伴性隐性遗传(X 性连锁),致病基因 GLA 基因位于 X 染色体长臂 22 区(Xq22),编码 α 半乳糖苷酶 A(a-galactosidase A),故又称 α-GalA 缺乏症,为一种糖鞘脂类代谢障碍疾病。细胞溶酶体中 α 半乳糖苷酶 A 可水解神经鞘脂类化合物末端的 α 半乳糖残基,缺乏时导致酰基鞘氨醇己三糖苷(ceramid trihexoside)在血中和脏器(主要在肾、心血管、皮肤血管、眼等)逐渐蓄积而发病。男性半合子呈完全表现型;女性杂合子系携带者,可表现为轻症或非典型患者,病情发展较慢。

【临床表现】

1. 经典型临床表现:肾外表现,常于儿童或青春期出现症状。

(1) 开始表现为四肢剧痛(肢端感觉异常)。

(2) 血管角质瘤和少汗,血管角质瘤多表现为皮肤浅层的成簇状的点状的暗红或蓝黑的血管扩张区,大多密集分布于脐膝之间并呈两侧对称,通常包括髋部、后背、大腿、臀部、阴茎和阴囊,其他部位如四肢末端、口腔黏膜、结膜等区域也可受损。

(3) 眼部结合膜血管扩张弯曲,角膜混浊,晶状体前方的囊状颗粒,眼底静脉蛇形迂曲、动脉瘤扩张。

(4) 心血管损害:可有高血压。心电图显示传导阻滞,ST 段改变,T 波倒置,间断性的室上性心动过速,短 PR 间期等节律障碍。超声心电图显示进行性的左房室瓣脱垂,室间隔和左心室后壁增厚。可出现冠状动脉供血不足、心肌缺血、梗死。

(5) 脑血管病变:表现为基底动脉供血不足和动脉瘤,癫痫,失语或迷路病症或出血。

(6) 其他:肺及胃肠损害等。胃肠道症状表现为周期性腹泻、恶心、呕吐、肠道吸收不良等。也有病人肺部受损表现为慢性支气管炎、哮喘或呼吸困难。肺功能显示阻塞性功能障碍。

2. 肾损害:Fabry 病累及肾脏,终末期肾病是 Fabry 病患者尤其是男性半合子最常见的死亡原因,多在后期出现。

(1) 肾脏病理改变:主要是鞘糖脂沉积在肾小球毛细血管上皮及肾小管上皮细胞胞质中。光镜下可见肾小球、肾小管、肾间质细胞具有大的空泡,偏光镜下见双折光性脂体;肾小球毛细血管壁局灶性增厚,肾小球周围及间质纤维化。免疫荧光表现为阴性或非特异性物质沉积。电镜是 Fabry 病诊断的重要手段,可见溶酶体内有多个包涵体,尤其是肾小球足细胞、肾小管上皮细胞及血管内皮细胞,包涵体的大小和结构多样化,直径为 $1 \sim 3 \mu m$,形态可呈板层状、螺纹状、旋涡状、葱皮样或斑马纹状。

(2) 蛋白尿、血尿、管型尿、特征性的呈"马耳他十字架"的双折射脂质小球等。

(3) 水肿、高血压。

(4) 肾功能改变。尿浓缩功能减低、肾性尿崩症、酸化尿功能差而出现肾小管性酸中毒,肾小管对葡萄糖最大重吸收率减低,氨基酸尿等。

(5) 肾脏损害在 $3 \sim 15$ 年内逐渐进展,在 $30 \sim 40$ 岁发展为尿毒症。

【诊断】

Fabry 病累及多系统,临床表现多样。诊断主要依靠临床表现、家族史、α 半乳糖苷酶 A 活性检测和基因检测。

1. 有家族史,同时年轻患者出现蛋白尿及肾衰竭,伴有皮肤血管角质瘤、周期性的四肢剧痛,结合角膜混浊、心脑血管病变等情况时,应考虑本病的诊断。

2. α半乳糖苷酶 A 活性检测和基因检测:酶活性检测对男性半合子具有非常高的敏感度和特异度,但是在女性杂合子中有 1/3 的患者酶活性检测结果可在正常范围内,因此女性疑似病人必须经基因检测方能明确诊断。基因检测是诊断 Fabry 病的金标准,对于家系筛查具有重要意义。

【治疗方案及原则】

1. 对症治疗

(1)缓解疼痛。

(2)其他相应的对症处理:控制高血压与心力衰竭,抗血小板聚集等。

2. 酶替代治疗:是公认最有效的 Fabry 病治疗手段。目前用于治疗的人工重组酶主要有 agalsidase alfa(Replagal™)和 agalsidase beta(Fabrazyme®)两种。但是人工重组 α-Gal A 的价格非常昂贵,尚未在中国普遍应用。

3. 酶增强治疗:1-deoxygalactonorijimycin(DGJ)可促进 α-半乳糖苷酶 A 蛋白分子的折叠,增强其稳定性、减少降解。目前相关临床试验已在国外进行。

4. 肾脏替代治疗:尿毒症患者考虑透析或肾移植。

5. 基因治疗:目前尚未正式应用于临床。

(徐　钢　黄　毅)

第三十五章　脂蛋白肾病

【概述】

脂蛋白肾病(Lipoprotein Glomerulopathy,LPG)自 1987 年由日本学者 Saito 等首先报道,其肾活检组织学改变以肾小球毛细血管袢扩张,袢内充满淡染的、无定形的网眼状物质为主要特征。LPG 较为罕见,多见于亚洲国家,多数有家族史,少数散发,发病年龄以青壮年为多。男女之比约 2∶1。

【临床表现】

脂蛋白肾病患者具有以下临床特点:

(1) 有明确肾脏病家族史。

(2) 患者均存在蛋白尿或肾病范围的蛋白尿。

(3) 镜下血尿的发生率为 47.83%。

(4) B 超检查显示双肾体积明显增大。

(5) 骨髓细胞学检查证实存在与肾功能、肾小管间质病变无相关性的不同程度的正色素正细胞性贫血,提示 LPG 患者的贫血与原发病对造血系统的影响有关。

(6) 患者血浆胆固醇、三酰甘油及极低密度脂蛋白(VLDL)增加,血脂分析结果与Ⅲ型高脂血症类似,所有患者存在载脂蛋白 E(ApoE)水平增高。

【肾脏病理】

1. 光镜:受累的肾小球呈分叶状,体积明显增大,毛细血管袢高度扩张,袢内充满淡染的、无定形的网状物质;系膜基质轻-中度增宽;PASM-Masson 染色肾小球基底膜呈双轨样改变。部分肾小球可见系膜增生性病变,亦见系膜溶解;晚期可见肾小球硬化和球周纤维化;肾小管-间质病变出现较早,肾小管基膜增厚、肾小管萎缩、间质纤维化和间质细胞浸润。多数患者存在间质血管透明变性或纤维素样变性。

2. 免疫荧光:肾小球系膜区和毛细血管袢内载脂蛋白 B (ApoB)和 ApoE 阳性,并可在肾小球毛细血管袢腔中见到阳性团块状栓子;绝大多数患者肾组织免疫球蛋白、补体染色阴性,有的可见 IgM 阳性,极少数 IgA 阳性。

3. 电镜:肾小球毛细血管袢腔内充满排列成指纹状的低电子密度的嗜锇物质,内含大小不等的颗粒和空泡;红细胞、内皮细胞被挤压紧贴毛细血管壁。肾小球毛细血管袢内皮下、基膜内和系膜区也可见类似于脂蛋白栓塞的嗜锇物质,但无指纹状结构。足细胞胞质内可见大量溶酶体,足突融合,大量微绒毛形成。肾小球基底膜明显增厚,可见新形成的基膜。

【诊断】

LPG 的诊断必须依靠肾活检。若肾脏病理存在特征性的形态学改变——肾小球体积增大、肾小球毛细血管袢高度扩张、袢腔内充满层状改变的栓子,加之免疫组化 ApoB/ApoE 染色阳性,即可诊断为 LPG。

部分患者肾小球毛细血管袢脂蛋白栓塞表现不典型,仅表现为肾小球系膜增生性病变和系膜插入导致的基膜双轨样改变,可利用免疫组化技术进行 ApoE 和 ApoB 染色进行鉴别诊断。最具特征性的实验室检查指标是血清 ApoE 水平异常升高。本病还需与局灶性节段性肾小球硬化(FSGS)、膜增生性肾小球肾炎(MPGN)、脂质肾损害及结节样病变相鉴别。

【治疗方案及原则】

目前尚无有效的治疗方法,激素、免疫抑制剂、抗凝疗法对改善蛋白尿并无明显疗效,主要措施如下:

1. 降压治疗:血压应控制在 130/80mmHg(1mmHg = 0.133kPa)以下,对蛋白尿>1g/d 者,可降至 125/75mmHg 以下,首选 ACEI 或 ARB,可联合其他降压药,如 CCB、利尿剂或β-受体阻滞剂等。

2. 降脂治疗:目前,药物降脂的疗效结论不一。初步经验表明,长时间(半年以上)降脂治疗可使尿蛋白减轻或消失,重复肾活检示脂蛋白栓塞消失。

3. 免疫吸附:有报道部分 LPG 患者接受葡萄球菌蛋白 A

(SPA)免疫吸附治疗后,患者的尿蛋白、血清肌酐、胆固醇、三酰甘油及 ApoE 水平均明显下降,重复肾活检示肾小球毛细血管袢内脂蛋白栓子显著减少或消失,但仍需进一步积累经验。

4. 肾移植:文献仅报道了数例肾移植后复发的脂蛋白肾病患者,其长期存活的情况尚待观察。

5. 对于经限水、限盐仍水肿明显者,可适当使用利尿剂,大量蛋白尿者建议控制蛋白质的摄入 0.8g/(kg·d),以减少尿蛋白的排出。

6. 其他:防治并发症和合并症。

(高红宇)

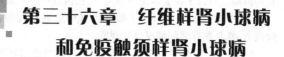

第三十六章 纤维样肾小球病和免疫触须样肾小球病

【概述】

纤维样肾小球病(fibrillary glomerulopathy,FGP)和免疫触须样肾小球病(immunotactoid glomerulopathy,IT)是指肾小球内存在类似淀粉样纤维丝样物质或呈中空的微管样结构的纤维样物质,但对淀粉样蛋白特殊染色阴性,一般不伴有系统性疾病的一类肾小球疾病。

FGP和IT的病因和发病机制不清,部分学者认为纤维样物质的形成可能是血循环中免疫复合物或单克隆蛋白在肾小球毛细血管超滤的特殊环境下在肾小球内沉积、聚合和修饰而成。由于免疫球蛋白或单克隆抗体的浓度及组成成分的某些差异,形成不同粗细与形状的FGP和IT的纤维样结构。

【临床表现】

FGP和IT的临床表现基本相似。

(1)患者年龄为10~80岁,发病高峰为40~60岁,男性患病比例偏高。几乎所有患者均有蛋白尿,其中60%~70%达到肾病综合征范畴。大多数患者(70%~80%)有镜下血尿,约半数以上的患者有高血压。多数患者肾功能持续恶化。男性、高血压和肾病综合征范畴蛋白尿可能为预后不良的临床因素。绝大多数患者无系统性疾病,故这类疾病一般属原发性肾小球病。也有少数病例,特别是IT患者被报道可合并有恶性肿瘤(如淋巴瘤、慢性淋巴细胞性白血病、浆细胞异常增殖等)、自身免疫性疾病(如干燥综合征等),故应认真排除继发性肾小球病的可能。

(2)实验室检查:包括抗核抗体、类风湿因子、血补体及血、尿蛋白电泳,大部分FGP和IT患者无异常。纤维丝样或微管样结构的纤维样物质沉积一般仅局限于肾脏。

(3) 病理学特点:①光镜:病变的肾小球主要表现为系膜增生和(或)肾小球基底膜增厚。光镜检查常见的病理改变为系膜增生性肾炎、膜增殖性肾炎、膜性肾病和增生硬化性肾炎等,部分病例可有新月体和透明血栓形成,晚期病例可出现肾小球球性硬化、肾小管萎缩和肾间质纤维化。尽管 FGP 和 IT 患者肾小球内纤维样物质分布部位与淀粉样变相似,但这些纤维样物质与淀粉样蛋白不同,一般不形成系膜区结节,并对淀粉样蛋白有特殊诊断价值的刚果红染色、硫黄素 T(thioflavin T) 等组织化学反应呈阴性,偏振光下也不呈特有的绿色双折光。②免疫病理:绝大多数 FGP 和 IT 患者肾组织免疫荧光显示 IgG、C_3 呈颗粒样分布于肾小球系膜区和(或) 沿肾小球毛细血管壁分布,部分患者可同时有 IgM 和(或)IgA 的沉积,一般强度较弱。Kappa 和 Lambda 轻链常可同时阳性。免疫组化和免疫电镜的研究结果显示,IgG、C3、Kappa 和 Lambda 轻链主要定位于肾小球系膜区和毛细血管壁,并在纤维样物质沉积部位分布。③透射电镜:FGP 的纤维丝和 IT 的微管状纤维样物质分布基本相似,呈弥漫性或多灶状主要分布于肾小球系膜区和(或)肾小球基底膜,偶有沿肾小管基底膜和肾间质内分布。多项研究报道 FGP 的纤维丝直径为 15～25nm,IT 的纤维呈中空的微管样结构,直径较粗为 30～51nm。FGP 的纤维呈无规则排列,纤维僵直,伸向各方;IT 的微管样纤维多呈平行规则排列,也可呈紊乱排列、形成团块。两种纤维样物质除分布在扩张的系膜区和增厚的基底膜内,也可分布于基底膜的上皮细胞侧或内皮细胞侧。

【诊断】

FGP 和 IT 主要依靠电镜下超微结构的特殊微管或微丝样结构明确诊断,并应除外造成类似表现的其他疾病。鉴别诊断如下:

(1) FGP 和 IT 与肾淀粉样变:典型病例可结合临床(淀粉样变为系统性疾病,而 FGP 与 IT 病变则往往局限于肾脏)及刚果红染色、电镜下纤维的粗细加以区分。FGP 及 IT 肾组织刚果红染色阴性。IT 中空的微管直径较粗(30～51nm),一般不易与肾淀粉样变纤维相混淆;FGP 的纤维丝直径为 15～25nm,约为淀粉样纤维直径的 2 倍(淀粉样变纤维直径为 7～15nm)。

此外,肾淀粉样纤维在肾小球系膜区常可呈无结构的团块或结节状,淀粉样纤维除分布于肾小球外,常可见在血管壁,有时在肾小管基底膜及肾间质,而 FGP 的纤维丝一般仅局限于肾小球内,与肾淀粉样变也有所不同。

(2) FGP 与轻链沉积病(light chain deposition disease, LCDD):LCDD 可表现为肾小球内的纤维样物质(直径 12~14nm)沉积,但较 FGP 的纤维直径更细。与 FGP 不同,LCDD 的沉积物只有一种轻链蛋白,多为 Kappa 轻链,而且患者尿及血中常可出现该种轻链,不少患者伴随有恶性浆细胞增生性疾病。而 FGP 患者通常 Kappa 和 Lambda 轻链同时沉积在肾小球,血、尿中均无轻链蛋白。

(3) FGP 和 IT 与冷球蛋白血症肾损害:冷球蛋白血症肾损害可表现为电镜下类似 IT 的微管样结构沉积,但常可同时存在其他一些杆状、纤维状、环形小体和指纹样结构的结晶,这些结构的直径为 25~80nm,基底膜内皮侧是较为固定的分布部位。冷球蛋白血症肾损害的肾小球内一般无 Kappa 及 Lambda 轻链成分沉积,血中常有冷凝集蛋白、类风湿因子阳性,临床上多有雷诺征及多发性关节疼痛。

(4) 与其他肾小球病的鉴别:某些肾小球病在电镜下可出现直径约 10nm 的微细纤维样物质,包括移植性肾小球病、局灶性节段性肾小球硬化、先兆子痫性肾损害、溶血性尿毒症、恶性高血压及糖尿病肾病等。上述各种肾小球病的纤维样物质很纤细,而且仅分布于基底膜内皮细胞侧,结合临床一般不难与 FGP 和 IT 相鉴别。

【治疗方案及原则】

国内外对该类疾病治疗结果的报道甚少,少数患者治疗效果显示,肾上腺皮质激素、肾上腺皮质激素加细胞毒药物(环磷酰胺)、肾上腺皮质激素加血浆置换均不能改变临床过程,疗效较差。对无禁忌证的肾病综合征或大量蛋白尿的患者可试用肾上腺皮质激素或加用环磷酰胺,治疗无效者应稍快、逐步撤去。对有高血压的患者积极控制血压。

(徐　钢　何晓峰)

第六篇

间质性肾病

第三十七章　急性间质性肾炎

【概述】

急性间质性肾炎(acute interstitial nephritis, AIN),也称急性肾小管间质肾炎,是一组由多种病因引起的以短时间内发生肾间质炎性细胞浸润、间质水肿、肾小管不同程度受损伴肾功能不全,而缺乏肾小球及肾血管的损伤,无间质的纤维化的临床病理综合征,该病是导致急性肾衰竭原因中较为常见的一种。药物不良反应和感染是本病最常见的病因,无任何致病因素者称为特发急性间质性肾炎。此外,自身免疫性疾病如系统性红斑狼疮、干燥综合征及排斥反应、肿瘤、遗传代谢及理化因素也可以引起。临床表现可轻可重,大多数均有明确病因,去除病因、及时治疗,疾病可痊愈或使病情得到不同程度的逆转。

【临床表现】

急性间质性肾炎因其病因不同,临床表现各异而无特异性。主要表现为少尿性或非少尿性急性肾功能不全,可伴有疲乏无力、发热及关节痛等非特异性表现。肾小管功能损害可出现低比重及低渗透压尿、肾小管性蛋白尿及水、电解质和酸碱平衡紊乱,部分患者表现为 Fanconi 综合征。

药物相关的急性间质性肾炎常有较为典型的病程:在使用致病药物数日或数周后出现肾功能损伤,尿量可减少或无变化,尿检异常,部分伴有肉眼血尿、无菌性白细胞尿、腰痛,一般无高血压和水肿,常伴有全身过敏症状如发热、皮疹、嗜酸粒细胞增多三联征,多数患者伴有恶心、呕吐等消化道症状。不同药物导致的急性间质性肾炎临床表现不完全一样。一些患者即使原先对某种药物耐受,再次使用该药物亦可出现急性间质性肾炎。非甾体抗炎药所致的急性间质性肾炎可出现大量蛋白尿。

感染相关性急性间质性肾炎患者多伴有感染的征象,如发热、寒战、头痛、恶心、呕吐甚至败血症表现,甚至可伴有其他器官系统症状,如肺炎、心肌炎、肝损害等。其中急性肾盂肾炎并发肾实质感染最为常见。

特发性急性间质性肾炎多见于青年女性,临床表现为乏力、发热、皮疹、肌肉疼痛、眼葡萄膜炎,部分患者伴淋巴结肿大,尿检示轻至中度的蛋白尿,肾小管损伤明显,非少尿性肾功能不全。约 1/3 的患者可合并眼部症状,眼部症状可在肾脏病出现之前数周、同时或之后数月内出现。80% 主要局限于前色素膜,但也有后色素膜受累的报道。临床可没有症状,但也可出现眼痛、畏光、流泪、视力损害等表现。体检可发现睫状体充血或混合性充血、房水浑浊、出现角膜后沉积物及虹膜粘连。20% 的患者可出现虹膜后粘连、眼内压改变等并发症。实验室检查可有贫血、嗜酸粒细胞增多、红细胞沉降率增快、C 反应蛋白(CRP)及球蛋白升高。该型激素治疗效果明显。

其他临床表现:系统性疾病所致的急性间质性肾炎可同时出现该系统疾病所特有的临床表现,如系统性红斑狼疮患者可有面部红斑、关节痛、光过敏、脱发、频发口腔溃疡等,干燥综合征患者可出现口干、眼干、多发龋齿等。

【诊断】

出现不明原因的急性肾功能不全时要考虑急性间质性肾炎可能。感染或药物应用史、临床表现、实验室及影像学检查有助于诊断,但肾脏病理仍然是诊断急性间质性肾炎的金标准。

(一)临床表现

1. **药物热**:用药后 3 ~ 5 天出现。

2. 皮疹:多形性红斑和荨麻疹。

3. 急性肾功能损害:迅速出现少尿或非少尿急性肾功能损害。

4. 常伴近端及远端肾小管功能损害,出现肾性糖尿及低比重、低渗透压尿。

5. 其他:季肋部痛、关节痛、淋巴结肿大、肝功能异常、血小板减少、溶血偶可见。

(二)实验室检查

1. 血常规:嗜酸粒细胞增多。

2. 尿常规

(1)血尿:肉眼或镜下血尿。

(2)白细胞尿:行 Wright 染色,主要为嗜酸粒细胞。

(3)蛋白尿:轻、中度蛋白尿,如肾小球受损可产生大量蛋白尿。

(4)管型尿:包括红、白细胞管型及颗粒管型。

3. 血生化:血 BUN、Scr 升高。

4. 血免疫球蛋白:IgE 含量升高。

(三)特殊检查

B 超检查显示双肾体积增大。

(四)诊断标准

1. 有过敏性药物应用史。

2. 有药物过敏表现。

3. 尿检异常。

4. 急性肾功能损害或肾小管功能紊乱。

有上述1、2 两条,再加上3、4 条中任何一条即能做出临床诊断,不够上述标准(如缺少两条)时,必须进行肾穿刺病理检查来确诊。

药物热、药疹及嗜酸粒细胞增多是药物性急性间质性肾炎的典型表现。但近年发现只有 10%～40% 的患者有上述症状。

【治疗方案及原则】

1. 去除病因:停用过敏或可疑药物。

2. 糖皮质激素：一般给予泼尼松 0.5~1.0mg/（kg·d），在 4~6 周内减量直至停用，不宜用药过长。

3. 透析治疗：少尿型合并严重内环境紊乱的患者应尽早开始透析；非少尿而临床情况较稳定者，无需透析，可在保守治疗下等待肾功能的恢复，但如保守治疗效果欠佳，应尽快开始透析。

（韩　敏）

第三十八章 慢性间质性肾炎

【概述】

慢性间质性肾炎(chronic interstitial nephritis),又称慢性小管间质肾炎,是以慢性肾小管-间质性损伤为主的肾间质疾病。临床表现为轻度蛋白尿、肾小管功能障碍、慢性肾衰竭;病理改变以肾小管萎缩及肾间质纤维化为主要特征,有时可有少量淋巴细胞、单核-巨噬细胞等炎性细胞浸润。慢性间质性肾炎由多种病因所致,包括遗传、药物、尿路疾病、感染性疾病、免疫系统疾病及理化因素等。发病机制可能是在各种原因的作用下,肾小管结构丧失、肾间质慢性缺血以及免疫异常等因素共同作用导致肾间质纤维化发生。

【临床表现】

慢性间质性肾炎常为隐匿、慢性或急性起病,因肾间质慢性炎症改变,主要为纤维化组织增生,肾小管萎缩,故常有其共同临床表现。

1. 患者常表现为逐渐出现的多尿或夜尿增多,并伴有不同程度的纳差、乏力、消瘦等非特异症状,一般无水肿,一些病例可无任何临床症状,只在体检或因其他疾病就诊时发现轻度尿改变、肾功能减退、贫血、肾性骨病而怀疑本病。部分患者经询问病史可发现有用药史或理化因素接触史。部分由系统性疾病所致者可有原发病的表现。

2. 尿常规通常表现为轻度蛋白尿(定性微量~+,定量一般<0.5g/d),尿蛋白常为小分子的肾小管性蛋白尿。尿沉渣中可有少量白细胞,一般无红细胞和管型。实验室检查可出现低比重尿、糖尿、氨基酸尿、磷酸盐尿、碱性尿及低磷血症、高钙血症、低钠血症、高钾或低钾血症及肾小管酸中毒。

3. 若伴有肾乳头坏死,可在病程中出现高热、腰痛、肉眼血尿及尿路刺激征等,常见原因为糖尿病、肾盂肾炎、止痛剂肾病、尿道梗阻或血管炎。急性肾乳头坏死可出现急性肾衰竭,尿沉渣中可找到坏死的组织碎片,肾盂造影可见环状阴影或充盈缺损,慢性者可见肾髓质及肾乳头部钙化阴影,临床尿浓缩功能减低。

4. 慢性间质性肾炎可波及肾小球和血管,导致相应功能受损,早期为内生肌酐清除率下降,其后血清肌酐可升高。晚期肾小球和血管受累严重时,可出现慢性肾功能不全的症状,如恶心、呕吐、厌食等,贫血常很严重,并且与肾功能减退的程度不成比例。约一半患者发生高血压,但程度往往不及肾小球肾炎引起的高血压严重。

【诊断】

(一)临床表现

1. 具有原发病的临床特征。

2. 有肾小管浓缩功能障碍,如烦渴、多饮、多尿等肾性尿崩症的症状。

3. 近端小管受累可出现糖尿、碳酸氢盐尿等。

4. 可出现肾小管酸中毒,或有失盐性肾炎,或有失钾性肾病的表现。

5. 可有尿路刺激征。

6. 肾乳头坏死者常有腹部绞痛及肉眼血尿等。

7. 晚期有贫血、高血压及尿毒症综合征。

(二)实验室检查

由于病因不同,实验室检查结果不尽一致。

1. 肾小管功能紊乱:多尿、夜尿、低比重尿或尿渗透压降低。

2. 蛋白尿:少量蛋白尿,一般为 $1.5 \sim 2.0 g/24h$。

3. 小分子蛋白尿:尿溶菌酶、N-乙酰-β-氨基葡萄糖苷酶(NAG)、视黄醇结合蛋白(RBP)、尿 β_2-微球蛋白(β_2-MG)、免疫球蛋白轻链 T-H 黏蛋白排泄量增多。

4. 尿细胞:主要为嗜酸粒细胞增多。

5. 尿细菌培养可阳性。

（三）鉴别诊断

慢性肾小球肾炎常有水肿、高血压病史，多有蛋白尿（>2g/24h），且为肾小球性，常有管型尿，肾小球损害较明显，肾盂造影无异常发现。而慢性间质性肾炎多无水肿、高血压病史，为轻度蛋白尿（<2g/24h），且为肾小管性，尿检仅少量白细胞，肾小管功能损害较明显，并早于氮质血症，肾盂造影可能有异常，如鉴别有困难，可考虑做肾活检，以确诊或排除慢性肾小球肾炎。

【治疗方案及原则】

1. 去除病因：如停用有关药物，清除感染灶，解除尿路梗阻等。

2. 对症支持治疗：纠正肾性贫血、电解质、酸碱及容量失衡。

3. 促进肾小管再生：冬虫夏草有促进肾小管上皮细胞的生长、提高细胞膜的稳定性、增强肾小管上皮细胞耐受缺氧等作用，对小管间质性肾炎有一定治疗作用。

4. 免疫抑制剂：自身免疫性疾病、药物变态反应等免疫因素介导的慢性间质性肾炎，可给予免疫抑制剂治疗。

5. 抑制间质纤维化进展：伴有高血压者应积极控制血压，应用拮抗肾素-血管紧张素系统的药物、低蛋白饮食等。

6. 血液净化治疗：出现明显尿毒症症状、有血液净化指征者，应实施血液净化治疗，条件允许也可行肾移植。

（韩　敏）

第三十九章　马兜铃酸肾病

【概述】

马兜铃酸肾病(Ari-stolochic acid nephropathy)，又被称为关木通中毒性肾病，是一类由关木通及相关的药物所造成的急性或慢性肾小管间质疾病。马兜铃酸肾病的确切发病机制仍不明确。现有研究表明，马兜铃酸主要损伤肾小管上皮细胞，但不同剂量的马兜铃酸损伤肾小管、导致间质纤维化的机制并不相同。马兜铃酸肾病以肾小管间质病变为主，但因服药剂量(包括单次和累积剂量)、服用时间和病程以及肾脏基础疾病的不同，不同个体间病理改变存在显著差别。一般大剂量马兜铃酸急性肾中毒(即急性马兜铃酸肾病)，肾脏病理以肾小管上皮细胞坏死和肾小管"裸膜"为特征，病程迁延者可见慢性马兜铃酸肾病的病变特征。小剂量马兜铃酸慢性中毒造成的慢性马兜铃酸肾病，肾脏病理以寡细胞性间质纤维化为特征，酷似Balkan肾病。

【临床表现】

马兜铃酸肾病的临床表现多样化，也与服用马兜铃酸剂量、时间和病程及肾脏基础疾病相关，临床主要表现为急性和慢性肾功能不全，极少数患者表现为单纯肾小管功能障碍。此外，马兜铃酸肾病容易伴发泌尿道肿瘤。

1. 急性马兜铃酸肾病：此类患者多因尿路结石、腰腿痛或肾小球肾炎等原因在短期内服用了大剂量关木通(单味或含木通的复方汤剂)而发生急性肾损伤，但小剂量关木通甚至含马兜铃酸的中成药(如龙胆泻肝丸、冠心苏合丸等)也可导致急性肾衰竭。患者发病迅速，通常在服药后不久(短至2小时内)即出现上消化道中毒症状如恶心、呕吐，严重者可有上消化道出血、肝功能异常以及血小板减少。50%的患者有贫血和高血压。均有肾功能不全，半数患者表现为非少尿型急性肾衰竭。服药量较大者（木通摄入总量常超过50g）可发生少尿型急性肾衰竭。原有肾病的患者在服药后症状加重，尿量减少，血清肌酐和尿素氮进行性升高。血尿酸常常正常或低于正常。肾脏体积增大或正常，肾锥体肿大，皮质回声可增强。尿液检查可有少量蛋白尿，尿蛋白以小分子量蛋白为主，通常无血尿或仅见少量均一型红细胞尿。肾小管功能受损严重，表现为肾性糖尿、氨基酸尿和肾小管酸中毒。RBP、NAG及溶菌酶均显著升高，其中RBP升高尤为突出。绝大多数急性马兜铃酸肾病患者肾功能无法恢复而转为慢性马兜铃酸肾病。

2. 慢性马兜铃酸肾病：慢性马兜铃酸肾病主要因长期小量服用含马兜铃酸的药物所致，少数由急性马兜铃酸肾病发展而来。患者多因头痛、耳聋耳鸣、眼涩、便秘、肾结石或慢性肾小球肾炎等原因长期连续或间断服用了含马兜铃酸的中药制剂而得病。患者起病非常隐匿，症状多不典型。早期常无任何症状，甚至在停药半年或更长时间后才出现贫血、乏力、纳差、夜尿增多或低钾性软瘫等症状，常常被误诊为消化系统或血液系统疾病，确诊时已经存在不同程度肾功能减退，绝大部分伴有中至重度贫血，贫血程度较肾功能受损程度更加严重。半数患者有糖尿和（或）氨基酸尿。高血压发生率报道不一，可能与患者年龄、肾功能损害程度有关，血压常为轻至中度升高。B超检查显示肾脏明显缩小，肾包膜不规整，可呈裙边样改变，或双肾大小不对称。但起病初有大剂量马兜铃酸中毒史、病程相对短的患者，其肾脏大小可正常，糖尿和氨基酸尿阳性率仍较高。尿液常规检查可为正常，也可有糖尿或少量蛋白尿（尿蛋白定量<1.5g/24 h），尿蛋白电泳显示以小分子量蛋白尿为主（小分子量尿蛋白占60%以上）。尿沉渣检查正常或仅有少量红细胞尿，无白细胞尿。尿RBP明显升高，而NAG可正常或轻度升高。肾性糖尿和氨基酸尿阳性率低于急性马兜铃酸肾病，部分患者仍可表现为Fanconi综合征。尿酸化功能检查显示远端肾小管性酸中毒和（或）近端肾小管性酸中毒。慢性马兜铃酸肾病停药后仍可逐渐发展至终末期肾衰竭。

3. 单纯肾小管功能障碍:少部分患者就诊时肾功能正常,仅有单纯性肾小管功能障碍,如 Fanconi 综合征、肾性糖尿、肾小管酸中毒和多尿等。肾脏病理改变轻,主要表现为肾小管上皮细胞变性,可有灶性刷状缘脱落。免疫荧光肾组织无免疫球蛋白沉积。这类患者摄入马兜铃酸剂量较小,病程短,停药后肾小管功能障碍可以减轻或恢复正常,但也可逐渐转为慢性肾功能不全。这一类型可能是慢性马兜铃酸肾病的一种早期表现,应密切随访观察肾小管功能和肾小球滤过功能的变化。

4. 肿瘤:慢性马兜铃酸肾病合并泌尿系统肿瘤的发生率非常高。以输尿管或肾盂癌最多见,少数为膀胱乳头状肿瘤,而且肿瘤呈多灶性。

【诊断】

临床诊断马兜铃酸肾病一般需要以下条件:

1. 明确服用了含马兜铃酸的草药(尤其是关木通),或服用的药物中检测到马兜铃酸,或患者血液中含有马兜铃酸。

2. 临床表现有肾功能不全、严重贫血和肾小管功能障碍(小分子蛋白尿、肾性糖尿、氨基酸尿或 Fanconi 综合征),无或少量红细胞尿(但在肾小球疾病基础上发生马兜铃酸肾病时,仍可有蛋白尿和血尿)。

3. 肾脏病理改变。急性马兜铃酸肾病除广泛或片状肾小管上皮细胞坏死外,小管基底膜裸露及无肾小管细胞再生是相对特征性的病变。慢性马兜铃酸肾病突出表现为皮质区或皮髓交界处广泛间质纤维化和肾小管数量减少,无明显细胞浸润。

4. 排除其他原因造成的肾小管间质性疾病,如药物、自身免疫性疾病、单克隆免疫球蛋白沉积病、肾缺血等。

马兜铃酸引起的急性肾小管坏死需与其他原因造成的中毒性急性肾小管坏死相鉴别。结合服药史或毒物接触史以及肾小管功能损害的特点,肾脏病理显示肾小管基底膜裸露而无细胞再生,鉴别诊断一般并不困难。

【治疗】

不论急性或慢性马兜铃酸肾病,目前均无有效的治疗方法。

1. 及时停药。

2. 纠正电解质及酸碱平衡紊乱。

3. 促进肾脏恢复:对急性马兜铃酸肾病,治疗上应力求促进肾小管上皮细胞修复,阻止肾小管间质病变向慢性化病变发展。中药冬虫夏草能促进肾小管上皮细胞生长,但尚无对照研究证明冬虫夏草能改善急性马兜铃酸肾病的预后。

4. 慢性肾功能不全治疗:对慢性马兜铃酸肾病肾功能不全患者,治疗的目标在于抑制肾小管间质纤维化的进展,延缓慢性肾衰竭的发展,治疗方法可参照一般慢性肾衰竭的非透析疗法。对病变已进展至终末期肾衰竭的患者,应适时予以肾脏替代治疗或肾移植。值得注意的是,由于此类患者在接受透析或移植后数年仍会罹患复发率和恶性程度较高的尿路移行上皮癌,因此国外学者对此类终末期肾衰竭患者建议在进行肾移植的同时行双肾及输尿管摘除。

（韩　敏）

第七篇

结石与梗阻性肾病

第四十章　尿路结石

【概述】

　　尿路结石是最常见的泌尿系统疾病之一。好发于 30~50 岁的青壮年人群,男性多于女性,发病比例为(4~5):1。迄今为止,我国还缺乏有关尿路结石发病率的准确数据,推算为 1%~5%,南方高达 5%~10%;年新发病率为(150~200)/10 万人,其中 25% 的患者需住院治疗。尿路结石复发率较高,2~7 年内复发率为 22.6%~51.0%,10 年内为 80.0%。近年来,我国泌尿系结石的发病率有增加趋势,是世界上三大结石高发区之一。

　　尿路结石按部位分为肾结石、输尿管结石和膀胱结石。按结石成分分为钙质结石(70%~80% 为含钙结石,如草酸钙、磷酸钙结石)、非钙性结石(如尿酸结石、磷酸镁铵结石、胱氨酸结石等)。根据结石形成机制的不同,分为与代谢相关的结石和感染性结石。虽然部分肾结石有明确的原因,如甲状旁腺功能亢进及各种原因引起的高尿钙症、高尿酸尿症和高草酸尿症、肾小管酸中毒、海绵肾、痛风、异物、长期卧床、解剖结构异常导致尿路梗阻和感染等,但大多数钙结石的形成原因仍不清楚。其他与尿路结石形成相关的因素包括年龄、性别、职业、社会经济地位、饮食成分和结构、水分摄入量、气候和遗传背景等。

　　【临床表现】

　　1. 症状:主要取决于结石的大小、形状、所在部位和结石对尿路的刺激和损伤,梗阻及继发感染等。

(1) 无症状结石:肾结石可以完全无症状,甚至发生梗阻时亦无症状,而因其他原因做腹部平片或B超时偶然发现。有些病例则可能有镜下血尿,有些病例因为存在原发疾病(如甲状旁腺功能亢进或痛风)检查时发现结石。

(2) 疼痛:患侧的腰部和上腹部隐痛、钝痛甚至绞痛,少数患者表现为对侧腰痛,多为阵发性。开始时是腰部或上腹部隐痛,逐渐加强至剧痛,疼痛常放射到下腹部、腹股沟、大腿内侧或外阴部。绞痛发作时可伴有出冷汗、恶心或呕吐。肾绞痛往往在剧烈运动和旅行颠簸后发作、加剧,也可在夜间或清晨突然发生。随着结石的排出,疼痛可立即消失。

(3) 血尿:近75%的患者在疼痛发作时出现肉眼或镜下血尿,或从尿中排出结石。在无症状的肾结石,如有血尿,则多为轻度镜下血尿,如结石有移动,则有肉眼血尿。

(4) 尿路梗阻和尿路感染:结石患者由于可能引起尿路梗阻,容易发生尿路感染,可为无症状性细菌尿或有明显的尿路感染症状。梗阻再加上感染,可导致肾盏积液或积脓,进一步引起肾实质感染、瘢痕形成,可发展为肾周感染。

(5) 肾衰竭:独肾患者因结石堵塞输尿管,造成急性梗阻,偶亦可发生双侧输尿管堵塞造成急性肾衰竭。结石引起的慢性肾脏感染或梗阻性肾病均可发展为慢性肾衰竭。

2. 体征:体格检查可无明显阳性体征。部分患者患侧肾区可有叩击痛。输尿管走行区结石相应部位有压痛。肾绞痛发作时,患者往往大汗淋漓、面色苍白、辗转不安,难以静卧。结石梗阻引起严重肾积水时,可在上腹部触及增大的肾脏。

3. 并发症:尿路结石常见并发症有尿路感染、尿路梗阻、梗阻性肾病、脓肾、肾衰竭。

【诊断】

(一) 诊断原则

除确定患者结石的存在外,还应了解结石的部位、大小、数目及结石对肾脏所造成的影响,判断肾功能并加以保护。有无感染存在对尿石症的治疗和防治有重要意义。明确结石的病因,以防治结石的发展及复发。

(二)诊断依据

1. 病史和体检:病史中多有典型的腰痛、肾绞痛和血尿,或曾从尿道排出过结石。体格检查可无明显阳性体征;部分患者患侧肾区可有叩击痛。结石梗阻引起严重肾积水时,可在上腹部触及增大的肾脏;输尿管走行区结石相应部位有压痛。对于反复发生肾结石的患者,要检查颈部,注意有无肿大的甲状旁腺。

2. 实验室检查:尿液常规检查可见红细胞、白细胞或结晶;尿 pH 在草酸盐及尿酸盐结石患者中常为酸性,在磷酸盐结石患者中常为碱性。合并感染时尿中出现较多的脓细胞,尿细菌学培养常为阳性,计数大于 10 万/ml 以上。并发急性感染及感染较重时,血常规检查可见白细胞总数及中性粒细胞升高。多发性和复发性结石的患者,应寻找尿路结石形成的代谢因素。查血尿酸、甲状旁腺激素(iPTH)、血钙、血胱氨酸、草酸浓度;尿钙、尿草酸、尿枸橼酸水平等。

3. 影像学检查:对所有具有泌尿系结石临床症状的患者都应该做影像学检查,其结果对于结石的进一步检查和治疗具有重要的价值。

(1) B 超检查:可以发现直径在 4mm 以上的 X 线阳性及阴性结石,并了解结石以上尿路的扩张程度,间接反映肾实质和集合系统的情况。超声可作为泌尿系结石的常规检查方法,尤其是在肾绞痛时作为首选方法。

(2) 尿路平片:尿路平片可以发现大部分 X 线阳性结石,能大致地确定结石的位置、形态、大小和数量。

(3) 静脉尿路造影(IVU):可了解尿路有无解剖异常,确定结石位置,发现尿路平片上不能显示的 X 线阴性结石。还可以了解分侧肾脏的功能,确定肾积水程度。在一侧肾脏功能严重受损或者使用普通剂量造影剂而肾脏不显影的情况下,采用加大造影剂剂量(双剂量或大剂量)或者延迟拍片的方法往往可以达到肾脏显影的目的。肾绞痛发作时,由于急性尿路梗阻往往会导致尿路不显影或显影不良,因此给结石的诊断带来困难。

（4）CT 扫描：尽管尿路结石诊断通常不需要 CT 检查，但螺旋 CT 能够检出其他常规影像学检查中容易遗漏的小结石，尤其适合急性肾绞痛患者。

（5）逆行或经皮肾穿刺造影：不作为常规检查手段，仅在静脉尿路造影不显影或显影不良以及怀疑是 X 线阴性结石，需要做进一步的鉴别诊断时应用。

【治疗方案及原则】

（一）肾绞痛的治疗

1. 药物治疗

（1）解痉药：常用药物有硫酸阿托品和山莨菪碱（654-2），654-2 的通常剂量为 10～20mg，肌内注射；黄体酮和 α-受体阻滞剂（坦索罗辛）可以抑制平滑肌的收缩而缓解痉挛，对止痛和排石有一定的疗效。

（2）阿片类镇痛药：常用药物有二氢吗啡酮（5～10mg，肌内注射）、哌替啶（50～100mg，肌内注射）、强痛定（50～100mg，肌内注射）和曲马多（100mg，肌内注射）等。阿片类药物在治疗肾绞痛时不应单独使用，一般需要配合阿托品、654-2 等解痉类药物一起使用。

2. 外科治疗：当疼痛不能被药物缓解或结石直径大于 6mm 时，应考虑采取外科治疗措施。

（二）肾结石治疗

临床上绝大多数尿路结石可以通过微创的治疗方法将结石粉碎并排出体外，少数比较小的尿路结石可以选择药物排石。

1. 内科治疗：结石直径小于 6mm；结石表面光滑；结石以下尿路无梗阻；结石未引起尿路完全梗阻，停留于局部少于 2 周；特殊成分的结石，对尿酸结石和胱氨酸结石推荐采用内科治疗。

（1）增加液体摄入：每日饮水 2000～3000ml，使尿量增加至 2.0～2.5L/24h。鼓励患者睡前及半夜多饮水，保持夜间尿液呈稀释状态，有利于减少结晶形成和排除小结石。

（2）改变饮食习惯：包括限制盐、蛋白质和草酸摄入。每

天钠摄入应控制在 3g 以内;蛋白质摄入量控制在 0.8~1.0g/
(kg·d)。菠菜、红茶及巧克力等食物草酸含量高,应尽量减少
摄入。高尿酸血症和高尿酸尿时要吃低嘌呤饮食,避免进食动
物内脏、鱼和咖啡等。

(3) 药物治疗:双氯芬酸钠栓剂塞肛、口服坦索罗辛 (α-
受体阻滞剂) 0.4mg/d,连用 2 周,可促进输尿管结石排出。尿
酸结石患者可口服别嘌呤醇,常用剂量为 300mg/d,可根据肾
功能和临床需要做适当增减。口服枸橼酸氢钾钠,每次剂量为
3~5g 口服,3 次/d,以碱化尿液维持尿液 pH 在 6.8~7.2,抑制
尿酸结石形成。

2. 体外冲击波碎石(ESWL):是目前治疗直径≤2cm 的肾
结石的标准治疗方法;直径>20mm 的结石或鹿角形结石可采
用经皮肾镜或联合应用 ESWL。若单用 ESWL 治疗,建议于
ESWL 前插入双 J 管,防止"石街"形成阻塞输尿管。

禁忌证包括孕妇、不能纠正的出血性疾病、结石以下尿路
有梗阻、严重肥胖或骨骼畸形、心力衰竭、严重心律失常和泌尿
系统活动性结核等。推荐 ESWL 治疗次数<5 次,否则应该选
择经皮肾镜取石术(PNL),间隔的时间以 10~14d 为宜。

3. 微创手术

(1) 经皮肾镜取石术:适用于所有需开放手术干预的肾结
石,包括完全性和不完全性鹿角结石、直径≥2cm 结石、有症状
的肾盏或憩室内结石、体外冲击波难以粉碎及治疗失败的结石。

(2) 输尿管镜取石术:逆行输尿管镜治疗肾结石以输尿管
软镜为主,其损伤介于 ESWL 及 PNL 之间。配合钬激光治疗肾
结石(直径<2cm)和肾盏憩室结石,取得了良好效果。

4. 开放性手术:少数较复杂的肾结石患者需手术治疗。手
术方式包括单纯性肾盂或肾窦内肾盂切开取石术,肾盂肾实质
联合切开取石术,无萎缩性肾实质切开取石术,肾脏部分切除
术和全切除术等。

(刘晓城　汪志祥)

第四十一章　梗阻性肾病

【概述】

梗阻性肾病(obstructive nephropathy)是指泌尿系统结构和(或)功能改变,尿液排泄障碍所致的肾实质病变及功能损害。它是急、慢性肾衰竭的常见病因之一,也是难治性反复发作性尿路感染的常见诱因。本病发病年龄呈双峰特点,儿童多见于先天性泌尿系统畸形,老年男性患者与前列腺肥大有关。梗阻性肾病的肾脏病理以炎症、肾小管萎缩及间质纤维化为特征。

【临床表现】

梗阻可发生在尿路的任何部位,上自肾小管,下至尿道终末。临床表现复杂多样,主要取决于梗阻部位、急性或慢性、完全性或不完全性、单侧或双侧等。常见的症状有:

1. 排尿困难和尿量改变:膀胱以下的梗阻常出现排尿困难,表现为排尿费力,尿呈细线状,排尿不尽感,亦可出现尿频、尿急、尿潴留及尿失禁。若长时间梗阻,肾浓缩功能减退,可出现烦渴、夜尿增多。尿量可时多时少,特别在输尿管梗阻时多见。如果为单侧梗阻,而对侧肾脏及输尿管正常,则排尿和尿量可正常;而突发急性无尿和肾衰竭是双侧完全性梗阻的突出表现。

2. 疼痛:腹部疼痛是梗阻性肾病的常见症状,这是由于梗阻以上的管腔内压力增高,管腔扩张,急剧膨胀引起的。

3. 尿路感染。

4. 腹部包块:长时间尿路梗阻可使肾脏体积增大,肾积水,在肋腹部出现肿物。下尿路梗阻时,可在耻骨上扪及表面光滑胀大的膀胱,尿液潴留可达2000ml以上。

5. 肾衰竭:双侧完全性梗阻可出现突然无尿及急性肾衰竭。慢性梗阻性肾病终末期可出现慢性肾衰竭。

6. 肾小管功能障碍。

7. 高血压：约 30% 的单侧急性梗阻可发生高血压，双侧慢性梗阻的高血压发生率更高。

8. 贫血与红细胞增多症：慢性梗阻性肾病引起的肾衰竭可出现贫血，但也有少数高位梗阻者可出现红细胞增多症。

【诊断】

首先确定是否存在尿路梗阻、病变部位、程度、有无感染以及肾功能的情况等。根据患者的症状和体征确定梗阻性肾病的存在，影像学检查提示双肾大小不等或缩小，肾脏两极的病变呈桑葚样改变，诊断可基本确立。

(一) 临床表现

分为梗阻及肾病症状两部分。其表现与梗阻的部位、梗阻的程度有关。

1. 梗阻症状

(1) 上尿路梗阻：绞痛或腰部酸痛不适、血尿。严重肾盂积液时，可扪及腹部包块。

(2) 下尿路梗阻：①完全梗阻：患者无尿、下腹胀疼(充盈的膀胱)。②不完全梗阻：患者排尿困难、尿频、尿流变细或中断，残余尿增多。

2. 肾脏病症状

(1) 肾小管功能受损表现：多尿、夜尿、烦渴、酸中毒。

(2) 肾功能不全：少尿甚至无尿、纳差、恶心、呕吐及体重减轻。

(3) 高血压。

3. 感染的症状：梗阻易导致感染而出现与感染有关的症状。

4. 红细胞增多症：可见于肾肿瘤、肾囊肿、多囊肾或肾积水患者。

(二) 实验室检查

实验室检查异常与引起梗阻的病因有关。

1. 肾衰竭时，可有贫血、感染时血白细胞计数可增高。

2. 尿比重降低，渗透压减低，尿中有少量的蛋白、红细胞和白细胞。

（三）特殊检查

1. B超检查：①可探知积水的情况；②肾脏大小；③结石抑或肿瘤；④膀胱残余尿。

2. KUB：可帮助发现肾、输尿管结石。双肾影增大，表面不规则，尤以肾脏上、下两极更明显。

3. 静脉肾盂造影、输尿管肾盂造影；显示输尿管或输尿管肾盂梗阻。

4. CT及MRI：确定梗阻的部位及病因。

（四）诊断标准

（1）有尿路梗阻的证据。

（2）有肾损害。

（3）肾外形不规整，以肾两极尤为明显。

【治疗方案及原则】

1. 维持水、电解质平衡。

2. 尿路感染：需做细菌培养和药敏试验选择敏感抗生素。

3. 控制高血压。

4. 肾衰竭：梗阻引起终末期肾衰竭的患者可进行透析治疗，也可选择肾移植，但术前通常做双肾切除，以去除感染。

5. 外科治疗：根据患者的全身情况、病情缓急、单侧或双侧决定治疗方式。急性完全性尿路梗阻出现急性肾衰竭时需立即处理。机械性梗阻必须手术矫治。

（韩　敏）

第八篇

多囊肾病

 第四十二章 多囊肾病

【概述】

多囊肾病(polycystic kidney disease,PKD)是一种遗传性肾囊肿性疾病,包括常染色体显性多囊肾病(autosomal dominant polycystic kidney disease, ADPKD)和常染色体隐性多囊肾病(autosomal recessive polycystic kidney dis ease,ARPKD),ADPKD多见于成人,ARPKD多见于婴幼儿。

ADPKD是一种常见的遗传性肾病,患病率为1‰~2‰,其中60%的患者有家族遗传史,其余40%系患者自身基因突变所致。目前已经明确引起PKD的突变基因主要有PKD1和PKD2两种。该病也是一种系统性疾病,可引起心瓣膜病,脑动脉瘤,肝、胰及脾等器官囊肿。60岁以上患者50%将发展至终末期肾衰竭,占终末期肾衰竭病因的5%~10%。

ARPKD是一种隐性遗传性肾病,患病率约为1/20 000存活新生儿,目前已发现其发病与PKHD1基因有关。ARPKD患儿中,50%在出生后数小时至数天内死于呼吸衰竭或肾衰竭,存活至成人者一般伴有重度的肝纤维化及门静脉高压。

【临床表现】

ADPKD是一种累及全身多个系统的疾病,其临床表现包括肾脏表现和肾外表现。

1. 肾脏表现:ADPKD患者的很多症状都与肾囊肿的发展密切相关。

(1) 腹部包块:多在 30~40 岁后因腹部包块而就诊。肾脏皮质、髓质存在多发性液性囊肿,直径从数毫米至数厘米不等,囊肿的大小、数目随病程进展而逐渐增加。男性患者肾囊肿增大的程度高于女性患者。

(2) 腹痛:腹部疼痛甚至绞痛(常为伴发肾结石者)。随年龄及囊肿增大症状逐渐明显,女性更为常见。急性疼痛或疼痛突然加剧常提示囊肿破裂出血,结石或血块引起的尿路梗阻或合并感染。慢性疼痛多为增大的肾脏或囊肿牵拉肾包膜、肾蒂,压迫邻近器官引起。巨大肝囊肿也可引起右肋下疼痛。

(3) 血尿:90% 以上的患者有囊内出血或肉眼血尿。引起血尿的原因有囊肿壁血管破裂、结石、感染或癌变等。一般血尿均有自限性,2~7 天可自行消失。若出血持续 1 周以上或患者年龄大于 50 岁,需排除癌变的可能。

(4) 泌尿系感染:逆行感染为主要途径。

(5) 高血压:血压的高低与肾脏大小、囊肿多少成正比关系,且随年龄增大不断升高。

(6) 晚期常合并肾功能不全或尿毒症。

2. 肾外表现:除肾脏外,ADPKD 还可累及消化、心血管、中枢神经以及生殖系统等。肾外病变可分为囊性和非囊性两类。

囊性病变是指囊肿累及肝、胰、脾、卵巢、蛛网膜及松果体等器官,其中以肝囊肿发生率最高。肝囊肿随年龄增大而逐渐增多,极少影响肝功能,但囊肿体积过大可引起疼痛。

非囊性病变包括心脏瓣膜异常、结肠憩室、颅内动脉瘤等。其中颅内动脉瘤危害最大,是导致患者早期死亡的主要病因,见于 8% 的 ADPKD 患者,家族史阳性患者发生率可达 22%。多数患者无症状,少数患者出现血管痉挛性头痛,随着动脉瘤的增大,动脉瘤破裂的危险增加。

ARPKD 常合并多囊肝,而且肾脏病变越重,则肝脏病变越轻。

(1) 围生期型:两肾肾单位约 90% 以上受破坏,肝内胆管轻度增生和扩张,常于出生后数日死于尿毒症。

(2) 新生儿型:肾单位约 60% 受损,伴肝脏轻度纤维化,常在数月或数年内死于尿毒症。

(3) 婴儿型:肾单位约 25% 受破坏,肝脏纤维化明显,常伴发门静脉高压,于儿童期或少年期死于尿毒症或门静脉高压。

(4)青少年型:肾单位受损约10%,但有重度的肝纤维化及门静脉高压,常于青年期死于肝脏疾病。

【诊断】

(一)主要依据

主要依据家族史、临床表现及辅助检查确立诊断,其中60%的ADPKD患者有明确的家族史,临床表现如前所述,确诊需做影像学检查和分子诊断。

1. 影像学检查

(1)超声检查:是ADPKD首选诊断方法。其主要超声表现为双侧肾脏体积增大,轮廓不规则,无数囊肿布满肾脏,集合系统无分离,合并有肾内结石征象。

(2)静脉肾盂造影(IVP):双肾明显增大,外形不规则,肾盏、肾盂因受挤压而变形。

(3)计算机断层扫描(CT)和磁共振成像(MRI)检查:精确度高,可检出直径在0.3~0.5cm的囊肿。用MRI检查肾脏体积,计算囊肿与正常肾组织截面积比值能敏感地反映ADPKD进展,可作为观察药物疗效的指标。

2. 基因诊断:目前多用于囊肿前和产前诊断,以及无ADPKD家族遗传史而与其他囊肿性疾病鉴别困难者。主要包括基因连锁分析、微卫星DNA检测和直接检测基因突变等技术。

(二)诊断标准

1. 有家族史。

2. 高血压。

3. 双侧腰腹部肿块。

4. 肾衰竭。

5. B型超声波、IVP检查呈阳性结果。

(三)鉴别诊断

1. 多房性单纯性肾囊肿

(1)无家族史。

(2)多单侧受累,常分布于皮质,病侧肾大小正常。

(3)很少合并肾外表现。

(4) 高血压少见。

2. 获得性肾囊肿

(1) 无家族史。

(2) 肾脏相对较小。

(3) 囊肿一般继发于肾功能不全之后。

(4) 无肾外表现。

【治疗方案及原则】

目前尚缺乏特异性的干预措施和治疗药物,治疗重点在于治疗并发症,缓解症状,保护肾功能。

1. 一般治疗:戒烟,忌浓茶、咖啡、酒精及巧克力等,合并高血压时限盐,避免应用非甾体类抗炎药物。当囊肿较大时,应避免剧烈体力活动和腹部受创,以免囊肿破裂出血。

2. 并发症治疗

(1) 控制感染:合并感染者可按泌尿系感染处理(见尿路感染章节)。

(2) 止血:轻症者可给予止血药治疗,大出血危及生命者,可行肾脏切除术。

(3) 控制血压。

(4) 透析:已发展至尿毒症者可行透析治疗(见透析疗法章节)。

(5) 肾脏移植:接受透析者,如有适当的供体可行肾脏移植治疗,移植前需分别、择期摘除双侧病肾。

3. 肾外症状的处理

(1) 多囊肝:包括非侵入性措施和侵入性治疗。非侵入性措施包括戒酒、避免肝毒性药物等。非侵入性治疗无效时,可行经皮肝囊肿穿刺硬化治疗、腹腔镜下去顶减压术或开放手术去顶减压术甚至肝部分切除。

(2) 颅内动脉瘤:对于 18~35 岁有动脉瘤家族史的患者应进行 MRI 或血管造影检查。如无阳性发现,5 年后复查。如有阳性结果,应通过血管造影确定动脉瘤大小。直径小于 6mm 的动脉瘤破裂的危险性小,可保守治疗,每年随访 1 次。大于 6mm 的动脉瘤则需要手术治疗。

(刘晓城 汪志祥)

第九篇

肾小管性酸中毒

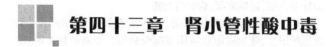

第四十三章　肾小管性酸中毒

肾小管性酸中毒(renal tubular acidosis, RTA)是由于各种病因导致肾脏近端肾小管对 HCO_3^- 重吸收障碍和(或)远端肾小管泌 H^+ 障碍而产生的临床综合征,主要表现为阴离子间隙(anion gap, AG)正常的高氯性酸中毒,电解质紊乱,骨病及尿路症状。根据肾小管损伤部位及发病机制不同,临床将 RTA 分为 I、II、III、IV型。

一、I 型肾小管性酸中毒

I 型 RTA 的病因包括原发性和继发性两大类,前者肾小管功能多有先天性缺陷,大多呈常染色体隐性遗传,后者常见于下列疾病:①继发性遗传性疾病:骨质石化症、神经性耳聋、碳酸酐酶 B 缺乏或功能减低、遗传性果糖耐量下降、Ehlers-Danlos 综合征(皮肤弹性过度综合征)、镰状细胞贫血、Marfan 综合征、髓质海绵肾等。②药物或中毒:如两性霉素 B、镇痛药、锂、甲苯环己氨基磺酸盐等;③钙代谢异常疾病:原发性钙沉积肾病、特发性高钙血症、维生素 D 过量或中毒、甲状腺功能亢进、甲状旁腺功能亢进等。④自身免疫性疾病和高丙种球蛋白疾病:特发性高丙球蛋白血症、多发性骨髓瘤、系统性红斑狼疮、干燥综合征、甲状腺炎、肝硬化、原发性胆管硬化、慢性活动性肝炎、冷球蛋白血症等。⑤其他，如慢性肾盂肾炎、高草酸尿症等。

【临床表现】

1. 慢性高氯性代谢性酸中毒，尿 pH 值通常>5.5。

2. 低血钾：由于皮质集合管 H^+-K^+ 泵功能减退导致低血钾，部分患者以低血钾引起的肌无力、心律失常等为首发症状。

3. 骨病表现：血钙增高，血磷降低，血碱性磷酸酶水平升高。严重代谢性骨病者可出现病理性骨折、骨盆畸形等。儿童可有骨畸形、侏儒、佝偻病。成人可有软骨病。

4. 高尿钙、泌尿系统结石或肾钙化，易继发感染或梗阻性肾病。

【诊断】

1. 典型高氯性正常阴离子间隙性代谢性酸中毒、尿 pH 值始终大于 5.5、伴发肾结石和有骨关节病变等临床表现者可诊断 I 型 RTA，不典型者可选择下列特殊检查进一步加以证实。

(1) 氯化铵负荷试验：对可疑和不完全性 I 型 RTA 病例，可在停用碱性药物 2 天后给予氯化铵(NH_4Cl)0.1g/(kg·d)，分 3 次口服，连用 3 天，然后检测尿 pH 值。有肝病或肝功能异常者可改用氯化钙($CaCl_2$)0.1mmol/kg，如果尿 pH 值不能降至 5.5 以下则有诊断价值，已有明显酸中毒者该试验不适用。

(2) 尿铵测定：正常人尿铵排泄量约为 40mmol/d，I 型 RTA 尿铵排泄量<40mmol/d。

(3) 尿二氧化碳分压(PCO_2)测定：5% 碳酸氢钠静脉滴注，维持 0.5 小时以上；一旦尿液呈碱性，无论血 HCO_3^- 的浓度是否恢复正常，若尿 PCO_2<9.3kPa(69.8 mmHg)，可认为集合管分泌 H^+ 的能力无异常。

(4) 尿、血 PCO_2 差值[(U-B)PCO_2]测定：正常人(U-B)PCO_2>2.67kPa(20mmHg)，I 型 RTA 者则<2.67kPa(20mmHg)。

2. 鉴别诊断：本病需与肾小球疾病所致的代谢性酸中毒鉴别，后者常有肾小球滤过率下降、氮质血症等临床表现。

【治疗方案及原则】

1. 病因治疗：Ⅰ型 RTA 患者多有病因可寻，如能针对病因治疗，其钾和酸分泌障碍可得以纠正。

2. 纠正代谢性酸中毒：Ⅰ型 RTA 碱性药物的剂量应偏小，剂量偏大可引起抽搐。因肝脏能将枸橼酸钠转化为碳酸氢钠，故常给予复方枸橼酸合剂即 Shohl 溶液（枸橼酸 140g，枸橼酸钠 98g，加水至 1000ml）50～100ml/d，分 3 次口服。

3. 电解质紊乱的治疗：低钾者常用枸橼酸钾合剂，即枸橼酸钠 300g，枸橼酸钾 200g，加水至 1800ml，30ml/d，分 3 次口服。补钾亦应从小剂量开始，逐渐增大。禁用氯化钾，以免加重高氯血症酸中毒。

4. 骨病的治疗：针对低血钙、低血磷进行补充治疗。

（1）纠正低钙血症：可口服碳酸钙 2～6g/d，同时需补充维生素 D 类药物，常用维生素 D_2 或 D_3 30 万 U。当血钙为 2.5mmol/L 或血清碱性磷酸酶恢复正常时则停用，以免发生高钙血症，应用维生素 D 时必须与碱性药物同用。

（2）纠正低磷血症：低磷者给予无机磷 1.0～3.6g/d，分次口服，或磷酸盐合剂（磷酸二氢钠 18g 加磷酸氢二钠 145g，加水至 1000ml），10～20ml/次，4 次/天口服。

二、Ⅱ型（近端）肾小管性酸中毒

原发性Ⅱ型 RTA，绝大多数发生于男婴和儿童。主要是近端肾小管对 HCO_3^- 的重吸收下降，尿中失去大量的 HCO_3^-，血浆中 HCO_3^- 浓度下降所产生的高氯血症酸中毒。近端 RTA 分为选择性及非选择性两类，后者除 RTA 的表现外，还有 Fanconi 综合征表现，出现低磷血症、低尿酸血症、高尿磷、高尿钙、高尿酸尿、葡萄糖尿、氨基酸尿、蛋白尿等。病因可分为：①原发性：多为常染色体显性遗传或散发性；②继发性遗传性疾病：胱氨酸沉积症、遗传性果糖含量下降、Iowe 综合征、Wilson 病、碳酸酐酶 B 缺乏及功能减低、丙酮酸羟化酶缺乏等；③药物和毒物：重金属（铅、镉、汞、铜）、碳酸酐酶抑制剂、服用过期四环素等。

④其他:甲状旁腺功能亢进、多发性骨髓瘤、干燥综合征、淀粉样变、肾病综合征、肾移植排斥反应、高维生素 D 血症、慢性活动性肝炎等。

【临床表现】

1. 骨病:其骨病的发生较Ⅰ型 RTA 患者多见,在儿童中佝偻病、骨质疏松、维生素 D 代谢异常等较常见,成人为骨软化症。

2. 继发性甲状旁腺功能亢进:部分患者尿磷排泄下降,出现血磷下降和继发性甲状旁腺功能亢进。

3. 继发性醛固酮症:促进 K^+ 的排泄,可出现低钾血症。

4. 肾结石及肾钙沉着症较少发生。

【诊断】

1. 出现正常阴离子间隙性慢性代谢性酸中毒伴低钾血症等典型临床表现者可诊断。不典型者可选择下列特殊检查进一步加以证实。

(1) 酸负荷试验方法见Ⅰ型 RTA,做酸负荷试验时,如尿 pH 值≤5.5 或更低,应怀疑Ⅱ型 RTA。

(2) 碱负荷试验:口服碳酸氢钠法:从 $1mmol/(kg \cdot d)$ 开始,逐渐加量至 $10mmol/(kg \cdot d)$,酸中毒被纠正后,测血、尿 HCO_3^- 浓度与肾小球滤过率,计算尿 HCO_3^- 的百分率:

$$尿 HCO_3^- 排出\% = \frac{尿 HCO_3^-(mmol/L) \times 尿量(ml/min)}{血 HCO_3^-(mmol/L) \times GFR}, GFR = 肾小球滤过率$$

正常人尿 HCO_3^- 为 0;Ⅱ型、混合型 RTA>15% ,Ⅰ型 RTA 3%~5% 。

2. 诊断标准

(1) 存在慢性高氯血症酸中毒。

(2) 碱负荷试验,尿 HCO_3^- 排出百分率在 20%~30% 以上。

(3) 肾排钾增高,在 HCO_3^- 负荷时更为明显。

(4) 可有高磷尿症、低血磷血症、高尿酸血症、低尿酸血症、葡萄糖尿、氨基酸尿、高枸橼酸尿症、高钙尿症及少量蛋白尿。

3. 鉴别诊断

(1) 需与氮质潴留所致酸中毒的其他疾病鉴别。

(2) 与其他类型肾小管性酸中毒鉴别。

【治疗方案及原则】

治疗原则同Ⅰ型(远端)RTA。

1. 纠正酸中毒：Ⅱ型 RTA 补碱量较Ⅰ型 RTA 大，因此症多见于婴幼儿，以儿童为例，其补 HCO_3^- 的量大约为 10mmol/(kg·d)，此后以维持血中 HCO_3^- 浓度于正常范围调整剂量。

2. 噻嗪类利尿药：可适当使用。当 HCO_3^- 的剂量用至 22mmol/L 而酸中毒不能被纠正时，给予氢氯噻嗪后酸中毒易被纠正。开始剂量为 1.5～2.0mg/(kg·d)，分2次口服。治疗中应注意低血钾的发生。

3. 补充维生素 D 及磷：见Ⅰ型 RTA。

三、Ⅲ型(混合型)肾小管性酸中毒

该型 RTA 在发病机制、临床表现上兼有Ⅰ型和Ⅱ型 RTA 的特点，但也有人认为并不存在这样一个独立类型，而应视为Ⅰ型或Ⅱ型 RTA 的一个亚型。其远端小管酸化障碍较Ⅰ型重，尿中排出的 HCO_3^- 也多(可达到滤过量的 5%～10%)，故酸中毒程度比前两型重，并发症也较多。治疗同Ⅰ、Ⅱ型 RTA。

四、Ⅳ型肾小管性酸中毒

当醛固酮分泌过少或远端肾小管病变使其对醛固酮的作用反应减弱时，可导致远端肾小管泌氢减少，出现Ⅳ型 RTA。临床上以下列 5 类原因多见：

1. 原发性盐皮质激素缺乏：Addison 病，双侧肾上腺切除，各种合成肾上腺盐皮质激素的酶如 21-羟化酶缺乏以及催化皮质酮 18-甲基氧化的甲基氧化酶缺陷等。

2. 低肾素低醛固酮血症：与原发性醛固酮缺乏相反，该型患者表现为肾素水平过低，多为老年人，伴轻至中度肾功能不全,但血钾升高、代谢性酸中毒与 GFR 下降不成比例,常见于糖尿病肾病、肾小管间质疾病。

3. 危重患者中的选择性低醛固酮血症:见于严重感染性或心源性休克患者,其血中促肾上腺皮质激素(ACTH)和可的松水平升高,伴醛固酮下降或合成减少。原因与肝素、缺氧、细胞因子等有关。由于低醛固酮的作用,患者表现为高血钾、代谢性酸中毒,予以保钾利尿剂、钾负荷时可加重。

4. 醛固酮耐受:又称为假性低醛固酮血症(PHA),PHA Ⅰ型见于婴儿,为常染色体显性或隐性遗传。PHA Ⅱ型见于成人,表现为高血钾、高氯性代谢性酸中毒、钠潴留及高血压,GFR 正常,血肾素及醛固酮水平不低,酸中毒为轻度,给予盐皮质激素无反应。

5. 继发性肾脏疾病伴肾小管分泌障碍和(或)高血钾:为皮质集合管的电压障碍,血醛固酮水平可降低、正常或升高。由多种继发性肾疾病或药物所致,大多累及小管间质,如镰刀细胞病、系统性红斑狼疮、梗阻性肾病等,药物有螺内酯、环孢素 A、氨苯喋啶等。有人又称之为 PHA Ⅲ型,除高血钾外,尿呈碱性。

【临床表现】

1. 存在高氯性酸中毒。

2. 尿钾排泄明显减少,血钾高于正常。

3. 尿中不含氨基酸、糖和磷酸。

【诊断】

1. 临床确诊为肾小管性酸中毒。

2. 存在慢性肾脏疾病或肾上腺皮质疾病。

3. 持续的高钾血症,应疑及此病。

4. 需与Ⅰ型 RTA 合并高钾血症的情况鉴别。

【治疗方案及原则】

1. 一般治疗

(1) 限制饮食中钾的含量,避免应用易致高钾的药物。

(2) 限制饮食中钠的含量尽管对此类患者有宜,但应避免长期限制钠的摄入。

2. 病因治疗需针对原发性病因进行治疗。

3. 药物

（1）原发病的治疗：寻找原发病给予治疗。

（2）纠正酸中毒：给予小量的 $NaHCO_3$ 1.5～2.0mmol/（kg·d）。

（3）地塞米松：剂量为 0.1～0.3mg/d，低肾素、低醛固酮或肾小管对醛固酮反应低的患者，以增加肾小管对钠的重吸收，尿钾及净酸排泄增加。常用超生理剂量，故有高血压及心功能不全者应慎用。

（4）呋塞米：可抑制氯的重吸收，增加钾和氯离子的分泌，增加血浆醛固酮的含量，有纠酸和对抗高钾的作用。常用剂量为 20～40mg，3 次/天，口服。禁用螺内酯、氨苯蝶啶、吲哚美辛等。

（5）离子树脂：口服能结合钾离子的树脂，可减轻高钾血症和酸中毒。

（6）透析治疗：经上述处理高钾血症不能缓解者，可考虑透析治疗。

五、肾功能不全性肾小管性酸中毒

通常出现在慢性肾功能不全患者，基本障碍为远端肾小管 NH_4^+ 的产生和排泄减少、肾髓质不能聚集大量的氨（NH_3）而导致排酸下降。当肾功能逐渐下降时，健存肾单位减少可导致代谢性酸中毒，GFR 在 30ml/min 时为高氯性，GFR 降至 15ml/min 时，代谢性酸中毒的性质又逐渐向高阴离子间隙性转变。与远端 RTA 不同，该型酸中毒患者可将尿液酸化，原因为近端小管重吸收 HCO_3^- 或远端小管 H^+ 排泌功能及 Na^+、K^+ 转运过程基本正常。

慢性肾功能不全状况下的酸中毒可维持很长的稳定期，主要原因为骨骼的缓冲作用。但长期酸中毒可影响肾脏对维生素 D 的羟化，加重骨病，所以还是应当适当补碱，纠正酸中毒。

（刘晓城　汪志祥）

第十篇

药物性肾损害

第四十四章　药物性肾损害

【概述】

药物性肾损害是指肾脏对治疗剂量药物的不良反应和因药物过量或不合理应用而出现的毒性反应,是由包括中草药在内的不同药物所致、具有不同临床特征和不同病理类型的一组疾病。

肾脏是药物代谢和排泄的重要器官,药物引起的肾损害日趋增多,主要表现为肾毒性反应及过敏反应。国内数据显示,45%~85%的急性间质性肾炎(AIN)可能由药物所致;住院患者中19%~40%的急性肾衰竭(ARF)可能由药物所致;慢性肾脏病基础上发生的ARF患者中,药物所致者比例可达37.5%。

导致药物性肾损害的药物多种多样,国内最常见的药物类型仍为抗生素,占39%~54%,NSAID、利尿剂及中药或中成药等也比较常见,其他以消化类药物及心血管类药物所致者比较常见。值得注意的是,某些情况下两种以上药物联合应用时可能会增强其肾毒性。常见的药物如下:

1. 抗生素及磺胺类等:①氨基糖苷类:庆大霉素、阿米卡星(丁胺卡那霉素)、链霉素、卡那霉素、新霉素等;以新霉素、卡那霉素、庆大霉素毒性作用最强;②青霉素类:各种半合成青霉素均可诱发肾脏损害;③头孢菌素类:以第一代头孢菌素最明显;④多黏菌素;⑤四环素族:增加蛋白分解加重氮质血症;⑥磺胺类：磺胺嘧啶、磺胺甲噁唑等；⑦抗真菌类：两性霉素 B、灰黄霉素等；⑧大环内酯类：红霉素；⑨抗结核类：利福平、异烟肼、乙胺丁醇等；⑩抗病毒类：更昔洛韦、阿昔洛韦；⑪其他：地美环素、氯霉素、硫酸奎宁。

2. 非甾体类抗炎药物：包括阿司匹林（乙酰水杨酸）、布洛芬、保泰松、萘普生（甲氧萘丙酸）、吲哚美辛（消炎痛）、吡罗昔康（炎痛喜康）、喜乐宝等。

3. X 线造影剂：主要为含碘造影剂、含钆造影剂。

4. 免疫抑制剂：环孢素、他克莫司、西罗莫司等。

5. 抗肿瘤药物：包括顺铂、甲氨蝶呤、链氨霉素、亚硝基脲类（卡莫司汀氯乙环、己硝脲）。

6. 降压药：ACEI 类、ARB 类、可乐定、甲基多巴等。

7. 利尿剂：包括渗透性利尿剂及呋塞米等。

8. 中草药：主要有马兜铃、关木通、广防己、厚朴、细辛、益母草等。

【临床表现】

药物性肾损害可表现为各种临床综合征，与药物种类、损害机制、使用时间及机体状况有关。

1. ARF：ARF 较为多见，由 X 线造影剂导致的 ARF 多在造影后 48 小时内出现；由磺胺、氨基糖苷等肾脏毒性药物所导致的 ARF 主要见于用药 5～7 天后或一次性大剂量用药后 24～48 小时。由青霉素类所致过敏反应损害多在用药后 24 小时内发生肾衰竭。

2. 肾小管-间质疾病：青霉素可引起急性过敏性间质性肾炎，表现为血尿、白细胞尿、蛋白尿，尿白细胞中有较多嗜酸粒细胞（可>30%），同时伴肾功能不全、发热、药疹，血中嗜酸粒细胞升高。慢性间质性肾炎可由 NSAID 以及含马兜铃酸的中草药所引起，用药时间往往长达数月以上。肾毒性抗生素（氨基糖苷及头孢菌素类）和抗肿瘤（顺铂）等，除直接损伤肾小管上皮细胞外也可引起慢性间质性肾炎；近年来，由卡托普利所致的慢性间质性肾炎也逐步增多；此外，两性霉素、四环素及部分中药可引起肾小管性酸中毒、范可尼综合征、肾性尿崩症等肾小管疾病。

3. 肾病综合征：肾病综合征表现为大量蛋白尿、水肿、低蛋白血症等。青霉胺、NSAID 等均可导致肾病综合征。

4. 肾炎综合征：表现为血尿、蛋白尿、高血压。

5. 单纯性血尿和(或)蛋白尿：各种肾毒药物如氨基糖苷、头孢菌素、磺胺、NSAID、抗肿瘤药物均可引起单纯性血尿和(或)蛋白尿。

6. 慢性肾衰竭：由关木通、广防己、益母草等含马兜铃酸的中草药所引起的肾损害，表现为进行性难以逆转的肾衰竭。

7. 梗阻性肾损害：主要由大量磺胺结晶阻塞肾小管引起，肿瘤化疗药物也可引起尿酸结晶阻塞肾小管。

8. 继发性溶血尿毒综合征(HUS)：避孕药、环孢素、他克莫司(FK506)、奎宁等可导致继发 HUS。

【诊断】

1. 根据使用肾毒性药物病史及肾损害的实验室检查指标诊断并不困难，但缓慢发生的肾脏损害的早期识别仍有一些难度。因此，使用这些药物应注意比较用药前后的肾功能、尿量改变以及一些尿小分子蛋白和尿酶的改变，以早期诊断，避免不可逆肾损害的出现。

2. 实验室检查

(1) 血液检查：过敏性间质性肾炎时可见血嗜酸粒细胞升高，IgG、组胺升高；不同的临床表现类别可出现相应的血液生化方面的改变，血药浓度监测对环孢素肾损害、氨基糖苷类肾损害及顺铂肾毒性作用有一定诊断价值。

(2) 尿液检查：根据临床表现类型不同可以出现少尿、蛋白尿、血尿、白细胞尿及肾小管功能改变。磺胺药物肾损害时尿中可出现大量磺胺结晶；过敏性间质性肾炎时尿中可出现嗜酸粒细胞。此外，尿渗透压多明显低于正常，反映肾小管功能的一些小分子蛋白如视黄醇结合蛋白(RBP)、β_2-微球蛋白、溶菌酶等均升高，尿 N-乙酰-β-D 氨基葡萄糖苷酶(NAG)水平也增高。

3. 特殊检查

(1) 核素检查(SPECT)：如双肾^{67}镓(^{67}Ga)静态显像，间

质性肾炎时双肾镓吸收均匀且浓度高，以48h左右吸收最多，对诊断药物所致的间质性肾炎有较大的帮助。^{99m}Tc二乙三胺五醋酸(DTPA)三相动态显像在肾小管-间质病变时显示肾灌注好，但肾实质吸收功能差。肾小管功能受损时，^{131}I-邻碘马尿酸钠(OIH)动态肾显像不清，并特别敏感，诊断符合率达95%。

(2) X线：X线片持续存在较稠密的阴影是造影剂肾中毒一个敏感指标，但缺乏特异性。

(3) B超：药物所致的急性间质性肾炎时B超常显示双肾体积对称性增大。确定用药时间或(和)剂量与临床症状发生的关系，尤其是对剂量相关性药物肾损害更为重要。

4. 诊断方法

(1) 详细询问用药史(现在和过去)、家族史。

(2) 确定用药时间或(和)剂量与临床症状发生的关系，尤其是对剂量相关性药物肾损害更为重要。

(3) 必要时可停药进行动态观察。

(4) 进行有关的实验室检查。

5. 鉴别诊断

(1) 非药物急性肾小管坏死：药物性肾损害以急性肾小管坏死最为常见，需与其他原因导致的急性肾小管坏死相鉴别。如有明显用药史，用药过程中或用药后肌酐清除率较正常下降50%以上，B型超声显示双肾增大或正常，在除外肾前性与肾后性氮质血症应考虑药物性肾小管坏死。

(2) 急性肾衰竭：药物所致急性肾衰竭应与由急性肾小球肾炎、急进性肾炎、原发性肾病综合征、狼疮性肾炎及小血管炎相关性肾炎所致的ARF相鉴别。其鉴别要点是，上述非药物性ARF均有肾小球滤过率下降的共同表现，但各自还有原发病的特征性表现，病理变化也具有相应特点，肾脏损害多发生于使用药物之前。

(3) 急性间质性肾炎：药物性急性间质性肾炎有可疑的过敏药物使用史，有全身过敏表现，尿检可见无菌性白细胞尿，其中嗜酸粒细胞占1/3和(或)蛋白尿；肾功能检查肾小球滤过功能在短期内出现进行性下降，伴近端和(或)远端肾小管功能的部分损伤,血中 IgE 升高有助于诊断,肾活检有助于确诊。

(4) 急性肾小球肾炎:药物性肾损害有时可表现为急性肾炎综合征,出现蛋白尿、血尿、血压升高及水肿,与急性肾小球肾炎临床表现相似,有时难以鉴别。但急性肾炎常出现于感染后,而药物性肾损害多有明确的用药史。

(5) 良性小动脉性肾硬化:一些药物如止痛剂的肾损害进展相对缓慢,临床表现有轻度蛋白尿,尿浓缩功能减退和血压升高,与高血压引起的良性小动脉性肾硬化易于混淆。但良性小动脉性肾硬化先有高血压病史,起病缓慢,高血压病史 5~10年后才出现肾损。

【治疗原则与方案】

1. 停用引起肾损害的药物:一旦疑诊药物性肾损害,应立即减量甚至停药。

2. 饮水利尿:磺胺、抗肿瘤药物形成结晶损害肾脏时可以采用大量饮水、应用呋塞米来清除阻塞肾小管的结晶。

3. 肾上腺皮质激素:对于青霉素类抗生素、抗癌药和NSAID 引起的急性过敏性间质性肾炎可以使用糖皮质激素,如泼尼松 1~2mg/(kg·d)疗程 1~2 周,可明显改善肾功能。对于表现为肾病综合征或肾炎综合征的药物性肾损害也可酌情使用肾上腺皮质激素。

4. 免疫抑制剂:用于由 NSAID 所引起的间质性肾炎,且肾上腺皮质激素治疗效果不满意时使用。

5. 透析疗法:ARF 时采用透析治疗,透析还有助于药物的清除。

(刘晓城　汪志祥)

第十一篇

泌尿系统感染性及反流性肾病

 ## 第四十五章 尿 路 感 染

【概述】

尿路感染(urinary tract infection)是指大量致病微生物侵犯、侵入泌尿系统生长、繁殖引起的尿路炎症。多种病原体如细菌、真菌、支原体、衣原体、病毒、寄生虫等均可以引起尿路感染。尿路感染以女性为多见。依据病变的不同部位常分为下尿路感染(如尿道炎、前列腺炎、膀胱炎)和上尿路感染(如肾盂炎、肾盂肾炎、肾脓肿、脓肾、肾周围炎);依据起病的急、缓情况以及有无病理改变分为急、慢性尿路感染;依据有无临床症状分为有症状尿路感染和无症状菌尿;根据有无功能或解剖的异常分为复杂性和单纯性尿路感染;根据是否初次发病分为初发性和再发性尿路感染,再发者又可分为复发和再感染。尿路感染最常见的致病菌是肠道革兰阴性杆菌,其中大肠埃希菌约占80%,其次是腐生葡萄球菌,少数是肺炎克雷伯杆菌、肠杆菌、铜绿假单胞菌等革兰阴性杆菌和少数革兰阳性球菌。

尿路感染的途径有:①上行感染:绝大多数尿路感染是由此引起,即细菌经尿道口上行至膀胱、输尿管、肾盂而引起的感染。②血行感染:细菌从体内感染灶侵入血流,到达肾脏,多为败血症的后果。③淋巴感染:当盆腔器官发生炎症时,细菌可通过淋巴道感染肾脏。④直接感染:肾脏邻近器官炎性瘘管或感染性异物贯穿肾脏,从而引起感染。

尿路感染发生的常见易感因素主要有：①尿路有器质性或功能性梗阻：结石、肿瘤、狭窄、妊娠等。②膀胱输尿管反流及其他尿路畸形：肾发育不良、肾盂及输尿管畸形。③医源性：导尿和泌尿道器械检查。④代谢因素：糖尿病、高尿酸血症、慢性失钾等。⑤尿道内或尿道口周围有炎症病灶：如妇科炎症、细菌性前列腺炎等。⑥机体免疫力差：如长期卧床的严重慢性病、艾滋病患者、长期使用免疫抑制剂（如肿瘤化疗、肾移植后）等。⑦局部使用杀精化合物避孕。⑧遗传因素：尿路上皮细胞 P 菌毛受体数目增加。

【临床表现】

1. 急性膀胱炎：主要表现是膀胱刺激症状，即尿频、尿急、尿痛，白细胞尿，偶可有血尿，甚至肉眼血尿，膀胱区可有不适。一般无明显的全身感染症状，但少数患者可有腰痛、低热（一般不超过 $38.5℃$），血白细胞计数常不增高。

2. 急性肾盂肾炎：临床表现常有全身感染的症状，如寒战、发热、头痛、恶心、呕吐、食欲不振等，尿频、尿急、尿痛等膀胱刺激症状，腰痛和(或)下腹部痛、肋脊角及输尿管点压痛，肾区压痛和叩痛，常伴有血白细胞计数升高和红细胞沉降率增快等。必须指出，有些肾盂肾炎患者的临床表现与膀胱炎相似，仅凭临床表现很难鉴别。

3. 无症状细菌尿：是指病人有真性细菌尿而无任何尿路感染的临床症状。常在健康人群中进行体检或因其他肾脏疾病做常规尿细菌学检查时发现。

【诊断】

1. 症状、体征：急性膀胱炎可有膀胱刺激症状，急性肾盂肾炎时常同时伴有寒战、发热、腰痛、肋脊角及输尿管点压痛，肾区压痛和叩痛。

2. 辅助检查

(1) 血常规：偶有白细胞计数轻度增高。

(2) 尿常规：血尿、白细胞尿（≥5 个/HP），蛋白尿不常见。

(3) 清洁中段尿细菌定量培养杆菌细菌数 ≥10^5 cfu/ml，球菌 ≥10^3 cfu/ml，即可诊断。

（4）非离心中段尿涂片找细菌：油镜下找到 1 条细菌可认为阳性。

（5）亚硝酸盐还原试验：革兰阴性杆菌阳性率较高。

（6）影像学检查：尿路感染急性期不宜做静脉肾盂造影（IVP），可做 B 超检查以排除梗阻。IVP 检查的目的是找寻有无能用外科手术纠正的易感因素。从小儿起就有反复尿路感染者，尚需做排尿期膀胱-输尿管反流检查。

3. 诊断标准

（1）尿频、尿急、尿痛的临床症状。

（2）清洁离心中段尿沉渣白细胞 ≥5 个/HP。

（3）细菌学检查有真性细菌尿：①清洁中段尿细菌定量培养，杆菌细菌数 ≥10^5 cfu/ml，球菌 ≥10^3 cfu/ml，如无临床症状，则要求两次培养均为有意义的细菌尿，且为同一菌种。②膀胱穿刺尿细菌定性培养有细菌生长。

（4）女性有明显症状、尿白细胞增多、细菌定量培养 ≥10^2 cfu/ml，且为尿路感染常见细菌即可诊断。

【治疗原则及方案】

（一）一般治疗

卧床休息，多饮水、勤排尿。服碳酸氢钠 1.0g，3 次/天，碱化尿液，减轻膀胱刺激症状，并可增强氨基糖苷类抗生素、青霉素类、红霉素及磺胺类的疗效，但会降低四环素及呋喃妥因的疗效。

（二）去除易感因素

（三）抗菌治疗

1. 急性非复杂性膀胱炎初诊可采用 3 天抗菌疗法。

（1）喹诺酮类药：如左氧氟沙星 0.1g，2 次/天或莫西沙星 0.4g，1 次/天。

（2）第 2、3 代头孢菌素：如头孢克洛（cefaclor）0.375g，2 次/d 或头孢克肟（cefixime）0.1g，2 次/天。

（3）复方磺胺甲噁唑（每片含磺胺甲噁唑 0.4g，甲氧苄啶 0.08g）2 片，2 次/天。3 天疗法不适于男性患者、孕妇、复杂性尿路感染或拟诊肾盂肾炎的患者。

2. 急性肾盂肾炎

(1) 有菌血症危险者应选用较强的广谱抗生素,待尿培养药敏试验后再调整抗生素的种类。

(2) 无发热或治疗后退热72小时者,可改用口服制剂。

(3) 药物的选择:3天疗法治疗失败的尿路感染,或有轻度发热和(或)肋脊角叩痛的患者,宜口服有效抗菌药物,以14天为一疗程,首选喹诺酮类,如用药72h未显效,应按药敏试验结果更改抗菌药物。若发热>38.5℃,血白细胞计数升高者应静脉用药,可选用左氧氟沙星0.2g静脉注射,1次/12小时,或用头孢噻肟钠2g静脉滴注,1次/8小时。静脉用药至患者退热72小时后改用口服有效的抗菌药物,完成2周疗程。

疑为革兰阴性菌导致的败血症者,可选用下述抗菌药物联合治疗。

①半合成广谱青霉素或加β-内酰胺酶抑制剂的复方制剂:如哌拉西林/他唑巴坦4.5g静脉注射,1次/8~12小时。

②第3代头孢菌素或加β-内酰胺酶抑制剂的复方制剂:如头孢曲松钠(ceftriaxone)1g,1次/12小时,或头孢哌酮钠(cef-operazone)1g,1次/8~12小时。

③β内酰胺类:如亚胺培南-西拉司丁钠(imipenem/cilas-tatin sodium)0.5g静脉注射,1次/8小时;氨曲南(aztreonam)0.5g静脉注射,1次/8小时。

④氨基糖苷类:如奈替米星(netilmicin)3~6mg/kg,1次/12小时;依替米星(etimicin)0.1~0.15g静脉注射,15次。应注意,由于该类药物具有明确的肾毒性,对于老年患者以及有慢性肾病、肾功能不全的患者应尽量避免使用。

患者退热72小时后改用口服有效的抗菌药物,完成2周疗程。

3. 再发性尿路感染:分为复发和再次感染。应予以抗菌药物治疗,采用3天疗法,疗程完毕后7天复查。

(1) 治疗失败即为复发,应按药敏试验结果选用强有力的抗生素,以最大剂量口服治疗6周,如不成功,可考虑延长疗程或改为注射用药。

（2）症状消失、菌尿转阴、无白细胞尿则证实为再次感染。对于平均每年发作超过 3 次者应考虑用长疗程低剂量抑菌疗法。可用下述药物之一，在每晚临睡前排尿后服用 1 次。如复方磺胺甲噁唑半片、阿莫西林 1.0g、左氧氟沙星 0.1g、呋喃妥因 50～100mg，10～14 天更换药物 1 次，通常使用半年至 1 年或更长些。

4. 复杂性尿路感染：抗菌疗程要 6 周，治疗结束时做尿培养以证实疗效。

5. 男性尿路感染：几乎都是复杂性的。50 岁以后见于前列腺肥大者，可用左氧氟沙星 0.1g，2 次/天，连续用 14 天；50 岁以前常伴慢性细菌性前列腺炎，可用左氧氟沙星、复方磺胺甲噁唑治疗 12～18 周。经常再次感染者，可用长疗程低剂量抑菌疗法治疗。

6. 无症状细菌尿

（1）妇女和老年人无症状细菌尿可不予治疗。

（2）孕妇必须治疗，可选用毒性较小的抗菌药物，如阿莫西林、呋喃妥因、头孢菌素类等治疗 7 天，如经治疗后仍有细菌尿，应进行长疗程低剂量抑菌疗法。

（3）学龄前儿童要予以治疗，多主张短程疗法。

7. 妊娠期尿路感染：宜选用毒性小的抗菌药，如阿莫西林、呋喃妥因或头孢菌素类等。孕妇的急性膀胱炎可用阿莫西林 0.25g 1 次/8 小时或头孢拉定 0.25g，2 次/天，疗程 7 天。治疗后复查以确诊治愈。之后每月复查尿细菌培养直至分娩。孕妇急性肾盂肾炎应静脉滴注半合成广谱青霉素或第 3 代头孢菌素。

8. 导尿管相关的尿路感染：由于导尿管使用而引起的尿路感染是医源性尿路感染的最常见原因。防止导尿管相关感染的原则包括：

（1）必要时才使用导尿管，且尽早拔除；

（2）插尿管时无菌操作及保持无菌非常重要；

（3）无菌封闭系统，避免开放；

(4) 留取尿标本时应在消毒后抽取；

(5) 保持尿袋在膀胱水平以下及引流通畅；

(6) 有症状的尿路感染应及时拔除或更换导尿管；

(7) 应尽可能和感染病人分开住；

(8) 单纯导尿的妇女可服用单剂抗生素；

(9) 拔导尿管或更换导尿管前可用单剂抗生素预防。

如已发生有症状尿路感染，应立即按首次发作的尿路感染处理，给予有效抗生素。如患者无明显尿路感染症状，仅有真性细菌尿，可在去除导尿管后才开始治疗，或给予长程低剂量抑菌疗法，使尿含菌量<10^4 cfu/ml。

9. 尿路感染的并发症及处理

(1) 肾乳头坏死：常发生于严重肾盂肾炎伴有糖尿病或尿路梗阻以及妊娠期肾盂肾炎患者，可并发革兰阴性杆菌败血症或导致急性肾衰竭。主要表现为寒战、高热、剧烈腰痛或腹痛和血尿等，可有坏死组织脱落从尿中排出，发生肾绞痛。静脉肾盂造影可见肾乳头区有"环行征"。治疗上宜加强抗菌药物并解除尿路梗阻。

(2) 肾周围脓肿：常由严重肾盂肾炎直接扩展而来，致病菌多是革兰阴性杆菌，特别以大肠埃希菌最常见，多有糖尿病、尿路结石等不利因素。病人除原有肾盂肾炎症状加剧外，常出现明显的单侧腰痛和压痛，有个别病人可在腹部触到肿块，患者向健侧弯腰时，可使疼痛加剧。X 线腹部平片、肾盂造影和肾断层照片有助于诊断。治疗上应及时给予强有力的抗生素，加强支持疗法，必要时考虑切开引流。

（刘晓城 汪志祥）

第四十六章 肾 结 核

【概述】

肾结核是全身结核的一部分，多继发于肺结核，部分继发于粟粒型结核。肾结核是最常见的肺外结核，多在成年人发生，男性发病略高于女性。肾结核的临床表现取决于病变侵犯的范围、组织损害的程度以及输尿管膀胱继发结核的程度。近年来，结核病发病率有所上升，同时由于喹诺酮类抗菌药物的应用，不典型肾结核所占比例逐年上升，给肾结核的早期诊断带来困难。肾结核是由结核杆菌引起的肾感染，多为人型，少数为牛型。其传染途径可经血流、尿流、淋巴管或直接蔓延至肾脏，但主要是体内结核病灶中的结核杆菌经血流扩散至肾脏。原发病灶多在肺部，其次为附睾结核、女性附件结核、骨关节和淋巴结核。

【临床表现】

1. **膀胱刺激征**：膀胱刺激征是最重要也是最早出现的症状。最初是由含有酸性结核杆菌的尿液或脓液对膀胱黏膜刺激引起，当病变累及膀胱黏膜出现炎症、溃疡后症状加重。通常最早出现的是尿频，排尿次数逐渐增加，由每天数次增加到数十次，严重者甚至可出现类似尿失禁现象。

2. **血尿**：血尿是另一个重要症状，血尿的来源大多为膀胱病变，但也可来自肾脏本身。血尿程度不等，多为轻度肉眼血尿或镜下血尿，但约10%的病例为明显的肉眼血尿。

3. **脓尿**：虽然无菌性脓尿是泌尿系结核的特征，但约20%的患者会继发细菌感染。典型的"结核性脓尿"的特征是尿液混浊不清甚至呈米汤样，可检出大量脓细胞，并混有干酪样物质，但常规细菌培养却无菌生长。

4. **腰痛**：若出现结核性脓肾、肾积水，肾脏体积增大，肾包膜受牵张可出现腰痛。少数病人因血块、坏死组织通过输尿管时可引起肾绞痛。

5. 全身症状:泌尿系结核是全身结核病中一个部分,因此可以出现一般结核病变的各种非特异症状,如食欲减退、消瘦、乏力、盗汗、低热等。

【诊断】

1. 症状和体征:肾结核起病隐匿,常易忽视。如有以下情况存在时,应怀疑有肾结核存在,应进一步检查。

(1) 慢性膀胱刺激征,经抗生素治疗无效,尤其是进行性加重者;

(2) 尿路感染经有效的抗菌治疗,细菌阴转,而脓尿持续存在;

(3) 有不明原因的脓尿和(或)血尿,而普通细菌培养多次阴性;

(4) 有肾外结核,同时尿检有红细胞尿者;

(5) 男性附睾、精囊或前列腺发现硬结,阴囊有慢性窦道者。

2. 实验室检查

(1) 血常规:贫血常见,多为轻、中度贫血。

(2) 尿常规:可有轻、中度蛋白尿,常有脓尿和镜下血尿。

(3) 红细胞沉降率:常显著增快。

(4) 尿中查结核杆菌尿沉渣:①晨尿培养结核分枝杆菌阳性。②24h尿沉渣可找到抗酸杆菌。③尿结核杆菌(TB-PCR)阳性。④血清结核抗体(TB-Ab)阳性。

(5) 结核菌素试验[纯蛋白衍生物(PPD)皮试]:对泌尿系结核亦有参考价值,证实既往有无结核感染,PPD 5U(0.1ml)于前臂皮下注射,分别于24小时、48小时、72小时观察结果。

(6) Fspot试验阳性。

3. 特殊检查

(1) X线检查:腹部平片可见肾实质钙化,钙化呈片状、云絮状或斑块状,分布不规则、不定型,常限于一侧肾脏。晚期可见整个肾钙化(肾自截)。胸片有时可见到陈旧性肺结核灶。

（2）静脉肾盂造影（IVP）：可见肾乳头变平，或多个肾盏不显影、变形或有小空洞形成，病变累及输尿管，可因瘢痕、狭窄而呈"串珠样"改变以及发生梗阻，导致肾盂积脓。

（3）逆行肾盂造影：肾功能受损，IVP显影不佳时可考虑采用逆行肾盂造影。

（4）B超检查：超声波正常而IVP不显影者，应考虑肾结核的可能。B超能够发现肾实质瘢痕、脓肿、肾盂肾盏结构改变、肾盂输尿管扩张、肾积水、膀胱黏膜变化，对泌尿系结核的诊断有提示意义。B超还可以发现腹腔和盆腔脏器的结核性改变，对泌尿系结核的程度和范围判断也有重要意义。

（5）腹部CT：CT在泌尿系结核的诊断方面非常有意义，可提供患肾的细致结构资料，可鉴别肾肿瘤和肾上腺肿瘤，而且还能够了解肾内播散情况以及肾周围组织的累及情况。

（6）磁共振：磁共振尿路成像可显示泌尿系结核患者不同尿路部位的破坏、溃疡、空洞与纤维化修复等特点，可作为静脉尿路造影的辅助手段，为肾结核诊断提供证据。

（7）膀胱镜检查：可见溃疡、结核结节、肉芽肿病变及瘢痕等。

4. 诊断标准

（1）不明原因的膀胱刺激征，尿结核杆菌培养阳性。

（2）有泌尿系统结核病的影像学证据。

（3）膀胱镜检查有典型的结核性膀胱炎表现和（或）病理活检发现结核结节和（或）肉芽肿形成。

5. 鉴别诊断：肾结核应与肾盂肾炎、肾结石、肾肿瘤、肾囊肿等鉴别。

【治疗原则及方案】

1. 一般治疗：充分的营养和休息，适度的体育活动对于肾结核患者的康复非常有帮助。一般患者无需卧床休息。

2. 药物治疗

（1）适应证：①结核病史典型，病灶小或有可疑病灶。②病变局限在1～2个肾盏，且无盏颈阻塞者。③身体其他部位有结核病灶，暂不宜行肾脏手术者。④晚期肾结核或双肾结核或独肾结核,不宜手术者。⑤手术前用药。⑥手术后常规用药。

(2) 常用的抗结核药物

1) 异烟肼(isoniazid)300mg/d。

2) 利福平(pifampicine)450～600mg/d,分1～2次口服。

3) 乙胺丁醇(ethambutol)600～1200mg/d,分3次或1次口服。

4) 吡嗪酰胺(pyrazinamide)1500～2000mg/d,分3～4次口服。

5) 氟喹诺酮类药物:左氧氟沙星500～1000mg/d,分2次口服;莫西沙星400mg/d,1次口服。儿童和孕妇禁用。

目前认为最有效的抗结核药物治疗为异烟肼、利福平和吡嗪酰胺。

(3) 疗程:目前推荐半年短期疗法:每日异烟肼300mg,利福平450～600mg,吡嗪酰胺1.5～2.0g,治疗2个月,而后改为利福平900mg,异烟肼600mg,3次/周,口服,连续治疗4个月。

(4) 抗结核药治疗的停药标准:①全身情况明显改善,红细胞沉降率正常,体温正常;②膀胱刺激症状完全消失;③反复多次尿液常规检查正常;④尿浓缩查抗酸杆菌多次检查皆阴性;⑤尿结核菌培养、尿动物接种查找结核杆菌皆为阴性;⑥X线泌尿系造影检查病灶稳定或已愈合;⑦全身检查无其他结核病灶。在停止用药后,病人仍需强调继续长期随访观察,定期做尿液检查及泌尿系造影检查。

(5) 追踪观察

1) 治疗期间:每月复查尿常规和结核杆菌培养,以此调节剂量和选用药物。

2) 疗程完毕:至少应追踪1年,有肾钙化者,则应追踪至钙化灶和肾功能稳定。追踪宜半年1次(尿常规、晨尿结核菌培养3次和IVP),如有复发要再按药敏试验结果给予抗结核治疗。

3. 手术治疗:手术方式的选择需根据患者的病变程度、范围以及并发症等情况决定。需要注意的是任何手术治疗都必须配合强有力的药物治疗,肾切除术前应至少治疗1个月以上。保留肾组织的手术(肾病灶清除术、肾部分切除术等)以及并发症整形手术(输尿管梗阻手术、膀胱挛缩手术、窦道修补术等)术前应使用药物治疗3~6个月;若患者合并全身结核或病情严重则应适当延长药物治疗时间;术后也应使用药物治疗1年以上。主要手术治疗方式如下。

(1) 全肾切除术的手术适应证:①单侧肾结核病灶破坏严重、患肾功能严重受损或无功能;②结核性脓肾;③双侧肾结核,一侧破坏严重,而另一侧较轻,可切除严重侧,再采用药物治疗;④合并严重的继发感染、高血压或大出血。在进行肾结核切除术时,应将受累的输尿管一并切除,若输尿管下段并发积脓时,应将输尿管全长切除。术后伤口一般不放置引流管以减少窦道形成。

(2) 肾病灶清除术:病灶清除术是药物治疗的补充,在进行手术时应尽量保存肾组织。病灶清除术适用于所有闭合性的结核性脓肿(与肾盏不通、无钙化者),若病灶与肾盏相通或下尿路有梗阻时不宜进行手术治疗。有条件的医院也可以在超声或CT引导下进行穿刺排脓治疗代替手术治疗。

4. 并发症的处理

(1) 膀胱挛缩的治疗:挛缩较轻的病例中,可通过训练病人逐渐延长排尿间隔时间,使膀胱容量逐渐增大。绝大多数膀胱挛缩的治疗常需手术。

(2) 对侧肾盂积水的治疗:对侧肾输尿管轻、中度扩张积水且合并膀胱挛缩:在处理上按照膀胱挛缩的手术治疗。对侧肾输尿管轻、中度扩张积水而无膀胱挛缩(积水是由输尿管口或输尿管下段狭窄所致):行输尿管口扩张或切开术或输尿管下段狭窄部扩张。若扩张不能取得成功,则可考虑进行输尿管切断后与膀胱重新吻合术。对侧肾输尿管重度扩张积水而致肾功能减退者:应行积水肾脏的引流手术。

随着抗结核药物治疗的发展,大部分肾结核早期病例可通过药物治愈,避免肾切除或其他手术治疗。

(刘晓城　汪志祥)

第四十七章　反流性肾病

【概述】

反流性肾病(reflux nephropathy,RN)是多种原因引起的膀胱输尿管反流(vesicoureteral reflux,VUR)和肾内反流(interrenal reflux,IRR)所致的肾脏瘢痕性病变,最后可发展为终末期肾衰竭,是尿毒症的常见病因之一。女性多发,男女比例为1:5。病理上主要以反流的乳头管及集合管明显扩张,管腔周围间质水肿、充血伴有炎性细胞浸润为主要特点。本病的病因主要为先天性输尿管、膀胱发育异常和继发性的因素(如感染、尿道梗阻、脊髓损伤、妊娠等)导致。

【临床表现】

1. 尿路感染:尿频、尿急、尿痛和发热,严重时表现为典型的急性肾盂肾炎。

2. 高血压:是后期常见的并发症,也是儿童恶性高血压的最常见病因。

3. 蛋白尿:多见于男性患者,虽然不严重,但提示已发展到肾内反流。

4. 肾功能损害:本病是慢性进行性疾病,最后进展为肾衰竭,尤其是儿童和男性患者。

5. 妊娠时表现:多数作者认为RN患者妊娠可致肾功能迅速恶化,尤其是在妊娠前已有高血压或蛋白尿者,特别是血肌酐大于200μmol/L时。

6. 夜尿、多尿:临床上RN患者夜尿、多尿常见。由于VUR病人远曲小管功能最先受到影响,因此出现夜尿、多尿等尿液浓缩功能异常的表现,是反映肾功能损害的敏感指标。

7. 其他:如发热、腹痛、腰痛、尿路结石、血尿等,原发性膀胱输尿管反流有家族性倾向。

【诊断】

(一)临床表现

1. 尿路感染症状。

2. 高血压。

3. 蛋白尿。

4. 肾衰竭及其他表现。

(二)实验室检查

实验室检查同"梗阻性肾病"。

(三)特殊检查

排尿性膀胱尿道造影(micturating cystourethrography, MCU),即在排空的膀胱中注入造影剂100~200ml,令患者排尿时摄影,可见造影剂逆行向上充盈输尿管乃至肾盂、肾盏。

按照 MCU 的结果,国际反流研究委员会将膀胱输尿管反流分为5级(见图47-1):

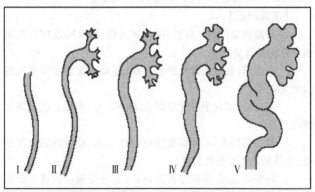

图47-1　输尿管膀胱反流的排尿性尿道造影的分级标准

Ⅰ级:膀胱内造影剂向上反流至下段输尿管。

Ⅱ级:造影剂反流至肾盂、肾盏,但输尿管无扩张。

Ⅲ级:输尿管轻度扩张和(或)迂曲,肾盂轻度扩张和穹隆轻度变钝。

Ⅳ级:输尿管中度扩张和迂曲,肾盂、肾盏中度扩张,但多数肾盏仍维持乳头状态。

Ⅴ级:输尿管严重扩张和迂曲,肾盂、肾盏严重扩张,多数肾盏中的乳头形态消失。

(四) 诊断标准

1. 反复发作的尿路感染。

2. 存在膀胱输尿管反流。

3. 肾盂、肾盏扩张变形及肾皮质变薄。

4. 肾体积缩小。

5. 高血压及少量小分子蛋白尿。

【治疗方案及原则】

1. 手术:膀胱输尿管反流持续存在或重度膀胱输尿管反流合并感染者。

2. 一般治疗:注意个人卫生,多饮水,定期排空膀胱,避免便秘。

3. 治疗尿路感染:有显性尿路感染者,应用有效抗生素 2 周,然后使用长程低剂量抑菌疗法。

4. 控制高血压。

(韩 敏)

第十二篇

妊娠高血压肾损害

第四十八章　妊娠高血压肾损害

【概述】

正常妊娠期间,胎盘和母体产生大量激素,包括人绒毛膜促性腺激素、类固醇激素、雌激素、孕激素、肾素-血管紧张素-醛固酮、前列腺素等,上述激素水平的变化导致了母体体内血流动力学和肾脏结构功能等方面发生改变。妊娠早期的血压轻度下降,主要表现为舒张期血压下降(妊娠 13～20 周下降约10mmHg,妊娠 22～24 周下降约 13mmHg);妊娠 28 周左右血压逐渐恢复至妊娠前水平;妊娠晚期血压轻度升高,表现为脉压轻度增大。若妊娠期间血压超过 120/80mmHg(平均动脉压 93mmHg),就应引起重视。

妊娠高血压是指妊娠前和妊娠 20 周前无高血压,在妊娠20 周后新发生的高血压[收缩压 ≥140mmHg 和(或)舒张压≥90mmHg]。当妊娠高血压伴水肿和蛋白尿(>0.3g/d)或肾功能不全等肾脏损害表现时称为先兆子痫。先兆子痫还可合并肝酶升高、血小板减少和神经系统症状,若出现抽搐或昏迷,称为子痫。妊娠高血压肾脏损害严重威胁孕妇和胎儿的生命。

初产妇的患病率为 6%～17%,经产妇仅为 2%～4%。以下几种情况者更易于发生妊娠高血压:年轻初孕妇或高龄初产妇,有高血压或肾炎家族史,糖尿病病史者,体形矮胖,多胎妊娠、羊水过多或葡萄胎,经济条件差,营养不良,重度贫血者,对妊娠恐惧、精神紧张或受刺激者。15%~26% 的妊娠高血压可发展为先兆子痫。先兆子痫一旦发生,病情往往呈进行性加重,常需提前终止妊娠。终止妊娠后血压和肾损害大多能恢复正常,少数可遗留慢性高血压和持续性蛋白尿。

先兆子痫发病机制尚不十分清楚,多数学者认为与胎盘滋养细胞侵入和免疫系统异常等密切相关。

(1)异常胎盘形成和胎盘缺血学说。

(2)松弛素水平下降。

(3)肾素-血管紧张素系统激活。

(4)血管内皮细胞损伤和功能紊乱。

(5)钙缺乏。

(6)其他:如炎性细胞因子释放增加、心房利钠肽减少等。

【临床表现】

典型者在妊娠 20 周后发病,轻者可无症状或仅有轻度头晕,有时伴水肿,检查发现血压升高和蛋白尿;重者出现头痛、眼花、恶心、呕吐,甚至抽搐、昏迷等症状,血压明显增高、大量蛋白尿,严重者可发生急性肾衰竭。

1. 高血压:绝大多数在妊娠 20 周后发生,仅极少数葡萄胎的病例妊娠高血压可在 20 周前出现,血压超过 140/90mmHg。当收缩压≥160mmHg 和(或)舒张压≥110mmHg 时,表明病情较重,可致严重中枢神经系统损害,需尽早终止妊娠。

2. 水肿:休息后不消失,由踝部逐渐延伸至下肢及全身;当孕妇每周体重增加≥0.5 kg,表明有隐性水肿存在。

3. 蛋白尿:可以从少量至肾病综合征水平。蛋白尿程度是疾病严重程度的指标,是反映孕妇和胎儿预后的独立危险因素。部分患者产后白蛋白尿排泄异常,可以持续 1 年以上。

4. 肾功能损害:先兆子痫患者肾小球滤过率下降 30%~40% 。部分患者出现急性肾小管坏死,可出现少尿、血清肌酐进行性升高。先兆子痫时血清尿酸水平升高,升高程度与蛋白尿、肾脏病理改变及孕妇和胎儿死亡密切相关,是反映肾功能减退的早期指标之一。

5. 神经系统症状:出现头痛、视物不清、胸闷、恶心、呕吐等症状即先兆子痫。在此基础上出现抽搐发作或昏迷,则为子痫。子痫多发生在妊娠晚期及临产前(称为产前子痫);部分发生在分娩过程中或产后 24 ~ 72 小时内。

6. 病理

1)光镜:最突出的肾脏病理改变为内皮细胞病变(endotheliosis lesion)伴肾小球体积增大。少部分表现为局灶性节段性肾小球硬化(FSGS)、毛细血管壁增厚伴双轨类似膜增生性肾小球肾炎。间质小动脉病变也较为明显。上述病理改变常在终止妊娠后 3 个月内消退,但 6 个月后部分患者仍可有肾小球内皮细胞增生。

2)电镜:内皮细胞肿胀。系膜细胞肿胀伴少量系膜基质增多,并插入内皮细胞下。内皮下及系膜区可见大量电子致密物及纤维蛋白沉积。足突细胞肿胀,细胞核增大,空泡形成,可见锇样小体。

3)免疫荧光:免疫病理主要以 IgM、IgG、C3 在肾小球系膜区及毛细血管襻沉积,可有Ⅷ因子相关抗原和纤维蛋白在肾小球毛细血管壁沉积,部分病例系膜区有纤维素样物质沉积。

【诊断】

(一)临床表现

1. 高血压:为主要表现,妊娠 20 周前血压正常,妊娠 20 周后血压≥140/90mmHg。如血压≥160/100mmHg,提示病情严重。

2. 水肿:早期仅表现为体重增加(孕妇体重每周增加≥0.5 kg),以后逐渐发展为显性水肿,休息后不消失,由踝部逐渐延伸至下肢及全身。

3. 蛋白尿:尿蛋白≥0.3g/d,甚至达到肾病综合征水平。

4. 肾功能损害:严重者可发生急性肾衰竭。

5. 神经系统、消化系统症状:出现头痛、眼花、上腹不适、胸闷及恶心呕吐等症状,严重者出现抽搐发作或昏迷。

(二)实验室检查

1. 血液检查

(1)红细胞比容增高,血液黏度增加。

（2）血小板减少，凝血酶原时间延长，纤维蛋白降解产物（FDP）增多。

（3）血尿酸增高。先兆子痫早期血尿酸即可升高，是早期诊断指标之一，其增高程度与病情的严重程度呈正相关。

（4）血浆总蛋白、白蛋白、γ球蛋白较正常妊娠降低。

（5）肾功能减退。肾小球滤过率和肾血流量均下降约25%，血尿素氮、肌酐水平增高。少数患者由于肾小球及肾皮质的坏死，引起肾功能明显下降。

（6）眼底检查：眼底小动脉痉挛变细，动静脉比例自正常的2：3转为1：3或1：2，视网膜水肿、出血和渗血，严重者视网膜剥离。

2. 尿液检查：尿比重增高。以蛋白尿为主，蛋白多少不一，尿蛋白定性可±~++++，尿蛋白定量≥0.3g/d。细胞和管型少见，一旦出现，提示肾脏损害严重。

（三）肾活检病理

见前述。

根据病史和临床表现，典型病例一般诊断不难，但应注意发现早期病例。主要与下列情况鉴别：

1. 原发性高血压伴先兆子痫：有慢性高血压病史，妊娠开始即有高血压，孕24周后高血压加重，并有蛋白尿，产后蛋白尿消失，高血压持续存在。尿比重多正常。眼底检查示动脉硬化，血尿酸不高，尿FDP不高。产后2~4周内肾活检可发现先兆子痫的特殊病理变化。

2. 慢性肾炎伴先兆子痫：有慢性肾炎病史，妊娠后原病继续存在，孕24周后蛋白尿加重，高血压出现或加重，容易出现肾功能不全，产后病情可能无明显好转。

3. 妊娠性高血压：妊娠8、9个月时出现的不伴蛋白尿的一过性轻度高血压，对母体和胎儿少有不良影响，通常在分娩后短时间内消失。

2002年美国妇产科医师协会（ACOG）制订了新的妊娠合并高血压疾病的诊断和分类标准（表48-1），目前国内多采用这一诊断标准。

表 48-1　妊娠合并高血压疾病的国际分类标准

[美国妇产科医师协会(ACOG) 2002 年]

分类		
妊娠高血压		血压≥140/90mmHg,无蛋白尿(妊娠 20 周后首次出现,产后 12 周血压恢复正常)
先兆子痫	轻度	血压≥140/90mmHg,尿蛋白≥0.3g/d
	重度	达到以下 1 项或多项:
		血压≥160/110mmHg
		尿蛋白≥2.0g/d 或++
		肾功能不全(血肌酐≥106μmol/L)
		少尿(<500ml/d)
		持续头痛或其他脑神经、视觉障碍
		肺水肿或发绀
		持续性上腹疼痛
		肝脏损害:AST≥50U/L 和(或)严重右上腹疼痛
		血小板减少(<100×10^9/L)或乳酸脱氢酶(LDH)升高
		胎儿发育迟缓
子痫		先兆子痫孕妇抽搐或昏迷而无其他原因
妊娠合并慢性高血压		血压≥140/90mmHg,孕前或孕 20 周前已诊断高血压并持续到产后 12 周以上
慢性高血压(原发性高血压)并先兆子痫		慢性高血压孕妇无蛋白尿,孕 20 周后出现蛋白尿≥0.3g/d;慢性高血压孕妇妊娠 20 周前有蛋白尿,20 周后蛋白尿突然增加,或血压进一步增高或出现血小板 100×10^9/L

注:测量血压需间隔 6 小时,至少测量 2 次;检测尿蛋白定性需间隔 4 小时,至少测量 2 次

【治疗方案及原则】

妊娠高血压肾损害的患者应住院治疗。治疗的主要目的是预防抽搐及其他严重合并症,同时使婴儿尽量存活。治疗原则包括解痉、镇静、降压、合理扩容和利尿,必要时抗凝,适时终止妊娠,防止子痫及其他并发症的发生。

(一) 一般治疗

绝对卧床休息,饮食上不必限制钠盐。

(二) 药物治疗

1. 降压药:降压的目的不在于使血压正常,而是适当降低血压,以防止脑血管意外或子痫,同时应避免血压急剧下降或过低而影响胎盘和胎儿血供。应选择对胎儿无毒性的。可应用的降压药物有:

(1) 肼苯哒嗪(hydralazine):为首选降压药,5mg 静脉注射 1~2min 注完,20min 后视效果决定是否重复,数小时后如需要可以再重复,总量达 20mg 仍无效时应换药。治疗过程中舒张压不宜低于 90mmHg,心力衰竭患者不宜使用。

(2) 拉贝洛尔:为 α、β-受体阻滞剂,不引起血压过低或反射性心动过速,不影响肾及胎盘血流量,并能抑制血小板聚集和促进胎肺成熟。常用剂量为 50~100mg 加入 5% 葡萄糖液 250~500ml 静脉滴注,5 天为 1 个疗程,血压稳定后改口服 100mg/d,分 2~3 次服。

(3) 甲基多巴(α-methyldopa):0.5~1.0g,2 次/天。

(4) 硝普钠(sodium nitroprusside):首剂为 2pg/(kg·min),其代谢产物氰化物可能影响胎儿,故不宜于分娩期应用。

(5) 硝苯地平(nifedipine):为钙拮抗剂。舌下含化 10mg,3min 内起作用,1 小时内达高峰。

(6) 巯甲丙脯(captopril):舌下含化 25mg,于 5min 内起作用,持续 4 小时,因其对胎儿肾灌注有不良影响,故只用于产后。

ACEI 和 ARB 类降压药可减少胎盘血供,危及胎儿,分娩前不宜应用。

2. 解痉及镇静药物

（1）地西泮（安定，valium）：10～20mg 静脉注射，以后用 40mg 加入 5% 葡萄糖液 500ml 中静脉滴注，或 10～20mg 肌内注射；或 2.5～5.0mg 口服，2～3 次/天，总量每天可达 70mg 以上。

（2）冬眠合剂（哌替啶 100mg，氯丙嗪、异丙嗪各 50mg）：可用半量肌内注射，1 次/6～8 小时。其他降压药和抗惊厥药亦可应用。

（3）硫酸镁：首选药物，当少（无）尿时，要防止高镁血症的发生。给药方案：①静脉注射：首次以硫酸镁 5g 加于葡萄糖液 100ml 中，半小时内滴完。病情严重者，首次可用 5g 加葡萄糖液 10ml 缓慢静脉推注（>10min），然后再用 10g 加于 1000ml 葡萄糖液中缓慢滴入，滴注速度为 1g/h，午夜后可再用硫酸镁 5g+2% 利多卡因 2ml 臀部肌内注射。②肌内注射：首次用硫酸镁 5g，以后每 4～6 小时一次，维持 24 小时。首日可用 20g，次日根据病情酌情减量。硫酸镁的治疗浓度与中毒剂量比较接近，使用过程中应注意观察膝反射、呼吸、心律及尿量，避免过量造成中毒。如果出现呼吸抑制、心律失常等中毒症状时，立即静脉推注 10% 葡萄糖酸钙 10ml 解毒。胎儿娩出后肌内注射催产素，预防产后出血。

（三）特殊治疗

1. 终止妊娠：终止妊娠是先兆子痫的最有效治疗措施。若母体病情急剧恶化，出现以下任一种情况，不论孕周早晚，均应立即中止妊娠。

①先兆子痫经积极治疗 24～48 小时后血压持续高于 160/110mmHg；②子痫控制后 2～8 小时；③先兆子痫患者，孕周<36 周者，胎盘功能减退，胎肺已成熟者；如果胎盘功能良好、胎儿未成熟，可给予地塞米松促胎肺成熟后终止妊娠；④剧烈头痛，视力模糊；⑤有尿液及肾功能变化：a. 尿蛋白定量≥5.0g/24h；b. 血清肌酐>91.6μmol/L；c. 尿量≤500ml/d；⑥持续上腹或右上腹痛；⑦心力衰竭、肺水肿者；⑧ALT、AST 明显升高，血小板明显降低者。

2. 透析治疗：急性肾衰竭者宜尽早进行透析治疗。

【预后】

妊娠高血压引起的高血压在产后不会持续存在。肾脏病是否继续存在尚有争论,但大多数学者认为不会继续存在。

(徐 钢 黄 毅)

第十三篇

急性肾衰竭

第四十九章　急性肾衰竭

急性肾衰竭(acute renal failure,ARF)是多种原因引起的临床综合征。表现为在数小时至数周内肾小球滤过功能下降达正常值的50%以下,引起血 BUN 及 Scr 升高,水电解质、酸碱平衡紊乱。若原有慢性肾衰竭,则肾小球滤过率(GFR)较原水平下降15%。

【病因】

1. 肾前性 ARF 是机体对肾脏低灌注的一种生理性反应,也是 ARF 最常见的原因。

(1) 有效血容量减少:

1) 出血:创伤、外科手术、消化道出血及产后出血等。

2) 消化液丢失:呕吐、胃肠减压、腹泻等。

3) 肾脏丢失:利尿、糖尿病酮症酸中毒及肾上腺皮质功能不全等。

4) 皮肤黏膜丢失:烧伤、高热及其他原因所致的非显性失水增加等。

5) 第三体腔积液:胰腺炎、挤压综合征及低白蛋白血症等。

(2) 心输出量减少:见于心肌病、心瓣膜病、心包疾病、心脏传导系统疾病、肺动脉高压症、肺动脉栓塞及持续正压机械辅助通气等。

（3）全身血管扩张：见于药物（如降压药、减少后负荷的药物、麻醉药物等）、败血症、肝功能衰竭、过敏反应等。

（4）肾脏血管收缩：如去甲肾上腺素和麦角胺的应用、肝脏疾病、败血症及高钙血症等。

（5）影响肾脏自身调节的药物（常在特定情况下起作用）：包括肾血管紧张素转换酶抑制剂（在肾动脉狭窄、严重的肾脏低灌注情况下可引起急性肾衰竭）和非甾体类抗炎药（在肾脏低灌注情况下可引起急性肾衰竭）。

以上因素若持续 2 小时以上，则可导致肾实质损害。

2. 肾性

（1）急性肾小管坏死

1）肾缺血（大手术后、创伤、重度低血容量、败血症、烧伤等）。

2）肾中毒（药物、造影剂、重金属、有机溶剂、蛇毒、毒蕈等）。

3）内源性（异型输血后的色素肾病及横纹肌溶解等引起肾小管损伤）。

（2）急性或急进性肾小球肾炎。

（3）急性间质性肾炎。

（4）急性肾脏小血管炎及大血管疾病：慢性肾脏疾病在某些诱因作用下，肾功能急剧减退也可导致 ARF。

3. 肾后性

（1）结石。

（2）肿瘤。

（3）前列腺肥大。

（4）血块。

（5）机械因素造成的尿路梗阻。

【发病机制】

1. 急性肾小管坏死

（1）肾小管损伤学说

1）肾小管阻塞：变性坏死的肾小管上皮细胞脱落进入肾小管腔，与管腔内液中的蛋白质形成管型而阻塞肾小管。

2）尿液反流：肾小管上皮细胞变性、坏死,肾小管基底膜断裂,肾小管内液反流入间质而引起间质水肿。

上述改变使管腔内压力增加,肾小球内有效滤过压降低,GFR 降低。

（2）缺血-再灌注损伤：主要与细胞内钙负荷增加和氧自由基的作用有关。

（3）细胞能量代谢障碍：缺氧使肾小管上皮细胞代谢紊乱,导致细胞水肿,细胞内质网肿胀扩张,蛋白质合成停止,细胞内钙及氧自由基增加,引起细胞破坏及死亡。

（4）肾血流动力学变化：继发性肾素-血管紧张素系统、儿茶酚胺、前列腺素、内皮素、抗利尿激素、血管内皮源性舒张因子、心房利钠肽、肿瘤坏死因子及血小板活化因子分泌异常,引起肾血流灌注量减少,最后导致 GFR 下降。

（5）管-球反馈：肾小管损伤后对钠、氯离子重吸收减少,到达致密斑处的肾小管液内钠、氯的含量上升而激活肾素-血管紧张素系统,亦可使 GFR 下降。

2. 急进性肾炎（见急进性肾小球肾炎章节）。

3. 急性间质性肾炎（见急性间质性肾炎章节）。

4. 非少尿型 ARF：主要是由于肾单位损伤的不同一性所致,不是全部肾小管上皮细胞均有损伤和管腔阻塞,有些肾单位血流灌注量无明显减少,其 GFR 不下降,因此临床上无少尿。

【病理】

由于致病因素不同,病理改变也各异。

1. 急性肾小管坏死：不同原因可引起肾小管上皮细胞坏死,而肾小球多不受影响。

（1）缺血型：早期由于缺血可致皮质苍白,髓质色深,肾小管由于严重缺血可致变性和坏死。病变分布不均匀,呈节段性分布。光镜下可见上皮细胞肿胀、脂肪变性和空泡变性,继而上皮细胞坏死,细胞核出现浓缩、破碎及核溶解现象。坏死的上皮细胞落入管腔内,可见肾小管基膜断裂,管腔与肾间质相通。由异型输血或挤压伤所致的急性肾小管坏死,可见血管痉挛,肾皮质缺血及肾小管中出现浓染的血红蛋白及肌红蛋白管型。

(2) 中毒型:由于毒物对肾小管有直接的肾毒性,可引起肾小管变性坏死,并可见肾小管上皮细胞再生。

2. 急进性肾小球肾炎(见急进性肾小球肾炎章节)。

3. 急性间质性肾炎(见急性间质性肾炎章节)。

【诊断】

(一) 临床表现

典型急性肾小管坏死(ATN)临床上分为 3 期。

1. 起始期:此期患者常存在一些已知的 ATN 原因,如低血压、缺血、感染、肾毒性等。

2. 维持期:出现少尿型 ARF。

(1) 尿量减少:少尿(≤400ml/d),无尿(≤100ml/d)。可持续 2~4 周,平均 10 天左右。

(2) 氮质血症:由于少尿或无尿,致使排出的含氮质废物和其他代谢废物减少,BUN 及 Scr 升高。每日 Scr 上升 44.2~88.4μmol/L(0.5~1.0mg/dl)以上。

(3) 水、电解质和酸碱平衡紊乱:①全身水肿:严重时出现肺水肿、脑水肿及心力衰竭而危及生命。②血压因病因而异:感染、中毒、失水等引起者多偏低,但上述诱因去除后肾功能仍未恢复,尿量仍少者可较高。③高钾血症:一般每天上升0.5mmol/L,为少尿期的首位死亡原因。④低钙(少尿 2 天后即可有低钙血症)及高磷血症。⑤低钠(主要为稀释性低钠)及低氯血症。⑥代谢性酸中毒,甚至昏迷死亡。

3. 恢复期:即在不用利尿药的情况下,每日尿量>2500ml。此期可持续 1~3 周。

(1) 进行性尿量增多是肾功能开始恢复的标志,多者尿量可达 3000~5000ml/d。

(2) 早期仍然可有 Scr 及 BUN 的上升。

(3) 有出现高钾的可能。

(4) 后期应注意低血钾的发生。

多尿期后肾小管上皮细胞再生、修复,肾功能逐渐恢复,

Scr 及 BUN 下降至正常,尿量正常,3~12 个月肾功能可恢复正常,少数可遗留永久性损害。

非少尿型 ARF(尿量在 500~1000ml/d 或以上)发生率为 30%~60%。其临床表现较少尿型轻,但病死率仍可高达 26%。

4. 并发症

(1)感染:最常见,死亡率达 70% 以上。泌尿系统感染最常见,其次为呼吸道感染及败血症。在死亡者中败血症占 70%,是主要死亡原因。

(2)心血管并发症:心律失常、心力衰竭、心包炎、心脏压塞和高血压等。

(3)消化系统并发症:厌食、恶心、腹胀及消化道出血。

(4)神经系统并发症:有头痛、嗜睡、肌肉抽搐、昏迷及癫痫样发作。

(5)电解质紊乱:除高钾血症外,还可有水钠潴留、稀释性低钠血症导致脑水肿,引起死亡。

(6)血液系统:轻度贫血,血红蛋白在 80~100g/L。若有大出血时,则贫血加重。另因血小板功能下降,常有出血倾向。

(二)实验室检查

1. 血液化验

(1)Scr 每日平均增加 44.2~176.8μmol/L,BUN 每日平均增加 3.6~7.2mmol/L。

(2)轻至中度贫血。

(3)血 pH 常低于 7.35,碳酸氢根离子浓度多低于 20mmol/L。

(4)血钾:多大于 5.5mmol/L,部分可正常或偏低。

(5)血钠:降低,但亦可正常。

(6)钙、磷:血钙低,血磷高。

2. 尿液化验

(1)尿量:少于 400ml/d,或无尿。

(2)尿蛋白:多为 +~++ 或以上,以中小分子蛋白为主。

(3)尿比重:低于 1.015。

(4)尿渗透压:低于 350mmol/L。

(5)尿钠:排泄增多,>20~60mmol/L。

(6) 尿素氮与血尿素氮之比>1。

(7) 钠排泄分数>1。

(8) 自由水清除率:趋向"零"或为正值。

(三) 特殊检查

B 超、腹部平片(KUB)提示双肾轮廓增大。

(四) 诊断标准

1. 有引起肾小管坏死的疾病。

2. 尿量减少<400ml/d,尿蛋白+~++或以上。

3. 进行性氮质血症, Scr 每日增加 44.2~176.8μmol/L, BUN 为 3.6~7.2mmol/L,Ccr 较正常下降 50% 以上。

4. B 超显示双肾体积增大。

(五) 鉴别诊断

1. 慢性肾衰竭:可根据病史、症状及 B 超检查进行鉴别。但要注意在原有慢性肾衰竭基础上的 ARF。

2. 肾前性少尿(见表49-1)。

表 49-1　肾前性少尿与急性肾小管坏死的鉴别

	肾前性	急性肾小管坏死
尿常规	正常	尿蛋白+~++,可见颗粒管型
尿比重	>1.020	<1.016
尿渗量(mmol/L)	>500	<350
尿/血渗量	>1.3	<1.1
尿钠(mmol/L)	<20	>40
钠排泄分数(%)	<1	>2
肾衰竭指数	<1	>1
尿/血肌酐比值	>40	<20
自由水清除率(ml/h)	<-20	>-1

3. 急进性肾小球肾炎

(1) 起病类似于急性肾炎。

(2) 可在短期内发展至尿毒症。

（3）肾活检有大量新月体形成。

（4）预后较差。

4. 急性肾间质肾炎

（1）有药物过敏史及表现。

（2）尿中嗜酸粒细胞增多。

（3）肾活检间质病变较重。

（4）预后尚可。

【治疗】

1. 保守治疗

（1）维持期（少尿期）

1）卧床休息。

2）饮食与水的摄入：早期应严格限制蛋白质 0.5g/（kg·d），并保证每日热量供给（为 6.6~8.7MJ），以减少体内蛋白质的分解。给予 20% 脂肪乳 500ml/d（可提供热量 4.4MJ）、葡萄糖及各种维生素，并可以适当给予胰岛素。每日入液量不超过前一日尿量加大便量加呕吐量加引流创口渗液加 500~1000ml。

3）纠正高钾血症：血钾超过 5.5mmol/L 即为高钾血症，若超过 6.5mmol/L，则需积极处理。可给予：①10% 葡萄糖酸钙溶液 10ml 静脉注射；②5% 碳酸氢钠溶液 250ml 静脉滴注；③25% 葡萄糖溶液 500ml 加入胰岛素 16~20U 静脉滴注；④呋塞米（速尿）40mg 静脉推注；⑤紧急血液透析。

4）纠正酸中毒：5% 碳酸氢钠溶液 100~250ml 静脉滴注。

5）控制感染：选择无肾毒性的抗生素治疗。

（2）多尿期：重点仍是维持水、电解质、酸碱平衡。此期仍有高钾可能，同时应注意防止各种并发症。约 1 周后，BUN 及 Scr 可逐渐降至正常，此时饮食中应该增加蛋白质。

（3）恢复期：无特殊治疗，避免使用肾毒性药物，并定期随访肾功能。肾功能的恢复约半年至 1 年时间。

2. 透析治疗：可选用腹膜透析或血液透析。透析治疗的指征见透析治疗章节。但在 ARF 时多强调早期透析或预防透析，即在诊断明确尚未出现并发症之前即行透析治疗，以提高存活率。

3. 急进性肾小球肾炎的治疗（见急进性肾小球肾炎章节）。

4. 急性间质性肾炎（见急性间质性肾炎章节）。

【预后】

急性肾小管坏死为临床重症，病死率高达50%，其原因主要是合并多器官功能衰竭，如果有血液净化的辅助治疗，则病死率可明显降低，约有5%可转为慢性肾衰竭而需终生透析。

（宁　勇　周巧丹）

第十四篇

慢性肾脏病

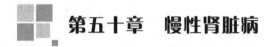

第五十章　慢性肾脏病

慢性肾脏病(chronic kidney diease,CKD)是指:①肾脏损伤(结构或功能损害)超过 3 个月,伴或不伴肾小球滤过率(GFR)下降,临床上表现为病理学检查异常或肾脏损害(血、尿成分或影像学检查异常)。②GFR<60ml/(min · 1.73m^2),超过 3 个月,有或无肾脏损害证据。CKD 进行性进展引起肾单位或肾功能不可逆性地丧失,导致以代谢产物或毒物潴留、水电解质和酸碱平衡紊乱以及内分泌失调为特征的临床综合征称为慢性肾衰竭(CRF)。CRF 常进展为终末期肾病(ESRD),CRF 晚期称为尿毒症。

【病因】

1. 原发性:慢性肾小球肾炎、慢性肾盂肾炎及多囊肾等。

2. 继发性

(1) 高血压肾病。

(2) 代谢性疾病:①糖尿病肾病。②痛风肾病。

(3) 结缔组织疾病:狼疮性肾炎等。

(4) 血管性及遗传性疾病:①结节性多动脉炎肾损害。②肾动脉狭窄肾损害。

(5) 肿瘤性疾病:①多发性骨髓瘤。②其他部位肿瘤(癌)。

(6) 梗阻性肾病。

【发病机制】

1. 肾单位血流动力学改变:肾实质减少后,剩余健存的肾单位血流动力学发生改变,表现为肾小球毛细血管内压和流量增加,即引起肾小球高灌注和高滤过,在此情况下,肾组织内血管紧张素Ⅱ(Ang-Ⅱ)水平增高引起高血压,肾小球肥大最后导致肾小球硬化,此外 Ang-Ⅱ参与了细胞外基质合成以及各种炎性因子的表达,促进肾小球硬化。

2. 肾小球基底膜通透性改变:由于肾小球基底膜病变,使大量蛋白滤出造成系膜、肾小球上皮细胞及肾小管间质受损,导致肾小球纤维化,肾单位进一步减少。

3. 脂质代谢紊乱:极低密度脂蛋白(VLDL)和低密度脂蛋白(LDL)增加,可促进肾小球进行性硬化。

4. 肾小管的高代谢:肾单位减少后,肾小管高代谢可使健存肾单位内氧自由基生成增加,自由基清除物减少,导致细胞损害,进一步损害肾单位。

5. 尿毒症毒素:包括尿素、胍类、肠细菌代谢产物,如酚类及胺类、中分子物质(分子质量为 $0.5 \sim 5.0kDa$)、大分子物质(分子质量为 $5 \sim 50kDa$),如 β_2-微球蛋白(β_2-MG)、甲状腺激素、胰岛素等。

【诊断】

(一)临床表现

1. 胃肠道表现

(1)厌食、腹部不适。

(2)恶心、呕吐。

(3)口中有尿素味。

(4)口腔黏膜炎症、糜烂及溃疡。

(5)胃黏膜炎症及溃疡。

2. 精神及神经系统表现

(1)疲乏、头昏、记忆减退、失眠、四肢发麻。

(2)晚期可有尿毒症脑病,表现为嗜睡、谵妄、抽搐、昏迷等。

3. 心血管系统表现

(1)血压高及左心室肥大、扩大。

（2）心肌损害。

（3）心力衰竭。

（4）尿毒症性心包炎。

4. 造血系统表现：贫血，其程度与肾衰竭的严重程度相符合，系由以下因素引起：

（1）促红细胞生成素分泌下降。

（2）红细胞寿命缩短。

（3）铁及叶酸的缺乏。

（4）出血：如皮下瘀斑、鼻出血、牙龈出血乃至消化道出血等。

5. 呼吸系统表现：由于尿毒症毒素、水钠潴留及转移性钙化可致尿毒症性支气管炎、肺炎、胸膜炎及肺钙化。肺活量和动脉血氧含量降低。

6. 皮肤表现：干燥、脱屑、瘙痒等。

7. 代谢性酸中毒：HCO_3^- 在 16 ~ 22mmol/L，甚至可低到 4.5mmol/L。

8. 水、电解质失衡

（1）低钠血症。

（2）低钙及高磷血症。

（3）低钾和高钾血症。

（4）高镁血症。

（5）水肿和体腔积液。

9. 感染：由于营养不良和免疫功能低下易引起感染（肺炎、泌尿系统感染、结核等）。

10. 肾性骨病：因低钙、继发性甲状旁腺功能亢进和铝负荷过重所致。

（二）实验室检查

1. 血常规

（1）血红蛋白<80g/L 或 40 ~ 60g/L。

（2）白细胞正常或减少。

（3）血小板数目正常或偏低，功能下降。

2. 尿常规

（1）尿量少。

（2）尿渗透压降低，比重低（1.010~1.012）。

（3）尿蛋白多在+~++。

（4）尿沉渣检查：可见红细胞、白细胞、上皮细胞及颗粒管型，也可有蜡样管型。

3. 血生化检查

（1）总蛋白<62g/L，白蛋白<30g/L。

（2）血钙≤2.0mmol/L，血磷>1.7mmol/L。

（3）肾功能检查：BUN 及血 Scr 升高。

（三）特殊检查

1. B 超检查：双肾缩小或正常或增大，皮质变薄，肾脏内结构紊乱。

2. 单光子发射计算机断层成像（SPECT）：双肾分泌功能下降。

（四）诊断标准

1. 有慢性损害病史。

2. 有肾衰竭的临床症状。

3. Scr 及 BUN 升高、HCO_3^- 降低和低钙高磷血症。

4. B 超示双肾缩小，皮质变薄。

5. 肾活检有相应的病理变化。

【治疗】

1. 保守治疗

（1）一般治疗：注意休息，预防感冒，禁用损害肾脏的药物。

（2）饮食疗法：给予优质低蛋白、低磷饮食，酌情低脂、低盐饮食，适当补充必需氨基酸、不含维生素 A 的多种维生素。

1）蛋白质：摄入量为 0.3~0.6g/（kg·d），富含必需氨基酸的动物蛋白质，低蛋白饮食一般选择 Scr 在 176.8~265.2μmol/L（2~3mg/dl）时开始。

2）热量：一般为 0.15MJ（35kcal）/kg。足够的热量可减少机体蛋白质的分解。

（3）复方 α-酮酸片（开同）：可使非蛋白氮转化为氨基酸，用法为 3~4 片/次，3 次/天，口服；若患者有严重的呕吐、心包炎、尿毒症神经病变及其他尿毒症严重并发症时,不宜用必需氨基酸治疗。

(4) 促进毒素排泄:如肠道吸附剂药用炭 1.2 ~ 1.5g/次,3 ~ 4 次/天,口服,不宜与其他药物同时服用;包醛氧化淀粉 5 ~ 10g/次,3 次/天,口服;中药灌肠等方法。

(5) 纠正水、电解质失衡:

1) 低钠血症的治疗:补充钠离子的克数 = {(血清钠的正常值-血清钠的测定值)×0.6×体重(kg)}/17。一般先补入上述计算值的 1/3,再根据化验结果决定下一步治疗。

2) 低钙、高磷血症的治疗:碳酸钙 1.0g,3 次/d;同时服用活性维生素 D_3、α 骨化三醇[即 $1,25(OH)_2D_3$]0.25μg,1 次/d 和 α-D_3 0.25μg,2 次/d,可促进肠道吸收钙,抑制甲状旁腺素分泌,改善低钙、高磷及肾性骨病。

3) 高钾血症的治疗:(见急性肾衰竭章节)。

4) 每日补水量=前 1 日尿量+发热出汗量+500ml。

(6) 纠正代谢性酸中毒

1) 轻度:可不予治疗。

2) 中度:HCO_3^- 低于 15mmol/L,可服用碳酸氢钠 1g,3 次/天。

3) 重度:HCO_3^- 低于 6.7mmol/L,应开展透析治疗。

(7) 水肿的治疗:(见肾病综合征章节)。

(8) 贫血的治疗:

1) 叶酸(acid folicm):5mg,3 次/天,口服。

2) 硫酸亚铁(ferrosisulfas):0.15g,2 次/天,饭后口服。

3) 重组人促红细胞生成素:每周 25 ~ 150μg/kg,分 2 ~ 3 次,皮下或静脉注射。

(9) 高血压的治疗:慢性肾衰竭高血压单用某种药物很难达到满意效果,多采用联合用药(见慢性肾小球肾炎章节)。

2. 透析治疗:见透析治疗章节。

3. 肾脏移植。

(宁 勇 周巧丹)

第五十一章 肾性贫血

【概述】

肾性贫血是因各种慢性肾脏病进展所引起的贫血。肾性贫血是慢性肾脏病的重要临床表现，是慢性肾脏病患者合并心血管并发症的独立危险因素。肾性贫血的原因主要包括：①促红细胞生成素产生减少或患者对促红细胞生成素反应性降低；②尿毒症毒素影响骨髓造血微环境；③合并营养不良引起的铁、叶酸缺乏；④合并潜在出血性因素引起的失血；⑤红细胞寿命减少以及溶血等因素。有效治疗肾性贫血是慢性肾脏病一体化治疗的重要组成部分，肾性贫血治疗主要为应用红细胞生成刺激素以及补充铁剂、叶酸和维生素 B_{12}。

【临床表现】

1. 疲乏、困倦无力是贫血最早的症状。

2. 食欲减退、腹胀、恶心较为常见。

3. 中重度贫血可出现头疼、头晕目眩、耳鸣、注意力不集中、嗜睡；活动后心悸、气短，部分患者可出现心力衰竭。

4. 体格检查：贫血面容，睑结膜及甲床苍白；心尖区收缩期吹风样杂音。

5. 实验室检查：成人女性血红蛋白（Hb）<12g/dl，成人男性 Hb<13g/dl。但应考虑患者年龄、种族、居住地的海拔和生理需求对 Hb 的影响。

【诊断】

1. 慢性肾脏病患者，如未发现有其他贫血原因，且血清肌酐>2mg/dl；则可诊断肾性贫血。

2. 如果慢性肾脏病患者贫血程度与肾功能损害程度不平行，早期肾功能损害但合并中重度贫血，且存在血小板减少、高钙血症、肾脏无明显萎缩，则临床上高度疑诊多发性骨髓瘤等血液疾病,应做相应检查。

3. 慢性肾脏病患者,不论其分期和病因,都应该定期检查 Hb。女性 Hb<11g/dl,男性 Hb<12g/dl 时应进行贫血相关检查。包括:血红蛋白/红细胞压积(Hb/Hct)、红细胞指标[红细胞计数、平均红细胞体积(MCV)、平均红细胞血红蛋白量、平均红细胞血红蛋白浓度(MCH)等]、网织红细胞计数[有条件者提倡检测网织红细胞血红蛋白量(CHr)]、铁参数[血清铁、总铁结合力、转铁蛋白饱和度(TSAT)、血清铁蛋白]、大便隐血试验。

4. 肾性贫血的患者应实施铁状态评估

(1) 铁状态检测的频率:人工重组促红细胞生成素(rHuEPO)诱导治疗阶段以及维持治疗阶段贫血加重时应每月检测 1 次;稳定治疗期间或未用 rHuEPO 治疗的血液透析患者,至少每 3 个月检测 1 次。

(2) 铁状态评估指标

1) 铁储备评估:血清铁蛋白。

2) 用于红细胞生成的铁充足性评估:推荐采用血清 TSAT 和有条件者采用 CHr。而低色素红细胞百分数(PHRC)可因长时间的样本运送和储存增高,并不适于常规采用;MCV 和 MCH 仅在长时间缺铁的情况下才会低于正常。

3) 铁状态评估应对铁储备、用于红细胞生成的铁充足性、血红蛋白和 rHuEPO 治疗剂量综合考虑。

【治疗方案及原则】

1. 肾性贫血的治疗靶目标值

(1) 靶目标值:Hb 水平应不低于 11g/dl(Hct 大于 33%),目标值应在开始治疗后 4 个月内达到。但不推荐 Hb 维持在 13g/dl 以上。对于血液透析患者,应在透析前采取标本检测 Hb 浓度。

(2) 靶目标值应依据患者年龄、种族、性别、生理需求以及是否合并其他疾病等情况进行个体化调整。

1) 伴有缺血性心脏病、充血性心力衰竭等心血管疾病的患者不推荐 Hb>12g/dl。

2）糖尿病患者,特别是并发外周血管病变的患者,需在监测下谨慎增加 Hb 水平至12g/dl。

3）合并慢性缺氧性肺疾病患者,推荐维持较高的 Hb 水平。

2. rHuEPO 的临床应用

（1）使用时机:无论透析还是非透析的慢性肾脏病患者,若间隔2周或者以上连续两次 Hb 检测值均低于11g/dl,并除外铁缺乏等其他贫血病因,应开始实施 rHuEPO 治疗。

（2）使用途径:rHuEPO 治疗肾性贫血,静脉给药和皮下给药同样有效。但皮下注射的药效动力学效应优于静脉注射,并可以延长有效药物浓度在体内的维持时间,节省治疗费用。皮下注射较静脉注射疼痛感增加。

1）对非血液透析的患者,推荐首先选择皮下给药。

2）对血液透析的患者,静脉给药可减少疼痛,增加患者依从性;而皮下给药可减少给药次数和剂量,节省费用。

3）对于腹膜透析患者,由于生物利用度的因素,不推荐腹腔给药。

4）对于 rHuEPO 诱导治疗期的患者,建议皮下给药以减少不良反应的发生。

（3）使用剂量

1）透析前慢性肾脏病患者一般皮下给药剂量 50～100IU（kg.w）,初始剂量选择要考虑患者的贫血程度和导致贫血的原因,对于 Hb<7g/dl 的患者,应适当增加初始剂量。

对于非透析患者或残存肾功能较好的透析患者,可适当减少初始剂量。

对于血压偏高、伴有严重心血管事件、糖尿病的患者,应尽可能地从小剂量开始使用 rHuEPO。

2）剂量调整:rHuEPO 治疗期间应定期检测 Hb 水平;诱导治疗阶段应每2～4周检测一次 Hb 水平;维持治疗阶段应每1～2个月检测一次 Hb 水平。

应根据患者 Hb 增长速率调整 rHuEPO 剂量:初始治疗 Hb 增长速度应控制在每个月1～2g/dl 范围内稳定提高,4个月达到 Hb 靶目标值。如每个月 Hb 增长速度<1g/dl,除外其他贫血

原因,应增加 rHuEPO 使用剂量 25% ;如每个月 Hb 增长速度>2g/dl,应减少 rHuEPO 使用剂量 25%~50% ,但不得停用。

维持治疗阶段,rHuEPO 的使用剂量约为诱导治疗期的2/3。若维持治疗期 Hb 浓度每个月改变>1g/dl,应酌情增加或减少 rHuEPO 剂量25% 。

(4) 给药频率(非长效型 rHuEPO)

1) 在贫血诱导治疗阶段,无论皮下给药还是静脉给药,均不推荐 1 次/周大剂量使用 rHuEPO。因为用药之初过高的促红细胞生成素(EPO)水平可造成骨髓 EPO 受体的饱和,而受体恢复时血清 EPO 水平也已降低,造成了药物浪费。

2) 进入维持治疗期后,原皮下给药的患者,给药频率可由2~3 次/周次调整为 1~2 次/周;而原为静脉给药的患者,给药频率可由 3 次/周调整为 1~2 次/周。

3) 大剂量 rHuEPO 1 次/周给药,可减少患者注射的不适感,增加依从性;但目前临床疗效的优劣尚缺少循证医学证据。

(5) 不良反应

1) 所有慢性肾脏病患者都应严格实施血压监测,应用rHuEPO 治疗的部分患者需要调整抗高血压治疗方法。rHuEPO 开始治疗到达靶目标值过程中,患者血压应维持在适当水平。

2) 小部分接受 rHuEPO 治疗的血液透析患者可能发生血管通路阻塞。因此,rHuEPO 治疗期间,血液透析患者需要检测血管通路状况。发生机制可能与 rHuEPO 治疗改善血小板功能有关,但没有 Hb 浓度与血栓形成风险之间相关性的证据。

3) 应用 rHuEPO 治疗时,部分患者偶有头痛、感冒样症状、癫痫、肝功能异常及高钾血症等发生,偶有过敏、休克、高血压脑病、脑出血、心肌梗死、脑梗死、肺栓塞等。

(6) rHuEPO 治疗的低反应性(EPO 抵抗)

1) 定义:皮下注射 rHuEPO 达到300IU/(kg·w)(20 000U/w)或静脉注射 rHuEPO 达到500IU/(kg·w)(30 000U/w)治疗 4 个月后,Hb 仍不能达到或维持靶目标值,称为 EPO 抵抗。

2）EPO 抵抗最常见的原因是铁缺乏，其他原因包括：炎症性疾病、慢性失血、甲状旁腺功能亢进、纤维性骨炎、铝中毒、血红蛋白病、维生素缺乏、多发性骨髓瘤、恶性肿瘤、营养不良、溶血、透析不充分、血管紧张素转换酶抑制剂（ACEI）/血管紧张素Ⅱ受体拮抗剂（ARB）和免疫抑制剂等药物的使用、脾功能亢进、EPO 抗体介导的纯红细胞再生障碍性贫血（PRCA）等。

3）rHuEPO 抗体介导的 PRCA

A. PRCA 的诊断：rHuEPO 治疗超过 4 周并出现了下述情况，则应该怀疑 PRCA，但确诊必须存在 rHuEPO 抗体检查阳性，并有骨髓象检查结果支持。Hb 以 $0.5 \sim 1.0 g/(dl \cdot w)$ 的速度快速下降，或需要输红细胞维持 Hb 水平。血小板和白细胞计数正常，且网织红细胞绝对计数小于 10 000/μl。PRCA 的处理：因为抗体存在交叉作用且继续接触可能导致过敏反应，所以谨慎起见，在疑诊或确诊的患者中停用任何 rHuEPO 制剂。患者可能需要输血支持，免疫抑制治疗可能有效，肾脏移植是有效治疗方法。

B. PRCA 的预防：EPO 需要低温保存。与皮下注射比较，静脉注射 EPO 可能减少 PRCA 的发生率。

3. 补充铁剂：接受 rHuEPO 治疗的患者，无论是非透析还是何种透析状态均应补充铁剂达到并维持铁状态的目标值。血液透析患者比非血液透析患者需要更大的铁补充量，静脉补铁是最佳的补铁途径。蔗糖铁（ferric saccharate）是最安全的静脉补铁制剂，其次是葡萄糖酸铁（ferric gluconate）和右旋糖酐铁（ferric dextran），静脉补充铁剂需要做过敏试验，尤其是右旋糖酐铁。

（1）铁剂治疗的靶目标值：rHuEPO 治疗期间，应该补充足够的铁剂以维持铁状态的以下参数：

1）血液透析患者：血清铁蛋白>200ng/ml，且 TSAT>20% 或 CHr>29 pg/红细胞。

2）非透析患者或腹膜透析患者：血清铁蛋白>100ng/ml，且 TSAT>20%。

（2）给药途径

1) 血液透析患者优先选择静脉使用铁剂。

2) 非透析患者或腹膜透析患者,可以静脉或口服使用铁剂。

(3) 静脉补充铁剂的剂量

1) 若患者 TSAT<20% 和(或)血清铁蛋白<100ng/ml,需静脉补铁 100～12mg/周,连续 8～10 周。

2) 若患者 TSAT≥20%,血清铁蛋白水平≥100ng/ml,则 1 次/周静脉补铁 25～125mg。

3) 若血清铁蛋白>500ng/ml,补充静脉铁剂前应评估 EPO 的反应性、Hb 和 TSAT 水平以及患者的临床状况。此时不推荐常规使用静脉铁剂。

4. 其他辅助治疗

(1) 肾性贫血的患者应注意是否存在叶酸、维生素 B_{12} 的缺乏;血液透析可以清除叶酸和维生素 B_{12},因此维持性血液透析的患者应适量补充叶酸和维生素 B_{12}。

(2) 对于血液透析患者,应用左旋卡尼丁可能有益,但不推荐作为常规治疗,应按照临床实际情况酌情处理。

(3) 应该尽可能避免输血(尤其是希望肾移植的患者,但供体特异性输血除外),单纯 Hb 水平不作为输血的标准。但在以下情况可以考虑输注红细胞治疗(推荐输注去白细胞的红细胞):①出现心血管、神经系统症状的严重贫血;②合并 EPO 抵抗的贫血。

(宁 勇 周巧丹)

第五十二章 矿物质和骨代谢异常

【概述】

各种病因引起的慢性肾脏损害进行性恶化将导致肾衰竭。钙磷代谢紊乱及骨病不仅是慢性肾衰竭特别是透析病人的常见并发症,也是导致多系统损害的重要原因,可引起生活质量下降。大量的证据表明:高磷血症、钙磷乘积增高和甲状旁腺功能亢进可以导致血管钙化和心血管事件发生的危险性增加,与透析病人患病率及死亡率增加相关。

【临床表现】

1. 矿物质代谢紊乱

(1) 钙:慢性肾衰竭患者由于钙摄入不足,特别是肾脏1-羟化酶的产生减少导致 $1,25$-二羟维生素 D_3[$1,25$-$(OH)_2D_3$,骨化三醇]的缺乏,影响了钙的吸收;同时由于普遍存在的高磷血症,骨骼对甲状旁腺激素(PTH)脱钙作用的抵抗等因素,造成大多数慢性肾衰竭患者发生低钙血症。肾小球滤过率(GFR)低于 $60ml/(min \cdot 1.73m^2)$ 的病人,血中总钙和游离钙水平常常降低。随着肾功能损害的进展,血钙水平也将进一步降低。在慢性肾脏病(CKD)的晚期,结合钙的比例增加,因此即使总钙水平正常,游离钙的水平也是下降的。另一方面,酸中毒会增加血清游离钙的水平。需要注意的是,总钙水平需要根据血白蛋白水平进行校正以更好地反映游离钙水平。即校正的总钙(mg/dl)= 总钙(mg/dl)+$0.8 \times$[4-血清白蛋白(g/dl)]。

需要注意的是,终末期肾病患者开始透析治疗后,血清总钙水平通常恢复正常。近年来自从含钙的磷结合剂(如碳酸钙)成为主要的降磷药物后,加重了转移性钙化的发生,尤其易发生于钙剂与活性维生素 D 合用并同时使用高钙浓度的透析液时。研究显示,高钙血症见于 38% 的透析患者。来自透析预后与实践模式研究(DOPPS)的数据证实经白蛋白校正的血钙与总死亡率及心血管疾病死亡率有很强的正相关性。

(2) 磷:当 GFR 低于 $60ml/(min \cdot 1.73m^2)$ 时就可以出现尿磷排泄减少,血磷升高。残余肾功能的下降是导致高磷血症的最基本因素。而高水平的磷又促使骨吸收增加,磷进一步从骨骼释放到细胞外液。此外,还与磷的摄入、应用活性维生素D(增加肠道对磷的吸收,降低磷与其结合剂的亲和力)等有关。尽管透析治疗能够清除部分磷,但目前的透析模式清除磷是有限的,因此高磷血症广泛存在于维持性透析患者。有研究显示,在维持性血液透析病人中 80% 以上存在高磷血症。Block 等报道,在 6407 名血液透析患者中,超过 50% 的病人血磷高于 6mg/dl。研究表明,高磷血症是透析患者血管钙化特别是冠状动脉钙化的独立危险因素,与总死亡率及心血管死亡率相关。

2. 继发性甲状旁腺功能亢进:在 CKD 进展中发生的低钙血症和(或)$1,25(OH)_2D_3$ 缺乏是导致继发性甲状旁腺功能亢进的根本原因。随着肾功能的持续下降,甲状旁腺维生素 D 受体和钙敏感受体(CaR)的数量下降,加重了它们对维生素 D 和钙的抵抗。此外,高磷血症可促进甲状旁腺组织的增生,并且通过稳定 PTH mRNA 和促进其信号传导增加 PTH 的合成,与继发性甲状旁腺功能亢进的发生及进展有关。继发性甲状旁腺功能亢进不仅可导致骨骼的严重损害,还可以引起贫血、神经系统损害及心血管疾病等。临床资料显示 PTH 高的患者总死亡率或心血管疾病死亡率明显升高;PTH 水平与血管钙化程度呈正相关。

3. 肾性骨营养不良:慢性肾衰竭时出现的骨矿化及代谢的异常称之为肾性骨营养不良(renal osteodystrophy,ROD)。这些代谢异常可分为骨骼高转运和高 PTH 水平(组织学上表现为纤维性骨炎即继发性甲状旁腺功能亢进性骨病,也可表现为混合性骨病)及低骨转运和低或正常 PTH 水平(组织学上表现为骨软化或骨再生不良)。临床症状一般无特异性,不同的组织学类型也不尽相同。常见的症状可有骨痛、关节不适、瘙痒，当有转移性钙化如钙沉积在关节周围可出现关节的炎症、疼痛及僵硬。

4. 血管钙化:应用电子束 CT(EBCT)检测透析人群冠状动脉钙化积分,54%～100%（平均83%）的患者有不同程度冠状动脉钙化,患病率明显高于同年龄普通人群甚至临床怀疑心绞痛的患者。血管钙化根据发生部位主要有两种形式,即内膜钙化和中层钙化。内膜钙化是动脉粥样硬化的表现之一,钙化位于粥样斑块内,发生在斑块形成的晚期。可使管腔狭窄,血流减少,甚至堵塞血管,导致组织缺血坏死。中层钙化,又称为Monckeberg 钙化,钙化发生在动脉中膜,最初累及内弹力膜。此型钙化在糖尿病、特别是终末期肾衰竭患者较为常见。早期一些尸检的报道对这种病变多描述在肢体远端的中小动脉,如股动脉、胫动脉、子宫动脉等。此型钙化一般不影响动脉管腔,但可导致血管僵硬、顺应性下降,同样影响患者预后。此外,尿毒症患者皮肤真皮层也可发生钙化,临床表现为痛性坏死性皮疹,组织学可见皮肤动脉、小动脉中层钙化,同时见闭塞性的内膜增殖,命名为钙性尿毒症性小动脉病(calcific uremic arteriolopathy,CUA)。

【诊断】

在2005年全球肾脏病预后组织(KDIGO)召开的矿物质代谢及其骨病的国际研讨会上明确提出,CKD 时的矿物质和骨代谢异常(chronic kidney disease-mineral and bone disorder,CKD-MB)是全身性(系统性)疾病,常具有下列一个或一个以上表现:①钙、磷、PTH 或维生素 D 代谢异常;②骨转化、矿化、骨容量、骨骼线性生长或骨强度的异常;③血管或其他软组织钙化。

需要指出的是:血钙、磷、PTH 及维生素 D 的水平等生化指标都可以通过不同的检测方法获得相应的数据。骨骼线性生长速度是针对儿童 CKD 患者,通过 X 线检查进行测定。腹部 X 线是检测成人血管钙化的简单廉价的方法,如果见到主动脉钙化为阳性,则需要进一步做半定量评价。尽管定量 CT 扫描用于评价血管钙化可能比 X 线更精确和(或)更敏感,但是由于价格昂贵和不够普及不宜作为筛查手段。目前临床上无可行的常规技术来评价骨质量和骨强度。

肾性骨营养不良类型的明确与鉴别,则需要行骨活检对骨转运、矿化及其容量等进行检测。双四环素标记骨活检是确定骨转化状态异常的最有价值的诊断方法,它的主要缺点是有创伤性,不易操作,目前尚不普及。在临床常规诊疗中,它不是必需的检查,一般情况下仅用于有明显骨病症状以期对症治疗或评价治疗效果或临床评价困难、难以治疗时。用于 ROD 分类的标准是基于四环素标记的骨活检得到的静态和动力学参数的内容,包括骨转运、骨矿化和骨容量。

1. 甲状旁腺功能亢进性骨病(hyperparathyroid bone disease):表现为骨形成率及骨矿化率高,主要组织学特征是骨小梁周围出现大量的纤维化,伴成骨细胞和破骨细胞活性增加。破骨细胞数量和吸收表面均明显增加,破骨细胞穿入骨小梁形成大量吸收腔隙。

2. 低转运性骨病(low turnover bone disease):特点为骨形成率降低,组织形态学有两种表现:骨软化或骨再生不良。

(1) 骨软化(osteomalacia):骨矿化率降低,组织学特征是非矿化的骨基质大量沉积,板层状的类骨质容积增加,不伴骨内膜纤维化。

(2) 骨再生不良(aplastic bone disease):骨形成率降低的同时伴有相应的骨矿化率下降。组织学检查仅见很少的、甚至没有类骨质层,骨容积常常下降。

3. 混合性骨病(mixed osteodystrophy):特征是甲状旁腺功能亢进性骨病和骨矿化障碍并存。骨形成率及骨矿化率既可以增加,也可以降低。组织学既有大量纤维化组织的形成,又有因骨矿化障碍引起的类骨质面积的增加。骨容积/组织容积比值在不同病因的病人有很大差别,骨重塑部位和破骨细胞数量通常是增加的。对于骨形成及骨矿化率低的病人应注意除外是否还存在铝中毒性骨病。

【治疗方案及原则】

1. 控制高磷血症:美国肾脏病基金会(NKF)制定的慢性

肾脏病及透析的临床实践指南（K/DOQI 指南）中建议，当 GFR 为 $15 \sim 59\text{ml}/(\text{min} \cdot 1.73\text{m}^2)$ 时（CKD 3、4 期）应将血磷水平维持在正常范围内；GFR 小于 $15\text{ml}/(\text{min} \cdot 1.73\text{m}^2)$ 或行透析治疗的病人（CKD 5 期）血磷水平最好不超过 5.5mg/dl，钙磷乘积应 $<55\text{mg}^2/\text{dl}^2$。

（1）限制磷的摄入：CKD 3 期、CKD 4 期的患者，当血磷大于 4.6mg/dl 时以及 CKD 5 期的患者血磷大于 5.5mg/dl 时，每日磷的摄入应控制在 $800 \sim 1000\text{mg}$。

（2）应用磷结合剂：如果通过饮食中磷的限制不能将血磷控制在目标值，则应使用磷结合剂。常用含钙的磷结合剂有碳酸钙（含钙 40%）及醋酸钙（含钙 25%）。要确保合适的剂量及餐中服用以更好地发挥结合磷的的作用。

对高钙血症或合并严重血管钙化或其他软组织钙化的病人，最好不使用含钙的磷结合剂。斯维拉姆（sevelamer）是一种不含钙、铝的新型磷结合剂，它不经肠道吸收，通过离子交换和氢化结合肠道的磷，它可以有效地降低透析患者的高血磷，效果与醋酸钙、碳酸钙相似，但对血钙影响不大，使钙磷乘积降低；近期研究表明，应用司维拉姆可以控制透析患者血管钙化的发生及进展；此外，司维拉姆对降低血脂有益。根据 K/DOQI 指南建议，对于血清磷水平 $>7.0\text{mg/dl}$ 的患者，可以短期应用含铝的磷结合剂（4 周），然后换用其他制剂，对这样的病人应增加透析频率或延长透析时间。

（3）充分透析：通过调整透析频率和时间增加对磷的清除。临床观察证实，采用隔日长时或每日透析可清除体内更多的磷，使血磷降至正常，甚至无需使用磷结合剂。而通过应用不同膜的透析器、提高透析血流量、采用血液滤过方式等都未能证明对改善高磷血症有明显好处。

2. 调整血钙在目标值范围：根据美国 NKF 制定的 K/DOQI 临床实践指南的建议，CRD3、4 期的病人，应维持血钙水平在正常范围，CKD5 期的病人应尽可能将血钙水平维持在正常值范围的低限。

（1）低钙血症：当病人校正的血清总钙水平低于实验室中

所应用的正常值低限 [<8.4mg/dl(2.10mmol/L)] 且伴有以下情况时应该接受提高血清钙水平的治疗:①有低钙血症的症状,如感觉异常、Chvostek 征和 Trousseau 征、支气管痉挛、喉痉挛、手足搐搦和(或)癫痫发作;或②血浆中甲状旁腺激素(iPTH)的水平高于 CKD 病人的分期目标范围。对低钙血症的治疗包括给予钙盐,如碳酸钙和(或)口服活性维生素 D。

(2)高钙血症:首先应该限制钙的摄入,透析患者每日含钙的磷结合剂中离子钙的剂量不要超过 1500mg,总离子钙的摄入(包括药物及饮食)不要超过 2000mg。如果仍有高钙血症,则不要使用含钙的磷结合剂,并减少活性维生素 D 的剂量。经上述措施后仍有高钙血症者建议使用低钙透析液(0.75 ~ 1.00mmol/L)透析 3 ~ 4 周。

3. 控制继发性甲状旁腺功能亢进:要在控制血磷及调整血钙的基础上应用活性维生素 D。活性维生素 D 可在 mRNA 水平抑制 PTH 分泌;通过增加甲状旁腺细胞内钙离子浓度抑制甲状旁腺细胞的增殖;促进肠道钙吸收增加血清钙水平,间接抑制甲状旁腺分泌 PTH。活性维生素 D 的应用方法包括静脉及口服两种。口服又分为每日小剂量及大剂量间歇疗法。每日口服适用于轻-中度继发性甲状旁腺功能亢进。开始的剂量为 0.25 ~ 0.50μg/d,之后根据血钙、磷及 iPTH 水平进行调整。大剂量间歇疗法有助于提高治疗的有效性,减少不良反应,适用于中、重度继发性甲状旁腺功能亢进。根据国内的研究数据,应用的剂量少于国外推荐的剂量,可能与国人体格相对较小有关。我国 2005 年关于活性维生素 D 在 CKD 继发性甲状旁腺功能亢进中的合理应用的专家共识中推荐的剂量是:iPTH 300 ~ 500pg/ml,1 ~ 2μg/次,2 次/周;iPTH 500 ~ 1000pg/ml,2 ~ 4μg/次,2 次/周;iPTH 1000pg/ml,4 ~ 6μg/次,2 次/周。最好夜间睡觉前肠道钙负荷最低时服药,高血钙发生率低而同样能达到抑制甲状旁腺分泌 PTH 的作用。静脉大剂量间歇疗法不经过胃肠道代谢,生物效应高,而高钙血症发生率低,特别适用于血液透析病人。应用活性维生素 D 常见的不良反应包括升高血钙以及加重高磷血症,因此治疗过程中应密切监测血钙、磷水平,并给予积极的纠正。

为了减少活性维生素 D 治疗中出现的不良反应,人们一直在寻求不升高血钙或升高血钙作用弱的维生素 D 类似物。目前的临床研究已证明:19-nor-1,25-(OH)$_2$D$_2$、1-(OH)D$_2$、1,25-(OH)$_2$-26,27F6D$_3$ 及 22-oxa-calcitriol 均能有效抑制 PTH 的分泌,而升高血钙的作用比 1,25-(OH)$_2$D$_3$ 小。此外,已有临床应用 CaR 促进剂(calcimimetics)治疗继发性甲状旁腺功能亢进的报告,其可以降低循环中的 iPTH 水平及钙磷乘积水平。由于其无升高血钙的作用,因此可与维生素 D 制剂合用。对经药物治疗仍不能控制有严重进展症状的纤维性骨炎或甲状旁腺功能亢进(iPTH>1000pg/ml)或用药过程中出现顽固高钙血症和(或)高磷血症时,应该考虑行甲状旁腺次全切除术或甲状旁腺全切术加自体移植。循证医学的证据表明,上述外科手术的方法能有效控制甲状旁腺功能亢进。

在治疗继发性甲状旁腺功能亢进时,纠正酸中毒也是很重要的。研究表明,慢性代谢性酸中毒使骨中磷灰石、钠和钾盐含量减少。酸中毒还可导致骨细胞功能发生改变,例如与成骨相关的基质基因表达被抑制,同时伴有破骨活性的增强。此外,酸中毒还减少了肾脏近端小管 1,25-(OH)$_2$D$_3$ 的合成,进而影响了饮食中钙的吸收。酸中毒还使血中离子钙、PTH 和 1,25-(OH)$_2$D$_3$ 的稳态平衡关系发生改变,使骨溶解加剧。因此积极控制酸中毒对于改善骨代谢异常有着重要意义。根据 K/DOQI 指南建议,血清二氧化碳结合力(CO$_2$CP)应维持在 22mmol/L。

4. 肾性骨营养不良

(1) 甲状旁腺功能亢进性骨病:治疗同继发性甲状旁腺功能亢进。

(2) 骨软化:治疗需视病因而定。铝中毒者应给予去铁胺治疗;维生素 D 缺乏者可给予维生素 D,对维生素 D 无反应或 GFR<15ml/(min·1.73m^2)或透析的病人应给予活性维生素 D;磷不足的病人可适当补充磷制剂。

(3) 骨再生不良:铝中毒者应给予去铁胺治疗。此外,避免高血钙、转移性钙化。高血钙者应减少钙的摄入和降低透析液中钙的水平。有研究表明,CaR 拮抗剂(calcilytics)有助于提高 PTH 水平,改善骨的代谢。

(4) 混合性骨病:应根据骨活检结果并结合生化指标的情况决定病人的治疗方案。对于表现为高转化性骨病的治疗同继发性甲状旁腺功能亢进。表现为低转化性骨病者,如果存在铝中毒应积极予以去铝治疗。

(宁 勇 周巧丹)

第五十三章 水、电解质紊乱

【概况】

水是构成机体的重要组成成分,在婴儿占体重的77%～80%,15岁以后体液含量与成人基本相同,男性约占体重的60%,女性占50%。人体体液包括细胞外液和细胞内液,前者占体重的20%～25%,包括血浆(占体重的4%～5%)和组织间液(占体重的15%～20%),后者占体重的35%～40%。细胞外液的主要阳离子有Na^+和Mg^{2+},主要阴离子有Cl^-和HCO_3^-。细胞内液的主要离子有K^+、Mg^{2+}、HPO_4^{2-}、SO_4^{2-}和蛋白质。

正常机体每日水和各种电解质的出入相对恒定。成人每日需水30～40ml/kg,其中内生水约300ml,食物供水700～1000ml,饮水量因人而异。每日排出的尿液为650～1600ml,不显性失水约800ml,粪便含水50～100ml。在各种电解质中,Na^+和K^+是机体最主要的阳离子,其中Na^+占血浆阳离子的92%,占血浆晶体渗透压的50%,是维持血浆晶体渗透压的主要离子。K^+是细胞内最主要的阳离子,对维持细胞的正常代谢和酸碱平衡有重要作用。人体内水和电解质平衡受多种因素的调节,只有当各种因素破坏了其调节机制或超越了其调节限度,才会导致水和电解质紊乱。

一、水代谢紊乱

水代谢紊乱是临床上较为常见的现象,分失水和水过多两种。体液丢失过多造成容量不足时称为失水,水分总量过多导致细胞外液增加时称为水过多。水过多时,由于大量水分进入细胞内导致细胞功能障碍,因而又称为水中毒。临床上,水代谢紊乱常合并钠及其他电解质紊乱。

失水在临床上根据严重程度的不同分为:轻度失水,失水量占体重的 2% ~ 3% ;中度失水,失水量占体重的 4% ~ 6% ;重度失水,失水量占体重的 7% 以上。根据水、钠丢失比例的不同又分为:低渗性失水,患者钠丢失多于水丢失,血浆晶体渗透压 $<280mOsm/(kg \cdot H_2O)$;等渗性失水,患者水和电解质以正常比例丢失,血浆渗透压在正常范围;高渗性失水,水丢失多于钠丢失,血浆晶体渗透压 $>320mOsm/(kg \cdot H_2O)$ 。

水过多常由抗利尿激素分泌增多或失调、肾排水障碍、肾上腺皮质功能减退等因素引起,可见于急性肾衰竭、肝硬化和肾病综合征等疾病。

失　水

【临床表现】

1. 高渗性失水:①轻度失水即出现口渴、多饮、尿量减少、尿比重增高,但在中枢性或肾性尿崩症时,尿量可不减少。②中度失水即由于血容量不足刺激醛固酮分泌增加,导致钠潴留,血浆渗透压进一步升高,患者出现严重口渴、咽下困难、声音嘶哑、汗少、皮肤弹性下降、黏膜干燥、乏力、头晕、烦躁等,当有效循环血量不足加重时,出现心率加快。③重度失水即由于细胞内水分丢失严重,神经元裂解,出现明显神经系统症状,如躁狂、谵妄、定向力失常、幻觉和晕厥等。也可出现脱水热,在失水量超过 15% 时可发生高渗性昏迷、低血容量性休克、尿闭及急性肾衰竭。

2. 等渗性失水:患者渗透压水平基本正常,但因有效循环血量不足可出现少尿、口渴、疲乏、无力,严重者血压下降。

3. 低渗性失水:由于血浆渗透压降低导致水向细胞内转移,可出现不同程度的细胞水肿,患者早期即可出现有效循环血量减少。轻者有尿少、疲乏、头晕,口渴不明显,重者可出现恶心、呕吐、肌肉痉挛、手足麻木、静脉下陷、血压和体温降低,甚至休克和昏迷。

【诊断】

诊断主要依据病史和临床表现,患者一般有摄入不足、呕吐、腹泻、多尿、高热和大量出汗等病史,如临床合并口渴、尿少、皮肤黏膜干燥、血压下降等,则临床基本可以诊断。进一步完善尿比重、血红蛋白、平均血细胞比容、血钠及渗透压检查,可帮助确诊是何种类型的失水。

【治疗方案及原则】

积极治疗原发病,监测每日出入水量及电解质变化,避免不适当的饮食和干预措施。根据失水的具体类型、程度和机体状态,决定补液的种类、途径和速度。一般轻度失水尽量口服或鼻饲补充,中度和重度失水时可选择静脉补液。补液时宜先快后慢,并参考患者年龄、病情和心、肺、肾的功能进行。

1. 补液量计算:可根据体重每下降 1kg 失水约 1000ml 进行计算,也可参考公式:

(1) 丢失量=正常体液总量-现有体液总量。正常体液总量=原体重×0.6。现有体液总量=142(mmol/L)/实测血清钠(mmol/L)×正常体液总量。

(2) 丢失量(kg)=(实测血清钠-142)×现体重×0.6÷142。

(3) 丢失量(ml)= 现体重(kg)×K×(实测血清钠-142)。K 系数男为 4,女为 3。

2. 补液种类

(1) 高渗性失水:以补水为主,可给予 5% 葡萄糖、5% 葡萄糖氯化钠或 0.9% 氯化钠液,并适当补钾及碱性溶液。

(2) 等渗性失水:以补充 0.9% 氯化钠液为主,也可给予 0.9% 氯化钠 1000ml+5% 葡萄糖 500ml+5% 碳酸氢钠 100 ml,后者更接近生理需要。

(3) 低渗性失水:以补高渗液为主,可将上述"等渗性失水"配方中 5% 葡萄糖 500ml 换成 10% 葡萄糖 250ml,也可参考以下公式计算补钠量:①补钠量=(125-实测血清钠)×0.6×体重(kg);②补钠量=(142-实测血清钠)×0.2×体重(kg)。

3. 补液速度:严重失水时可于开始治疗的最初 4~8h 内补充液体总量的 1/3~1/2,其余失水量可在 24~28h 内补充。补液速度还应参照患者的年龄、心、肾功能和具体病情,必要时可同时监测中心静脉压力。

水 过 多

【临床表现】

急性起病时,可出现头痛、精神失常、定向力障碍、共济紊乱、癫痫样发作、嗜睡、躁动和昏迷。引起颅内压升高时,可出现头疼、呕吐、血压升高;慢性起病时,可仅有体重增加,也可伴疲倦、水肿、淡漠、食欲减退,病情持续加重时,可出现头疼、嗜睡、精神错乱、谵妄及昏迷。

【诊断】

依据相应病因和临床表现,实验室检查显示有血浆渗透压、血钠、血浆蛋白、血红蛋白、血细胞比容、平均红细胞血红蛋白浓度等降低,一般即可诊断。但需同时判断水过多的程度,起病的缓急,病因,患者心、肺、肾功能及其他情况。

【治疗方案及原则】

1. 积极治疗原发病:改善心、肾和肝脏功能,有明显抗利尿激素分泌过多者给予地美环素或碳酸锂治疗。

2. 控制水的摄入:记录24h出入水量,使入水量少于尿量。必要时予以利尿,以呋塞米(速尿)等袢利尿剂为首选。

3. 保护重要器官功能:保护心、脑功能,容量负荷过重者给予速尿改善心脏功能,合并脑水肿者,配合高渗糖和甘露醇等降低颅压,病情危急时可考虑血液超滤治疗。

4. 纠正酸中毒和其他电解质紊乱。

二、钠代谢紊乱

钠主要在小肠吸收,正常情况下,每日摄入量的98%~99%经肾脏排出。腹泻、呕吐可导致钠摄入减少,过度利尿时肾排钠增加。肾脏排钠的调节主要在集合管和近端小管。其中集合管钠的转运、吸收主要受醛固酮和心房利钠肽调节,近端小管钠的重吸收主要受血管紧张素Ⅱ调节。当任何原因导致水摄入过多、抗利尿激素持续过量分泌或肾脏不能充分稀释和排泄尿液,导致血清钠<135mmol/L,即为低钠血症。相反,当饮水明显减少、抗利尿激素释放或作用障碍或大量低渗性体液从机体丢失时,导致血清钠>145mmol/L,即为高钠血症。血钠浓度受体液容量的影响,其浓度的降低或升高并不表示体内总钠量一定减少或增多。

低钠血症

【临床表现】

低钠血症包括两个方面,一是由基础疾病所引起的症状、体征,一是由低钠血症所引起的症状和体征。低钠血症依其类型的不同其临床表现也各异。

1. 低容量性低钠血症:即低渗性失水。在血钠浓度每小时下降大于1mmol/L至血钠低于120mmol/L时,易出现严重症状,可因脑疝而死亡。

2. 高容量性低钠血症:即水过多。急性起病时可出现明显神经精神症状,慢性进展时常被原发病症状所掩盖。由于细胞外液容量增加,易出现皮下组织肿胀和心力衰竭表现。

3. 其他类型低钠血症:转移性低钠血症比较少见,因多合并低钾血症可出现相应的临床表现。特发性低钠血症多见于恶性肿瘤、晚期肝硬化、营养不良、年老体衰等慢性疾病晚期,低钠血症的表现也常被掩盖。

【诊断】

可依据病史、临床表现及实验室检查结果进行诊断,首先确定患者是否真有低钠血症,可测定血清渗透压,如渗透压正常,则可能为严重高脂血症或少见的异常高蛋白血症所致的假性低钠血症,渗透压增高则为高渗性低钠血症。其次还要判断患者血容量的变化,可参照患者病史、血压、尿量、血尿素氮、肌酐、尿钠和尿钾等浓度做出判断。

【治疗方案及原则】

低钠血症的治疗原则为病因治疗及依据低钠血症发生的速度及细胞外液容量进行治疗。

急性低钠血症(病程<48h)时应立即治疗,治疗开始时应每小时提高血钠1~2mmol/L直至症状改善。一般血钠提升6~8mmol/L后应放慢补钠速度。不能排出稀释尿者可给予高张生理盐水(3% NaCl),可同时给予速尿排出更多的水以更快地纠正低钠血症。慢性低钠血症(病程>48h或不明确)时纠正速度应慢,以免发生渗透性脱髓鞘综合征。血钠升高的速度应<1mmol/(L·h),第1天血钠提升一般不超过12mmol/L,之后每天血钠提升不超过6mmol/L。

低容量性低钠血症可给予等张盐水以扩张细胞外液,抑制精氨酸血管加压素(argininevasopressin,AVP)释放,使水排出增多,加之钠的补充可使血钠上升。病情较急时可给予高张生理盐水治疗。高容量性低钠血症应给予袢利尿剂以排出低张尿,并注意口服液体的限制(<1000ml/d),不应再给予盐水。

肾上腺皮质功能不全者应补充激素。抗利尿激素异常分泌综合征(syndrome of inappropriate ADH secretion,SIAH)患者应限制水分摄入,病情严重时可给予速尿(40mg/d)并联合高盐(200mmol/d)摄入,有条件时可应用AVP拮抗剂去甲金霉素治疗。以上治疗过程中均应监测血、尿电解质以免纠正过度。治疗过程中如水排出过多或致渗透性脱髓鞘综合征,可给予合成的AVP拟似剂Deamino-D-AVP治疗。

高 钠 血 症

【临床表现】

高钠血症时由于细胞内水分逸出至细胞外,导致细胞内呈高张状态,出现脑细胞脱水,脑血管损伤。患者可出现抽搐、昏迷、过度通气、高热和腱反射亢进等。血钠急性升高大于170mmol/L时可导致死亡。高钠血症单纯由水丢失或低张液丢失引起时,即为高渗性失水,在临床上也最常见。当体液丢失小于体重的6%时,有效循环血量的减少可不明显;大于6%时,细胞外液明显减少,可出现低血压、血液浓缩、血管栓塞,甚至急性肾衰竭。

【诊断】

依据病史、临床表现及实验室检查结果进行诊断,并同时判断患者是否有细胞外液的容量变化,细胞外液容量减少者一般由脱水引起,容量增加者说明钠负荷过高。

【治疗方案及原则】

积极治疗原发病,消除引起钠代谢紊乱的病因和诱因。严密控制水和钠的摄入,监测血电解质及渗透压等指标变化,可参照高渗性失水,给予 5% 葡萄糖或鼓励饮水并配合排钠性利尿药进行治疗。

三、钾代谢紊乱

正常人体钾含量约50mmol/kg,主要分布于细胞内,为细胞内最主要的阳离子。细胞外液的钾占总钾量的2%,其中血清钾占0.3%。钾主要经小肠吸收,经肾脏排泄。肾脏对钾的排泄受多种因素的调节,如血钾浓度、容量负荷、醛固酮分泌水平、远端肾小管及集合管的尿流速度和酸碱紊乱。钾离子通过细胞膜 Na^+-K^+-ATP 酶主动转运入细胞,并通过细胞膜的钾通道被动转运出细胞。当细胞内外钾的分布发生改变,或钾的摄入或排泄出现异常时,钾的平衡即被打破。其中,当血清钾<3.5mmol/L 时,称为低钾血症;>5.5mmol/L 时,称为高钾血症。

钾代谢平衡对维持细胞的正常代谢、保持细胞内渗透压和酸碱平衡、维持细胞膜的正常应激性和心肌的正常功能,都具有非常重要的作用。因此,钾代谢紊乱时机体可出现多系统损害的表现。

低 钾 血 症

【临床表现】

1. **轻度低钾血症**:血钾浓度在 3.0~3.5mmol/L,患者常无症状,也可感轻度疲倦和乏力。

2. 中度低钾血症:血钾浓度在 2.5~3.0mmol/L,患者常有腹胀、恶心、便秘、肌无力、肌张力降低、麻木和腱反射减弱,也可出现反应迟钝和定向障碍。由于该期肾脏浓缩功能下降,患者可出现多尿、烦渴、尿比重下降。心电图可出现 T 波低平、ST段下降,出现 U 波、多源性室性期前收缩和室性心动过速。

3. 重度低钾血症:血钾浓度<2.5mmol/L 时,患者可出现麻痹性肠梗阻、低氯性碱中毒,呼吸肌麻痹时可出现呼吸困难。肾小管细胞变性、坏死时可导致低钾性肾病,出现水肿、蛋白尿和管型尿。心电图可出现心室扑动或颤动。

【诊断】

有导致血钾过量丢失、血钾从细胞外转运入细胞内或肾脏排钾增多等基础疾病和病史,结合患者的临床表现、心电图改变及血钾浓度,即可做出判断。

【治疗方案及原则】

积极治疗原发病,严格控制饮食和补液中钾的摄入量,纠正血钾及其他电解质和酸碱紊乱,保护重要器官功能,防治并发症。对缺钾性低钾血症,应及时补钾。其中轻、中度低钾血症者,宜多进食含钾丰富的食物。

如不能纠正低钾血症,宜口服钾制剂,以氯化钾溶液或其缓释剂为首选,在伴有低氯性碱中毒者尤其适用。每日可口服补钾 40~120mmol(100mmol 相当于氯化钾 8.0g),但对由肾小管酸中毒所致低钾血症者,不宜给予氯化钾,可补充 10% 枸橼酸钾溶液。重度低钾血症或不能口服补钾者需静脉补钾,一般以 10% 氯化钾 20~30ml 加入葡萄糖溶液 1000ml(钾浓度为 25~37.5mmol/L)缓慢滴注,速度为 20~40mmol/h。每日补钾量一般在 40~80mmol,最多不超过 140mmol。

补钾时应注意以下事项:①患者的肾功能状态,每日尿量>700ml 时才比较安全;②钾进入细胞较慢,一般需补钾 4~6d才能纠正细胞内缺钾;③难治性低钾血症时应注意是否并存碱中毒及低镁血症,需同时予以纠正;④低血钾并存低血钙时,补钾后可出现手足搐搦,应同时补充钙剂。

高钾血症

【临床表现】

1. 心血管系统:因高钾对心肌的抑制作用,可出现心率减慢、心音减弱和心律失常,如室性期前收缩、房室传导阻滞、室颤甚至心搏骤停。心电图出现 T 波高尖,P 波扁平或消失,PR 间期延长,QRS 波增宽,S 波深大。

2. 神经肌肉症状:血钾浓度升高,尤其是病情急性进展时可致神经肌肉兴奋性减弱,出现肢体麻木、四肢乏力、动作迟缓、腱反射消失甚至弛缓性瘫痪。

【诊断】

根据有大量摄钾、血钾从细胞内转运至细胞外或肾脏排钾减少等基础疾病和病史,结合临床和心电图表现及血清钾升高可诊断高钾血症。高钾血症的诊断要特别重视原发疾病的诊断,并注意排除由标本溶血所导致的假性高钾血症,明白血钾水平与体内总钾含量并不完全平行。

【治疗方案及原则】

1. 减轻高钾对心肌的毒性

(1) 钙剂:可对抗高钾对心肌的毒性。常用 10% 葡萄糖酸钙 10～20ml 加入等量高渗葡萄糖液,缓慢推注,时间不小于 5min。氯化钙含钙量为葡萄糖酸钙的 4 倍,合并严重低钙血症时可考虑使用。钙剂注射后 1～3min 起效,疗效可持续 30～60min。注射 5min 后如心律失常无改善或虽有效但很快又再发,可再次注射。

(2) 乳酸钠或碳酸氢钠:可促进钾离子进入细胞内,拮抗钾对心脏的抑制,增加尿钾排出,并兼有扩容和稀释作用。

(3) 葡萄糖和胰岛素:联合应用葡萄糖和胰岛素(4g 葡萄糖:1U 普通胰岛素)可促进钾向细胞内转移。

(4) 高渗盐水和 β_2-受体激动剂:前者作用与乳酸钠相似,后者可促进钾向细胞内转移。

2. 促进钾的排泄:可给予利尿、补钠以促进肾脏排钾。也可口服阳离子交换树脂,促进钾从肠道排出。当以上两种方法效果不佳且高钾非常严重(>6.5mmol/L),或伴有严重肾功能损害时,可进行血液透析治疗。

3. 减少钾的来源:除了控制饮食和补液中钾的摄入外,还应注意清除体内积血及坏死组织,避免使用库存血,积极控制感染,减少细胞分解。

四、钙代谢紊乱

钙主要分布于骨骼和牙齿(约99%),仅少部分分布于软组织和细胞外液。血钙的正常浓度为 2.2 ~ 2.6mmol/L,包括游离钙、蛋白结合钙和可弥散的钙复合物三种形式,其中游离钙约占血浆总钙的 50%。钙主要在小肠吸收,经肾脏排泄,每天有 150 ~ 200mg 从尿中排出。体内钙的含量受钙的摄入量、机体对钙的需求状态、甲状旁腺素(parathyroid hormone,PTH)、活性维生素 D_3 和降钙素等多种因素的调节。血清钙 > 2.6mmol/L 时为高钙血症,主要见于肿瘤、甲状旁腺功能亢进、甲状腺功能亢进和药物影响。血清钙<2.2mmol/L 为低钙血症,主要见于甲状旁腺功能减退、维生素 D 缺乏、营养不良和急性胰腺炎等疾病。

高 钙 血 症

【临床表现】

高钙血症的临床表现与病因、高钙血症发生的程度及速度有较大关系。

1. 神经肌肉系统:因神经肌肉兴奋性减退,可出现疲乏不适、易倦、嗜睡、肌张力降低、腱反射减弱、肌痛和关节痛症状。

2. 消化系统:可出现厌食、烦渴、恶心、呕吐、腹胀、腹痛、便秘,可发生难治性溃疡和急性胰腺炎。

3. 泌尿系统:可出现多尿、肾钙质沉积、尿路结石、间质性肾炎、急性或慢性肾衰竭。

4. 心血管系统:可出现高血压、心动过缓、心电图 QT 间期缩短,严重者 T 波增宽。

5. 实验室检查:常合并高氯血症、低磷血症,血氯/血磷升高,尿磷升高,尿钙升高,尿 cAMP 升高。PTH 可正常、升高或下降。

【诊断】

钙的紊乱依据血钙水平即可做出诊断,临床上常需根据血清白蛋白水平计算校正的钙浓度:校正的钙浓度(mg/dl) = 总钙浓度(mg/dl) - 0.8×[4.0-血清白蛋白浓度(g/dl)]。

要重视病因诊断,根据病史、家族史、用药史和体格检查常可确定病因,必要时可参考辅助检查,检测血 PTH、血磷等协助诊断。

【治疗方案及原则】

积极治疗原发病,由甲状旁腺腺瘤引起者可手术切除腺瘤,维生素 D 应用过量时停用维生素 D。有恶心、呕吐、多尿时应给予补液,以免细胞外液容量减少。当血钙明显升高(>3mmol/L)时,可采用以下降钙措施:

1. 促进尿钙排出:加强利尿并输注等渗盐水,每天补充生理盐水 4 ~ 8L,静脉注射速尿 40 ~ 80mg,1 次/2 ~ 4h。如尿量保持 5 ~ 10L/d,尿钙排泄可达 1 ~ 2g,血钙浓度可降低 0.5 ~ 1.0mmol。治疗过程中应监测血流动力学变化,防止细胞外液过多和心力衰竭发生。

2. 促进骨的钙化:可口服中性磷酸盐溶液 20 ~ 60ml,3 次/d,静脉滴注时易致异位性钙化。

3. 抑制骨质吸收:降钙素可减慢骨质吸收的速度而降低血钙,光辉霉素可抑制骨的合成,阻碍骨的吸收。

4. 糖皮质激素:可减少肠道钙吸收,抑制骨质重吸收。由肉芽肿性疾病或维生素 D 中毒所致者,给予强的松 10mg/d,数日即可有效。由恶性肿瘤所致的高钙血症,可给予强的松 40 ~ 100mg/d,5 ~ 10 天后见效。糖皮质激素对 PTH 介导的高钙血症无效。

5. 其他:二磷酸盐可抑制破骨细胞对骨的吸收,对肿瘤性高钙血症有效。在肾衰竭或心力衰竭患者，如其他治疗措施无效，可考虑透析治疗。

低 钙 血 症

【临床表现】

临床表现与其发生的速度、程度和持续时间有关。轻度低钙血症时，可仅有口唇及四肢末端麻木、刺痛，也可出现 Chvostek 征和 Trouseau 征阳性。病情严重时可出现肌肉痉挛、手足搐搦。因全身骨骼肌及平滑肌痉挛可出现喉部喘鸣、腹痛甚至癫痫样发作。也可出现焦虑、易激惹、抑郁、幻觉等精神症状。长期低血钙时可致白内障和皮肤改变，心电图可见 QT 间期延长。

继发于甲状旁腺功能减退、镁缺乏或急性胰腺炎时，血 PTH 可正常或下降，甚至不能测及。继发于假性甲状旁腺功能减退症、维生素 D 缺乏和慢性肾衰竭时，血 PTH 可升高。血磷升高见于甲状旁腺功能减退症和慢性肾衰竭，血磷降低见于维生素 D 缺乏。

【诊断】

根据病史、家族史、用药史和体格检查，参考血钙、校正钙及必要的辅助检查即可确定诊断，同时尽可能明确病因以协助治疗。

【治疗方案及原则】

出现抽搐者，应给予 10% 葡萄糖酸钙 10～20ml 静脉注射，速度不宜超过 2ml/min。氯化钙因易漏出血管外而较少采用。如以上治疗效果不佳，应注意有无低镁血症并进行相应处理。对长期低钙血症的患者可给予钙剂及维生素 D 联合治疗，治疗过程中应监测血钙及肾功能。

五、磷代谢紊乱

磷是体内重要的电解质，在体内以无机盐和有机盐两种形式存在,大部分位于骨骼中,少部分存在于软组织和细胞间液。临床上所测的血磷是以无机磷酸盐形式存在的磷,其中约15%与血浆蛋白结合,因而血浆蛋白水平对血磷的浓度影响不大。成人血清磷的正常值为 $1.0 \sim 1.5mmol/L$（$3.0 \sim 4.5mg/dl$）,血清磷$<1.0mmol/L$时为低磷血症,大于$1.6mmol/L$时为高磷血症。食物中的磷主要来自谷类、乳制品和动物蛋白,其排出主要经过肾脏。影响肾磷排泄的因素主要有 PTH、$1,25$-$(OH)_2D_3$、降钙素、糖皮质激素、生长激素和利尿剂。磷是细胞合成 ATP 的来源,有着极为重要的生理功能。

低磷血症

【临床表现】

低磷血症的症状主要与细胞内 ATP 减少和红细胞内 2,3-二磷酸甘油含量下降有关。轻、中度低磷血症时临床上常无明显症状和体征。当血清磷$<0.3mmol/L$时,可出现多器官功能紊乱的表现,如烦躁、疲乏、焦虑、颅神经麻痹、肌肉无力、骨痛、骨软化症和佝偻病。由于心肌收缩力下降可致心输出量减少甚至心力衰竭。

【诊断】

由于很多患者缺乏明显的症状、体征,或为原发病及伴随的其他电解质紊乱所掩盖,磷代谢紊乱主要根据病史和实验室检查做出诊断。诊断过程中尤其应重视原发病和并发症的诊断,并判断为何种类型。

【治疗方案及原则】

首先应明确病因并予以积极纠正,轻中度低磷血症者常不需补充磷,严重低磷者应予以补充磷。可口服牛奶或磷制剂,病情严重或不能口服者可静脉补充,磷制剂不能肌内注射。目前常用的磷制剂有磷酸钠、磷酸钾、中性磷酸钠和中性磷酸钾,一般 $1 \sim 2g/d$,分 $3 \sim 4$ 次口服。静脉注射时可用磷酸钠溶液,一般每次 $2.0 \sim 7.5mg/kg$,必要时 1 次/$6 \sim 8$ 小时。治疗中应监测血磷、血钙以免发生高磷血症、低钙血症及软组织钙化。

肾衰竭者应调整剂量。

高磷血症

【临床表现】

高磷血症时症状常不明显,因常伴发低血钙可表现相应症状和体征。

【诊断】

因本身常无明显的症状、体征,其诊断主要依据血磷测定。

【治疗方案及原则】

1. 病因治疗:由甲状旁腺功能亢进引起者可应用 1,25-$(OH)_2D_3$ 治疗,维生素 D 过量所致者,应停用维生素 D,并给予糖皮质激素治疗。

2. 减少磷的摄入:避免食用含磷丰富的食物,如牛奶、鸡蛋、动物内脏、沙丁鱼、干果等,可使每日磷摄入量减少至 600mg 左右。

3. 应用磷结合剂:减少磷在肠道的吸收。目前常用药物有氢氧化铝凝胶、碳酸钙和醋酸钙。前者宜短期应用,久用可致铝中毒。后两者用量较大,久用时应监测血钙和钙磷乘积,预防高血钙及转移性钙化。不含铝和钙的磷结合剂,如碳酸镁、碳酸镧和斯维拉姆,目前在国内的应用尚少。

4. 透析治疗:尿毒症患者的高磷血症可通过加强透析增加磷的清除,但由于磷的分布主要在细胞和组织内,因而单次透析所能清除的磷非常有限,需要延长每次透析的时间和频次,国外报道每日夜间透析 6 ~ 8 小时对磷的清除效果非常好。

六、镁代谢紊乱

镁是细胞内液的第二主要阳离子,50% ~ 60% 的镁存在于骨骼中,40% ~ 60% 的镁存在于软组织中,细胞外液中的镁离子仅占体内总量的 1% 左右。正常血清镁离子浓度为 0.75 ~

1.25mmol/L（1.8～3.0mg/dl），血清镁<0.75mmol/L 时为低镁血症，>1.25mmol/L 时为高镁血症，20%～30% 的镁离子与蛋白结合。镁参与机体多方面的功能，也是构成许多组织结构的重要成分，许多与代谢有关的酶由镁激活。饮食中的镁主要来源于谷类、绿色蔬菜、硬壳果类、水果、牛奶和肉类等。

低 镁 血 症

【临床表现】

镁缺乏可致神经肌肉和心肌的兴奋性增强，病人可出现肌肉震颤、自发性腕足痉挛、手足徐动症、共济失调、眩晕、肌无力、肌萎缩、Chvostek 征和 Trouseau 征阳性，严重者可出现癫痫大发作。在心血管系统可表现为心律失常，常为房性或室性期前收缩，严重时可发生室性心动过速。心电图有非特异性 T 波改变，PR 间期和 QT 间期延长，可出现 U 波。低镁血症常伴有低钾血症。此外，低镁可致骨和小肠对 PTH 和维生素 D 的反应性降低，易合并低血钙。

【诊断】

血清镁并不完全反映体内镁的含量，肾衰竭时尽管细胞内缺少镁，但血清镁仍可能升高，因而低镁血症的诊断应参考病史、临床表现和实验室检查进行判断。测定红细胞和肌肉组织中镁的含量可协助诊断，但操作困难且并不准确。

【治疗方案及原则】

积极寻找病因，进行病因治疗。轻度低镁血症者可暂不补镁，如出现相关症状可口服镁制剂，常用者如氧化镁、氢氧化镁和硫酸镁。对胃肠道吸收有障碍者，可给予硫酸镁肌内注射，8mmol/次，3 次/天。也可用 25% 硫酸镁 5～10ml 加入 5% 葡萄糖液中缓慢静脉滴注。因摄入镁剂的 50% 可经尿排出，故镁的补充量应为体内缺失量的 2 倍。持续静脉补镁可 24mmol/d，至血清镁恢复正常后可再补充 1～2 天。

高镁血症

【临床表现】

一般情况下,如血清镁不超过 2mmol/L,临床症状常不明显。血清镁升至 3mmol/L 时,患者可出现镁中毒症状。高镁血症由于抑制了神经肌肉系统对兴奋的传递,患者可出现嗜睡、肌力减弱、腱反射减弱、肌肉弛缓性麻痹、呼吸麻痹,甚至昏迷。心血管系统受抑制时可出现心动过缓、传导阻滞,严重时可导致心跳停止。心电图可见非特异性 PR 间期延长,T 波高尖,QRS 波增宽。血管平滑肌和血管运动中枢受抑制时可出现血管扩张和血压下降,内脏平滑肌受抑制时可出现便秘和尿潴留。

【诊断】

与低镁血症相似,高镁血症的诊断需参考病史、临床表现和实验室检查进行综合判断,有条件时可测定红细胞和肌肉组织中镁的含量以协助诊断。

【治疗方案及原则】

在积极病因治疗的基础上可兼顾以下几个方面:①停用含镁药物;②纠正失水;③静脉注射 10% 葡萄糖酸钙 10 ~ 20ml,以拮抗心肌毒性;④肾功能良好者可静脉滴注生理盐水或注射速尿以促进镁的排泄;⑤严重高镁血症尤其是合并肾衰竭者,可给予透析治疗。

(宁　勇　周巧丹)

第五十四章 酸碱平衡紊乱

【概述】

机体酸性和碱性物质的来源包括食物和代谢生成，以后者为主。糖、脂肪完全氧化时生成二氧化碳（CO_2），称为挥发酸，经肺排出体外。其余酸性代谢产物均为非挥发酸，经肾脏排泄。主要来自蛋白质和氨基酸分解产生的硫酸、磷酸和尿酸，糖和脂肪的不完全氧化生成酮酸和乳酸，后两者可被氧化生成一氧化碳（CO），每天非挥发酸产生量约为 1mmol H^+/kg。代谢产生少量碱。机体通过体液缓冲系统、肺和肾脏排泄来调节体液酸碱平衡，其中肺起作用最快，仅需 10～30min；缓冲系统起作用需 2～4h；肾脏起作用在数小时之后，但是调节作用最强。缓冲系统的作用是暂时的，不伴有酸的排出，其功能的维持有赖于肺和肾的调节作用。

正常动脉血 pH 为 7.35～7.45，动脉血二氧化碳分压（$PaCO_2$）为 35～45mmHg，HCO_3^- 为 22～26mmol/L。pH<7.35 为酸中毒，pH>7.45 为碱中毒。HCO_3^- 代表代谢性因素，由 HCO_3^- 变化作为起始因素引起的酸碱失衡是代谢性的，血 HCO_3^- 下降引起 pH 下降称为代谢性酸中毒；反之称为代谢性碱中毒。$PaCO_2$ 代表呼吸性因素，由 $PaCO_2$ 变化作为起始因素引起的酸碱失衡属呼吸性。$PaCO_2$ 升高引起 pH 下降称呼吸性酸中毒；反之称为呼吸性碱中毒。

正常时，血浆中带阴电荷物质浓度之和与带阳电荷物质浓度之和相等。阴离子间隙（anion gap，AG）指血清中主要阳离子 Na^+ 与主要阴离子 Cl^-、HCO_3^- 浓度之和的差值，表示未测定的带阴电荷物质的浓度之和，主要是无机酸如磷酸、硫酸，有机酸如乙酰乙酸、乳酸、丙酮和白蛋白等，其中白蛋白占 1/2。AG=Na^+-Cl^-+HCO_3^-，正常值为 10～12mmol/L。

一、代谢性酸中毒

代谢性酸中毒(metabolic acidosis)指原发性 HCO_3^- 减少而导致动脉血 pH<7.35,$PaCO_2$ 代偿性下降,可简单地分为 AG 正常和 AG 升高两大类。

1. AG 正常的代谢性酸中毒:见于任何原因引起的酸性物质摄入过多,HCO_3^- 重吸收或再生成减少,导致净丢失增多。

(1) 肾性病因:①HCO_3^- 重吸收减少:Ⅱ型肾小管酸中毒和 Fanconi 综合征;血容量过多,使肾小管重吸收 Na^+ 和分泌 H^+ 减少,称为稀释性酸中毒,程度常较轻;应用碳酸酐酶抑制剂;原发性甲状旁腺功能亢进时甲状旁腺激素可抑制近端肾小管重吸收 HCO_3^-。②HCO_3^- 再生成减少:Ⅰ型肾小管性酸中毒;醛固酮减少症及肾小管对醛固酮不敏感;Ⅳ型肾小管酸中毒,应用保钾利尿剂、血管紧张素转换酶抑制剂等,伴高钾血症。

(2) 胃肠道丢失 HCO_3^- 增多:严重腹泻、肠瘘、肠道减压、胆瘘或胆汁引流、胰瘘或胰液引流、输尿管乙状结肠吻合术使肠液丢失,均可引起 HCO_3^- 大量丢失。

(3) 酸性物质摄入过多:如摄入过多的氯化铵、盐酸精氨酸等。静脉营养液中精氨酸、赖氨酸、组氨酸等降解产生 H^+。口服氯化钙时,肠道中 Ca^{2+} 与 HCO_3^- 结合而阻止 HCO_3^- 的重吸收,从而引起酸中毒。

在单纯代谢性酸中毒时,细胞外液 HCO_3^- 下降的同时,相应量的 Cl^- 转移至细胞外液,以维持电荷平衡。故 AG 正常的代谢性酸中毒伴有高氯血症,又称为高氯性代谢性酸中毒。

2. AG 升高的代谢性酸中毒

(1) 肾排泄酸性物质减少:急、慢性肾衰竭时,肾排出的硫酸、磷酸等减少,多表现为高血氯性代谢性酸中毒,主要系 HCO_3^- 重吸收和 NH_4^+ 排泄减少所致。严重肾衰竭时由于可滴定酸排泄显著减少,引起 AG 升高,但 AG 一般不超过 22 ~ 24mmol/L,否则应考虑其他复杂因素。

（2）内源性有机酸生成过多：见于葡萄糖和脂肪的不完全氧化，使乳酸、酮酸等生成增多。① 乳酸性酸中毒：A 型系细胞缺氧所致，如休克、败血症、严重缺氧、重度贫血、CO 中毒等；B 型不伴细胞缺氧，药物和毒物引起细胞利用氧障碍，如苯乙双胍治疗、氰化物中毒、白血病和糖尿病，极度虚弱病人，严重肝病和肿瘤患者，6-磷酸葡萄糖酶缺乏。以上均为 L-乳酸积聚所致。D-乳酸性酸中毒见于短肠综合征和肠梗阻等，D-乳酸系细菌分解糖产生。② 酮症酸中毒：见于糖尿病、严重饥饿、酒精性酮症酸中毒。

（3）外源性有机酸摄入过多：水杨酸、乙醇、甲醇、乙烯乙二醇等。水杨酸本身即为一种较强的酸，同时可兴奋呼吸中枢，引起呼吸性碱中毒，故水杨酸引起的酸碱失衡为混合性。

【临床表现】

包括原发病表现、呼吸的代偿性反应和代谢性酸中毒本身对机体主要是呼吸、心血管和神经系统的影响。呼吸系统表现最重要的是呼吸加深加快，称为 Kussmaul 呼吸，见于急性代谢性酸中毒。但在极其严重的代谢性酸中毒或合并缺钾时，由于呼吸肌收缩力下降，呼吸减弱。对神经系统的影响主要为抑制作用，严重时出现头痛、嗜睡甚至昏迷。pH 下降时心肌对儿茶酚胺的反应性降低，但由于同时肾上腺素分泌增多，仅在 pH < 7.2 时才出现心肌抑制；动脉扩张而静脉收缩，表现为心搏出量和血压下降。由于静脉收缩，中心静脉尤其是 肺静脉顺应性下降，容量负荷增加容易引起肺水肿。可出现各种心律失常，尤其是室性心律失常，主要与高钾血症有关。血钙尤其是游离钙升高。

慢性患者常表现为头晕、乏力、不适、恶心、呕吐，偶有腹痛。

【诊断】

根据血 pH、HCO_3^-、$PaCO_2$ 和 AG，结合病史和原发病表现，代谢性酸中毒的诊断和鉴别诊断可分为 4 个步骤。①肯定代谢性酸中毒的存在，pH 下降而 HCO_3^- 也相应下降。②呼吸代偿是否完全，如 $PaCO_2$ 未下降至预计值，表明同时存在呼吸性酸碱失衡。③检测 AG，确定为 AG 正常抑或 AG 升高的代谢性酸中毒。④如 AG 升高,需做进一步鉴别。血清 Cl^- 和 K^+ 测定对诊断有重要帮助,尤其是不能测定 AG 时,血 Cl^- 和 K^+ 升高常提示为 AG 正常的代谢性酸中毒。酒精性酮症酸中毒时主要是 β-羟丁酸明显增高,而酮体试验测定的是乙酰乙酸,故酮体试验可为阴性。乙烯乙二醇中毒时尿中常有草酸盐结晶,有助于诊断。

【治疗方案及原则】

包括危及生命情况的紧急处理、原发病的治疗、纠正酸中毒和钾代谢紊乱。

1. 危及生命情况的紧急处理:如有机酸中毒等的特殊治疗。严重呼吸、循环和中枢神经系统抑制时的呼吸和循环支持,严重心律失常的紧急处理。

2. 纠正酸中毒:应考虑到原发病、酸中毒起病缓急和严重程度等。AG 正常或轻度升高时,酸中毒主要因 HCO_3^- 净丢失所致,故需要补碱。AG 明显升高时,若属乳酸和酮体等积累所致,因可代谢成 HCO_3^-,且补碱可引起一系列不良反应,故仅 pH<7.2 时才给予补碱;若属其他不能转化为 HCO_3^- 的酸性物质累积所致,仍需要补碱。

(1) HCO_3^- 缺失量计算:下列公式可简单估算 HCO_3^- 缺失量。HCO_3^- 缺失量(mmol) = (24-实际血浆 HCO_3^- 浓度)×0.6×体重(kg)。式中 0.6 为体液占体重的比例。临床治疗时还应结合 HCO_3^- 的继续丢失量来调整。

(2) 碱性药物的种类和选择原则:临床应用的碱性药物包括碳酸氢钠、乳酸钠、三羟甲基氨基甲烷(THAM)、枸橼酸和枸橼酸钠(钾)。碳酸氢钠最常用,能直接补充 HCO_3^-,故起效快。5% 碳酸氢钠溶液为高渗,1.25% 者为等渗。如患者无体液过多,且碳酸氢钠需求量大者,应给予等渗溶液,以避免造成高渗和高钠血症。乳酸钠、枸橼酸及其盐需经肝脏代谢生成 HCO_3^-,肝功能损害时禁用;而乳酸钠在乳酸酸中毒者禁用。

(3) 碱性药物的补充

1) AG 正常或 AG 升高但非有机酸增多引起者:慢性患者

pH>7.2 时,可给予口服碳酸氢钠 1.0g~3.0g/d,分 3 次服用。急性患者、慢性患者 pH<7.2 时,首选静脉输注碳酸氢钠。剂量根据计算所得 HCO_3^- 缺乏量并考虑到继续丢失量,12~24h 内输注,使血浆 HCO_3^- 提高至 16mmol/L 以上。HCO_3^- 每升高 1mmol/L 需 0.6mmol HCO_3^-/kg,约需 5% 碳酸氢钠(含 HCO_3^- 600mmol/L)1ml/kg。肾小管酸中毒引起者常应用枸橼酸及其盐溶液,请参阅有关章节。

2)有机酸增多引起的高 AG 代谢性酸中毒:因原发病不同而采取不同方法。乳酸性酸中毒时,关键是治疗原发病、改善组织血液灌注和氧供。饥饿性和酒精中毒性酮症酸中毒的治疗主要是补充生理盐水和葡萄糖。糖尿病酮症酸中毒的治疗请参阅有关章节。因碳酸氢钠可增加乳酸生成、高渗引起细胞脱水、容量过多等不良反应,故仅在 pH 极度降低(<7.2)可直接引起生命危险时、糖尿病酮症酸中毒足量胰岛素治疗后仍存在严重高钾血症或酸中毒加重时应用。

由水杨酸、甲醇、乙烯乙二醇等中毒引起者,除补充碳酸氢钠纠正酸中毒外,严重者应进行血液透析以清除这些药物。

(4)血液透析:当以上措施仍不能有效纠正酸中毒,或肾功能减退、尿量明显减少不能耐受较大量补液时,可考虑血液透析。

3. 纠正和预防钾代谢紊乱:代谢性酸中毒时,高钾血症和低钾血症均十分常见,与原发病及治疗有关,严重时可引起危及生命的心律失常和呼吸机麻痹,应注意密切随访及时纠正。有些情况如酮症酸中毒时,尽管体内 K^+ 含量下降,但由于 K^+ 释出增多,仍可表现为高钾血症,此时在纠正酸中毒前和过程中如未及时补钾,可引起严重低钾血症。

二、代谢性碱中毒

代谢性碱中毒(metabolic alkalosis)指血浆 HCO_3^- 浓度原发性增多引起动脉血 pH>7.45,$PaCO_2$ 代偿性升高。可见于各种原因引起的非挥发酸丢失过多、补碱过多、肾脏 HCO_3^- 重吸收或再生成增多,导致净 HCO_3^- 获得过多。

1. 外源性 HCO_3^- 负荷增加:①补充碱过量,肾功能正常时,肾脏排泄 HCO_3^- 的能力强大,短时间内补充大量碱剂仅引起一过性代谢性碱中毒,而长期补充碱剂则引起轻度代谢性碱中毒。肾功能减退时,补充大量的碱剂可引起明显的代谢性碱中毒。如口服或静脉补碱,静脉高营养液中含醋酸盐、大量输血(含枸橼酸盐)、应用抗酸药治疗溃疡病尤其是与阳离子交换树脂合用。②牛奶-碱中毒综合征。长期大量饮用牛奶可引起高钙血症和维生素 D(VitD)中毒,使肾脏 HCO_3^- 重吸收增多,肾钙化和功能减退。

2. 肾脏重吸收和(或)再生成 HCO_3^- 增多:见于容量不足、Cl^- 缺乏、K^+ 缺乏、肾小球滤过率显著下降、醛固酮增多。

临床上常根据病人有效血容量状态将代谢性碱中毒分为两类,有助于鉴别诊断和治疗。

1. 伴有效血容量不足的代谢性碱中毒:血压正常,伴 K^+ 缺乏和继发性高肾素-高醛固酮血症。

(1) 胃肠道疾病:呕吐、胃液引流、胃瘘、肠绒毛腺瘤和先天性氯腹泻症引起 Cl^- 和 K^+ 缺乏、容量不足。

(2) 肾性病因:袢利尿剂和噻嗪类利尿剂大量应用的早期可因容量迅速减少引起"浓缩性"碱中毒,长期应用则有容量不足、钾缺乏和醛固酮增多等机制参与;水肿状态,但有效容量不足;高碳酸血症快速纠正后,肾脏 HCO_3^- 重吸收和再生成代偿性增多这一代偿机制未能及时调整,将出现代谢性碱中毒;乳酸性酸中毒或酮症酸中毒治疗后,乳酸或酮体被代谢生成 HCO_3^- 并消耗 H^+;尿中不被重吸收的阴离子增多,如给予大量不能被重吸收的阴离子如青霉素和碳青霉素,使管腔电位差加大,远端肾小管分泌 H^+ 增多;镁缺乏促进醛固酮分泌;钾缺乏;Bartter 综合征和 Gitelman 综合征。

2. 伴有效血容量增多的代谢性碱中毒:原发性醛固酮增多症,肾上腺酶缺乏(11β 和 17α-羟化酶及 11β-羟类固醇脱氢酶缺陷)、Cushing 综合征和 Liddle 综合征。上述病因中,以利尿剂、上消化道 Cl^- 和 H^+ 的丢失最常见。

【临床表现】

呼吸浅慢,可引起轻度低氧血症,尤其在原有肺部疾病时。有基础心脏病时可促发或加重心律失常。低钾血症和低钙血症为其重要表现。严重代谢性碱中毒可引起神经肌肉表现,如抽搐、肌痉挛、烦躁、谵妄甚至昏迷。

【诊断】

根据血 pH、HCO_3^-、$PaCO_2$、电解质(主要是 K^+ 和 Cl^-)、有效循环血容量和原发病的表现,代谢性碱中毒的诊断和鉴别诊断可分为 4 个步骤。①肯定代谢性碱中毒的存在,即血 pH 和 HCO_3^- 均升高。②判断呼吸性代偿是否完全,如 $PaCO_2$ 未上升至预计值,表明存在呼吸性酸碱失衡。③观察肾功能。肾功能下降提示可能存在碱剂补充过多或胃液丢失等。④如肾功能正常,且代谢性碱中毒持续存在,则观察有效血容量,并结合尿 Cl^- 和血肾素-醛固酮浓度等,做出原发病诊断。

检测尿 Cl^- 并据此分类,对治疗有重要指导意义。①氯反应性代谢性碱中毒:即补充氯化钠可纠正碱中毒。表明机体有 Cl^- 缺乏,尿 $Cl^- <10mmol/L$。见于容量不足引起的代谢性碱中毒,但 Batter 综合征、Gitelman 综合征、高碳酸血症纠正后、Mg^{2+} 缺乏和严重的 K^+ 缺乏除外。②氯抵抗性代谢性碱中毒:补充氯化钠不能纠正碱中毒,$Cl^- >20mmol/L$。见于容量过多及上述少数病因引起的容量不足。

【治疗方案及原则】

1. 纠治原发病:如停止补碱,避免过度利尿,及时纠正呕吐,补足血容量。对肿瘤引起的原发性醛固酮增多症等,及时手术切除。

2. 纠正引起肾脏 HCO_3^- 重吸收和(或)再生成增多的因素:对于氯反应性代谢性碱中毒,给予足量 0.9% 氯化钠溶液补充血容量即可纠正代谢性碱中毒。伴低钾血症时,给予氯化钾。利尿剂引起者,氯化钠治疗常无效,应同时给予氯化钾纠正低钾血症。

3. 补酸:当严重代谢性碱中毒,血 pH>7.6、伴显著低通气(PaCO$_2$>60mmHg)、对氯化钠和补钾治疗反应不佳时,应考虑补酸。①0.1mol/L 稀盐酸。浓度为 100mmol/L,HCO$_3^-$ 的分布容积约为体重的 50%,1mmol HCO$_3^-$ 需 1mmol H$^+$中和,故血 HCO$_3^-$ 下降 1mmol/L 需 0.5mmol H$^+$/kg,即需 0.1mol/L HCl 5ml。稀盐酸起效最快,但可引起溶血,故应经中心静脉输注。计算求得的补充量于 12 ~ 24h 内给完,并每 4 ~ 6h 检测 1 次血气和电解质。如 PaCO$_2$ 显著升高,滴速应减慢,以免引起严重的呼吸性酸中毒。当 pH<7.5 时,停止补酸。②氯化铵。血 HCO$_3^-$ 下降 1mmol/L,需氯化铵 0.044g/kg,可口服或稀释为 0.9% 溶液,分 2 ~ 3 次静脉滴注。严重肝病时禁用。③盐酸精氨酸。适用于肝功能不全时,但肾功能减退时禁用,因可引起与血 pH 下降不平衡的严重高钾血症,系促进 K$^+$释出细胞外所致。

三、呼吸性酸中毒

呼吸性酸中毒(respiratory acidosis)指原发性 H$_2$CO$_3$ 潴留,导致动脉血 PaCO$_2$ 升高和 pH<7.35,血 HCO$_3^-$ 代偿性升高。起病 24h 以内为急性,超过 24h 为慢性。

1. 急性呼吸性酸中毒:①呼吸中枢抑制。应用麻醉药、镇静药、吗啡、β-受体阻滞剂;脑血管意外;中枢神经系统感染;颅脑外伤和肿瘤。②神经肌肉疾病。药物过量、严重低钠血症等电解质紊乱、重症肌无力危象和 Guillain-Barre 综合征等。③人工呼吸机应用不当。④气道梗阻或肺实质病变。气道异物、喉头水肿、重症哮喘、有毒气体吸入、急性成人呼吸窘迫综合征、急性肺水肿、广泛而严重的肺实质或间质炎症。⑤胸廓胸膜病变。胸廓外伤、气胸、血胸、大量胸腔积液等,引起肺扩张受限制。

2. 慢性呼吸性酸中毒:①呼吸中枢受抑制。主要见于长期应用镇静药、慢性酒精中毒、脑肿瘤、睡眠呼吸障碍如高度肥胖等。②气道梗阻和肺实质病变。慢性阻塞性肺疾病、哮喘、肺间质纤维化和肺气肿等。③胸廓胸膜病变。胸廓畸形、胸膜增厚等。

【临床表现】

临床表现与起病速度、严重程度、原发病及低氧血症的程度等有关。急性起病时，可出现焦虑、呼吸困难、精神错乱、扑翼样震颤、嗜睡甚至昏迷。慢性 CO_2 潴留常表现为睡眠异常，记忆力下降，人格改变，运动障碍如震颤等。CO_2 可引起脑血管扩张，眼底血管扩张和扭曲，引起头痛等颅内高压的表现，严重时出现视盘水肿。

轻、中度急性呼吸性酸中毒引起心输出量增加、肾血管扩张、血压可正常或升高，常有皮肤充血潮红。严重急性呼吸性酸中毒则引起心输出量下降、血压降低、肾血管收缩、心律失常尤其是在肺心病患者应用洋地黄类药物时。多伴有水钠潴留。

【诊断】

根据血 pH 和 $PaCO_2$ 可确诊，结合血 HCO_3^- 明确是否存在代谢性因素。肺功能测定有助于确定肺部疾病；详细询问用药史，测定血细胞比容，检查上呼吸道、胸廓、胸膜和神经肌肉功能，则有助于其他原发病的诊断。

【治疗方案及原则】

视病情程度和起病缓急决定治疗方案。对于急性患者，主要是治疗原发病和呼吸支持，包括气管插管和应用人工呼吸机。怀疑存在药物中毒时，可应用呼吸兴奋剂。对于慢性患者，主要是采用各种措施改善肺功能。吸氧应慎用，因为此时缺氧是刺激呼吸的主要因素，快速纠正缺氧可引起呼吸抑制，必要时应以最低浓度氧吸入。对某些患者，尤其是高碳酸血症与肺功能减退不平衡者，可应用呼吸兴奋剂。慢性患者 $PaCO_2$ 突然升高时，应考虑在原发病基础上出现肺部感染等加重因素。

四、呼吸性碱中毒

呼吸性碱中毒（respiratory alkalosis）指过度通气引起的动脉血 $PaCO_2$ 下降和 pH>7.45，血 HCO_3^- 代偿性下降。

1. 急性呼吸性碱中毒

(1) 中枢性病因：①如焦虑过度通气综合征。②中枢性疾病。损伤、感染、肿瘤、脑血管意外等。③药物性。水杨酸类药、尼古丁等。④其他。如中暑、发热、肝功能衰竭、败血症等。

(2) 组织缺氧：各种原因引起的组织缺氧，如高原反应、心肝疾病等，均可刺激呼吸中枢引起换气过度。尚见于呼吸机应用不当。

2. 慢性呼吸性碱中毒：除上述引起急性呼吸碱中毒的病因外，尚包括妊娠、肝性脑病、严重贫血、长期生活在高原地区等。

【临床表现】

急性患者主要表现为口唇和四肢发麻、刺痛，肌肉颤动，头部轻飘感；严重时可出现眩晕、昏厥、抽搐、意识不清。有基础心脏病的患者可出现心律失常。应用麻醉药或呼吸机正压通气时则可出现血压下降。有些患者可表现为胸闷、胸痛、口干、气胀等。慢性患者除原发病表现外，常伴血 K^+ 降低和 Cl^- 升高，无特殊临床表现。

【诊断】

根据动脉血 pH 和 $PaCO_2$，诊断并不困难。测定血浆 HCO_3^- 浓度有助于判断是否存在代谢性因素。应尽可能做出原发病诊断。

【治疗方案与原则】

主要是治疗原发病。当应用人工呼吸机时，需适当调整呼吸机的潮气量和呼吸频率等。对焦虑过度通气综合征，可通过纸筒呼吸以增加气道死腔，进行心理治疗，必要时给予小剂量镇静剂。如属高原反应，可提前 2 天给予乙酰唑酮 500mg/d，使机体产生轻度代谢性酸中毒，以减轻进入高原地区后开始出现的呼吸性碱中毒。

五、混合型酸碱平衡紊乱

混合型酸碱平衡紊乱（mixed acid-base disturbance）指同时

存在 2 种或 2 种以上酸碱平衡紊乱,包括 3 种情况:两种或两种以上单纯型酸碱平衡紊乱同时存在,如代谢性酸中毒加呼吸性碱中毒,对体液 pH 的影响可相互加重或相互抵消;一种酸碱平衡紊乱有两种机制同时或先后参与发病,如高 AG 和高氯性代谢性酸中毒同时存在,急性和慢性呼吸性酸中毒相继发生,对体液 pH 的影响相互加重;上述两种情况同时存在。单纯型酸碱平衡紊乱时出现的代偿性反应不能列入其中。混合型酸碱平衡紊乱临床常见,尤其在心跳、呼吸停止,败血症,肾、肝、肺等脏器功能衰竭,药物中毒等。

1. 代谢性酸中毒和呼吸性酸中毒:常见于心跳、呼吸骤停、慢性阻塞性肺疾病合并循环衰竭、严重肾衰竭合并呼吸衰竭、药物和 CO 中毒、腹泻或肾小管酸中毒时由于低钾(或高钾)致呼吸肌麻痹。

2. 代谢性碱中毒和呼吸性碱中毒:多见于肝性脑病时出现过度通气,而呕吐、胃肠引流、应用利尿剂、严重低钾血症、碱剂补充过多等引起代谢性碱中毒。

3. 代谢性碱中毒和呼吸性酸中毒:常见于急性呼吸衰竭时应用利尿剂、胃肠引流、呕吐等。

4. 代谢性酸中毒和呼吸性碱中毒:常见于危重病人如高热、休克、败血症、急性肺水肿、低氧血症等,在呼吸性碱中毒的基础上出现循环衰竭引起的乳酸性酸中毒或肾衰竭引起的代谢性酸中毒。

5. 代谢性酸中毒和代谢性碱中毒:肾衰竭、酮症酸中毒本身引起代谢性酸中毒,而呕吐、腹泻引起严重低钾血症、容量不足等则导致代谢性碱中毒。心肺复苏和酮症酸中毒、乳酸性酸中毒时补碱过多。

6. 混合型代谢性酸中毒:多种因素同时引起代谢性酸中毒。如循环衰竭同时引起乳酸中毒和肾衰竭所致的高氯性酸中毒。酮症酸中毒时由于循环衰竭引起乳酸性酸中毒或肾衰竭。尿毒症合并酮症酸中毒或乳酸性酸中毒。

7. 混合型代谢性碱中毒:不同的因素同时引起原发性血 HCO_3^- 增多。如严重呕吐引起 H^+ 丢失,而随后的容量不足、醛固酮合成增多则引起 HCO_3^- 的重吸收和再生成增多。

8. 三重型混合性酸碱平衡紊乱:系混合型代谢性酸碱平衡紊乱合并呼吸性酸中毒或呼吸性碱中毒。严重慢性阻塞性肺疾病在呼吸性酸中毒的同时因应用利尿剂等引起代谢性碱中毒,而循环衰竭则引起乳酸性酸中毒或肾衰竭。心肺复苏病人在原有代谢性酸中毒和呼吸性酸中毒基础上由于补碱过度引起代谢性碱中毒。严重充血性心力衰竭时原有呼吸性碱中毒、利尿引起代谢性碱中毒,而循环衰竭引起乳酸性酸中毒。

【临床表现】

主要为原发病表现。酸碱平衡紊乱的表现取决于各种因素作用后对血 pH 和 $PaCO_2$ 的综合影响,可出现 $PaCO_2$ 极度升高或降低、pH 极度升高或降低引起的相关表现。同时伴随的电解质紊乱也常较单纯型酸碱平衡紊乱更为明显。

【诊断】

关键是弄清由哪些单纯型酸碱平衡组成。血 pH 正常仅表示 HC 比值正常,并不表示 HCO_3^- 和 $PaCO_2$ 的绝对值正常,故也不代表酸碱平衡正常。抵消的多种单纯型酸碱平衡紊乱时,血 pH 可正常。详细的病史询问和体格检查对酸碱平衡的初步判断和鉴别诊断十分重要。病史包括过去疾病史,呕吐、腹泻及其他体液丢失情况,饮食和相关药物应用史,误服毒物史,近期和目前治疗情况。体检应着重了解容量状况、循环和呼吸情况、抽搐等。应注意鉴别代偿性因素和原发致病因素。代谢性酸碱平衡紊乱引起呼吸性代偿反应,而呼吸性酸碱平衡紊乱则引起代谢性代偿反应。HCO_3^- 和 $PaCO_2$ 的变化与代偿预计值相差较多时应考虑混合型酸碱平衡紊乱。

AG 对判断高 AG 代谢性酸中毒是否合并其他类型酸碱平衡紊乱有重要帮助。在高 AG 代谢性酸中毒,血浆 HCO_3^- 下降值与 AG 升高值相等;而其他任何单纯型酸碱平衡紊乱时,HCO_3^- 的变化均伴有 Cl^- 的变化,故 AG 无显著改变。但严重碱中毒尤其是代谢性碱中毒时,蛋白质所带负电荷增多,故 AG 轻度升高;而酸中毒时,AG 轻度下降。因此在高 AG 代谢性酸中毒,HCO_3^- 和 AG 两者的变化值相差 5 以上,提示合并其他类型酸碱平衡紊乱。HCO_3^- 下降值低于 AG 上升值,提示合并代谢性碱中毒或呼吸性酸中毒;HCO_3^- 下降值高于 AG 上升值,提示合并正常 AG 代谢性酸中毒或呼吸性碱中毒;如严重碱中毒时,AG 轻度升高,可能仅为单纯型碱中毒,但需结合 HCO_3^- 和 $PaCO_2$ 判断是否为混合型酸碱平衡紊乱。电解质中 K^+ 和 Cl^- 的变化对诊断常有重要帮助。代谢性酸碱平衡紊乱对 K^+ 影响较大,高 AG 代谢性酸中毒对 K^+ 影响则较小,血 K^+ 下降和 HCO_3^- 升高提示代谢性碱中毒,而血 K^+ 升高和 HCO_3^- 下降提示代谢性酸中毒。酸碱平衡紊乱诊断明确而无相应血 K^+ 变化提示 K^+ 代谢紊乱。血 Cl^- 变化可因水代谢或酸碱平衡紊乱引起,而酸碱平衡紊乱对血 Na^+ 无明显影响,故血 Cl^- 和 Na^+ 不平衡变化提示存在酸碱平衡紊乱。血 Cl^- 上升比例高于血 Na^+,提示正常 AG 代谢性酸中毒或呼吸性碱中毒;血 Cl^- 下降比例高于血 Na^+,提示代谢性碱中毒或呼吸性酸中毒。

【治疗方案及原则】

目的是使机体酸碱代谢恢复正常,主要针对各种单纯型酸碱平衡紊乱采取相应治疗,以使血 pH 较快恢复到安全范围。但需注意各种治疗之间的相互影响,避免在纠正一种酸碱平衡紊乱的同时引起或加重另一种酸碱平衡紊乱。相互抵消的混合型酸碱平衡紊乱处理应较为缓和,对代谢性因素的纠正应先于呼吸性因素。严重代谢性酸中毒合并呼吸性碱中毒时,如治疗过程中 $PaCO_2$ 迅速恢复正常,则使血 pH 迅速下降而加重酸中毒;呼吸性酸中毒合并代谢性碱中毒时,应先纠正代谢性碱中毒,且 pH 下降尚可刺激呼吸中枢而增加肺泡通气,但如快速纠正呼吸性酸中毒,则 $PaCO_2$ 迅速降低可显著加重代谢性碱中毒。

(宁 勇 周巧丹)

第十五篇

肾脏替代治疗

第五十五章　血液净化治疗

【概述】

血液净化治疗已成为急、慢性肾衰竭(CRF)患者维持生命的重要方法,血液透析和腹膜透析技术上的进步,大大延长了患者寿命,但这些治疗技术仍有一定的并发症和死亡率。接受透析治疗的患者生活质量与长期存活率尚不理想。选择合适的血液净化方式及正确评估血液净化的疗效是提高远期存活率及生活质量的关键。

【血液净化指征】

血液净化指征是指 CRF 患者应何时接受维持性透析治疗,而方式选择是指透析类型、透析频率、每次透析时间和每周透析总时间。制定血液净化指征和选择方式的目的是最大限度提高患者远期存活率、生活质量及社会回归率。

1. 早期透析:早期透析是指开始透析时患者几乎都有尿毒症症状。美国肾脏病基金会(NKF)推荐早期透析,即每周尿素清除指数(Kt/V)等于 2.0[相当于肾小球滤过率(GFR)= 10.5ml/min 和蛋白质摄入量<0.8g/(kg·d)时开始透析治疗]。早期透析可明显改善患者的生活质量,防止营养不良,控制血压和容量负荷,防止左心房肥厚以及慢性炎症状态。但是当 GFR>10ml 时开始透析可能不利于残余肾功能的保留,还会增加患者的精神压力与经济负担。

2. 晚期透析:晚期透析是指当 GFR<5ml/min 或出现尿毒症症状时才开始透析。透析治疗开始较晚是一个全球性的问题,美国 23%～35% 的患者开始透析时 GFR<5ml/min。欧洲18% 的 CRF 患者开始透析治疗时 GFR>10ml/min;34% 的患者GFR<5ml/min。中国开始透析治疗较晚的主要原因是经济问题。

3. 规律透析:CRF 患者开始进行规律透析的指征是 GFR≤10ml/min 或血肌酐>707.2μmol/L,或生活质量下降如疲劳、失眠、软弱无力、皮肤瘙痒和进行性营养不良(包括厌食、体重减轻或血清白蛋白降低)。若已出现尿毒症脑病、浆膜炎、神经病变如感觉与运动异常、难治性高血压、心力衰竭、反复发生高钾血症或严重代谢性酸中毒时则应立即开始透析治疗。

【血液净化方式选择】

1. 血液透析

(1) 递增透析:递增透析是指当患者每周 Kt/V<2.0 时即开始透析,但透析剂量随残余肾功能的减少而逐渐增加,总 Kt/V保持在 2.0 以上,以尽可能地提高患者的生活质量。递增透析是以适时透析为基础的进一步完善。若开始透析时患者的肾功能已严重受损,则需要足量透析,无递增透析可言。

(2) 足量透析:足量透析不考虑患者的残余肾功能,只要达到透析标准即可开始透析治疗。

(3) 每日透析:每日透析有两种方式,一种是日间短时每天透析,另一种为夜间长时每天透析。前者多在透析中心进行,后者多在患者家里进行。

1) 日间短时每天透析:每周透析 6～7 次,每次 2 小时。每次透析 Kt/V 为 0.4～0.6,每周总 Kt/V 为 2.4～3.6。每日透析可较好地纠正贫血,改善患者的生活质量、营养状况和抗氧化能力,减少晚期糖基化终产物的产生。因容量负荷少,血压容易控制。但磷与 β_2-微球蛋白(β_2-MG)的清除较差。

2) 夜间长时每天透析:该方法联合了增加透析频率与透析时间的优点,为了提高生活质量并保证工作不受影响,透析通常在睡眠时进行。每周透析 6~7 次,每次 7~8 小时,血流量 150~200ml/min,透析液流量 200~300ml/min,最好采用高通量聚砜膜透析器,透析机的各种功能与中心监护站联网,可及时监测各项指标。每周单室模型 Kt/V（$spKt/V$）为 10~15。其特点为:①血磷可恢复正常,有时甚至需在透析液中加磷,甲状旁腺激素(PTH)水平可降低;②β_2-MG 的清除率为常规透析法的 4 倍;③可不控制饮食,体重可增加;④需补充铁剂;⑤氨基酸丢失较多,但血清氨基酸水平正常;⑥血清同型半胱氨酸水平降低;⑦血压控制满意,生活质量明显改善;⑧与透析有关的症状减少或消失;⑨由于此方法需有完整的监测联络系统以及医保政策支持,在我国开展尚需时日。

2. 腹膜透析:选择血液透析还是腹膜透析无绝对标准,经治医师对患者病情的分析、对某种技术的熟练程度、有无相关设备以及患者的经济状况均是决定对患者选择何种透析方式的影响因素。但下列患者应首选腹膜透析:①严重心脏病或冠状动脉病变不能耐受血液透析者;②无法建立血管通路者;③有严重出血倾向,尤其是伴有眼底出血者。若患者有腹部大手术病史、广泛肠粘连、晚期妊娠、腹腔内巨大肿瘤及多囊肾患者应选择血液透析治疗。

3. 血液透析与腹膜透析的比较:血液透析和腹膜透析均为治疗终末期肾病的有效方法,可迅速改善患者的尿毒症症状,使病情相对稳定,并可达到较长期存活的目的。就全球范围而言,血液透析和腹膜透析的发展不平衡,英国、墨西哥、新西兰等国 50% 以上的终末期肾病患者依靠腹膜透析;而在美国、日本则分别为 17% 和 5%。这种因地域不同所出现的差异主要取决于医师观念上的不同和医保政策的差异。

腹膜透析对残余肾功能的保护优于血液透析;当患者仍有残余肾功能时应首选腹膜透析,再适情选择继续腹膜透析或改为血液透析,这样既能达到早期透析的目的,又能保证透析的充分性。

【影响透析患者预后的因素】

透析者的预后与年龄、原发病、营养状况及透析是否充分有关,开始透析时年龄越大,病死率越高。糖尿病肾衰竭者的病死率最高,而原发性肾小球肾炎患者的病死率相对较低。

一、血液透析治疗

血液透析(hemodialysis)是根据 Gibbs-Donnan 原理,利用透析器内半透膜将患者的血液与透析液隔开,半透膜两侧的液体,由于所含的溶质浓度差及不同的渗透浓度而呈反向流动,进行溶质与水分的交换,达到清除体内多余水分和毒素的目的。

【原理】

(一) 弥散(diffusion)

由半透膜所隔开的两个液相间,溶质由浓度高的一侧向浓度低的一侧移动,而水却由浓度低的一侧向浓度高的一侧移动,最终达到两侧液相间浓度的平衡,此种现象称为弥散。如尿毒症患者血中的 BUN 及 Scr、钾、磷可由血液向透析液弥散,而 HCO_3^- 及钙离子可向血中弥散。

扩散的速率决定于:①膜两侧的浓度差:浓度差越大,速率越快。②溶质的分子量:分子量与速率成反比。③膜自身的阻力:阻力越大扩散越慢。

(二) 对流(convection)

在半透膜两侧压力梯度的作用下,水分可从压力高的一侧向压力低的一侧运动,同时可带走一部分溶质和多余的水分,此即为滤过。其中溶质的运动也称为对流。滤过溶质的速率与跨膜压(transmembrane pressure,TMP)、透析器的性能、血细胞比容、血脂的含量有关。

1. TMP:血液侧正压(即动脉压与静脉压之和)与透析液侧负压绝对值之和。

2. 超滤系数:指在每小时、每 1mmHg 压力下膜对水的通透性的毫升数(ml)。透析器系数一般为 4~5,高通量透析器、血液滤过器系数分别为 15、30。

（三）对流和滤过的临床应用

1. 弥散

（1）血流和透析液的方向：在透析器内血液和透析液呈反向流动，能最大限度提高透析膜两侧的溶质浓度差。

（2）清除率：清除率与血流量、溶质分子量、透析液流速、透析器效率有关。血流量越大、透析液流量越大，清除率越大，但二者不呈线性关系。

2. 超滤

（1）脱水：其大小决定于超滤率（ultrafiltration rate），超滤率即单位时间内的脱水量，以 L/h 表示，一般控制在 0 ~ 1L/h。透析器超滤系数是体外测量值，比临床实际高 5% ~ 30%。当患者血蛋白质浓度增高或透析器中出现部分凝血时，超滤系数会明显降低。

（2）超滤压力：血液侧为正压，为 6.5 ~ 13.0kPa（50 ~ 100mmHg）。透析液侧为负压，可根据要求调整。若 TMP > 65kPa（500mmHg）时易破膜。

（四）酸、碱平衡

目前基本使用碳酸氢盐方法透析，透析液中所含 HCO_3^- 浓度为 35 ~ 39mmol/L，透析 4 ~ 5 小时后，血 HCO_3^- 浓度可增至 25 ~ 26mmol/L。

【血透装置】

包括透析器、透析机、透析用水处理设备及透析液 4 部分。

（一）透析器

1. 膜材料

（1）纤维素膜：再生纤维膜、铜胺纤维膜、铜仿膜。

（2）纤维素替代膜：醋酸纤维膜、血仿膜。

（3）合成膜：聚丙烯晴膜（PAN）、聚砜膜（PS）及聚甲基丙烯酸甲酯膜（PMMA）。

一般而言，合成膜的生物相容性较优，转运系数，超率系数高。纤维素膜则较差。

2. 透析器的性能：除超滤率、膜性能外，应考虑其面积、对溶质的清除率等。面积应根据患者的情况尽可能的大（1.4～1.7m²）；在清除率上，平均 BUN 清除率应为 150～170ml/min。对中分子物质亦应有一定的清除率。

（二）透析用水

应是反渗水。饮用水-沙滤缸-离子交换树脂-碳罐-反渗机所得的水。透析用水对各种物质最大准许浓度，见表 55-1。

表 55-1　透析用水对各种物质最大准许浓度（mg/L）

物质	浓度	物质	浓度
钠	70	砷、铅、银（各）	0.005
钙	2	镉	0.001
镁	4	铬	0.0121
氟	0.1	硒	0.09
铁	2.0	汞	0.0002
铝	0.01	细菌	200 个/ml
铜、锌、钡（各）	0.1	全固型成分	250 以下
氯胺	0.1	总硬度	10 以下
氯气（漂白粉）	0.5	有机物	0.1 以下
锰	0.05	比电阻	1000hm/cm² 以上
硝酸盐	2.0	pH	6～8
硫酸盐	20.0		

（三）透析液

目前均采用碳酸氢盐透析；碳酸氢盐浓度为 32～38mmol/L。可迅速纠正酸中毒，对心血管影响小。透析液成分见表 55-2。

表 55-2　标准碳酸氢盐透析液成分

成分	碳酸氢盐（mmol/L）	成分	碳酸氢盐（mmol/L）
Na^+	135～145	醋酸盐	2～4
K^+	0～4.0	HCO_3^-	30～38
Ca^{2+}	1.25～1.75	糖	0～11
Mg^{2+}	0.25～0.50	PCO_2（mmHg）	40～100
氯化物	100～124	pH	7.1～7.3

【透析指征及禁忌证】

（一）适应证

1. 尿毒症综合征。

2. 容量负荷过重所致脑水肿、肺水肿及高血压。

3. 尿毒症合并神经、精神症状。

4. 尿毒症性心包炎。

5. BUN≥28mmol/L，Scr≥530～840μmol/L。

6. Ccr<10ml/min。

7. 血钾≥6.5mmol/L。

8. HCO_3^-<6.8mmol/L（15% vol）。

9. 尿毒症性贫血，血红蛋白（Hb）<60g/L，红细胞压积（Hct）<15%。

10. 可逆性的 CRF、肾移植前准备、肾移植后急性排斥导致急性肾衰竭或慢性排斥及移植肾失功时。

11. 其他，如部分药物中毒、高钙血症、代谢性碱中毒、溶血时游离 Hb>80mg/L。

（二）急症透析指征

1. 高钾血症。

2. 急性肺水肿。

3. 尿毒症脑病。

4. 尿毒症心包炎。

（三）禁忌证

血液透析无绝对禁忌证，只有相对禁忌证。

1. 恶性肿瘤晚期。

2. 非容量依赖性高血压。

3. 严重心肌病变而不能耐受血液透析。

4. 精神病患者和拒绝接受透析治疗者。

5. 颅内出血及其所致颅内高压。

6. 严重休克和心肌病变致顽固性心力衰竭，低血压。

【血液透析的实施】

（一）血透中的抗凝

为了防止血透中凝血阻塞空纤管道，影响透析的进行和降低透析治疗的效果,需行抗凝措施。常用方法为给予肝素。

1. 普通透析:首次肝素 40~50mg(或 0.8~1.2mg/kg)于静脉穿刺时注入,以后追加 5mg/h,透析前 0.5~1.0h 停止追加肝素。有条件时应监测凝血酶原时间(PT)或活化部分凝血酶原时间(KPTT),使其保持在基础值的 180% 较合适。

2. 无肝素透析

(1) 透析性(或血性)心包炎。

(2) 近期(1 周内)手术,如心脏和血管手术,眼部手术及肾移植手术等。

(3) 颅内出血、消化道出血及其他部位活动性出血。

(4) 凝血机制障碍。

3. 低分子肝素:目前临床上使用的有低分子肝素钙注射液(速碧林)、低分子肝素钠注射液(克赛)等,可替代肝素,效果同肝素相仿,但价格较贵。

4. 枸橼酸体外抗凝法。

(二) 急性血液透析

1. 血管通路:采用颈内静脉、股静脉或锁骨下静脉插管,以保证血流量。

2. 抗凝:根据有无出血倾向,可选择肝素、低分子肝素或无肝素。

3. 透析频率:根据患者具体病情及每日治疗用药情况灵活掌握。

4. 超滤量:急性肾衰竭以水潴留为主要表现时,脱水量依不同情况具体决定,一般初次脱水不要超过 4.0L。

5. 透析方法:选用普通透析、透析并滤过或连续性的肾脏替代治疗。

6. 透析器:选用不易激活补体的膜材料,如聚丙烯腈膜、聚砜膜及醋酸纤维膜等。

(三) 慢性血液透析

即维持性血液透析。

1. 血管通路:动静脉内瘘、长期深静脉置管或人造血管。

2. 透析时间:每次 4.0~4.5 小时。

3. 透析频率:可 2～3 次/周或 5 次/2 周;应根据患者尿量决定,如每 24 小时尿量在 800ml 以下,每周透析时间应达 15 小时,即 3 次/周;若 24 小时尿量在 800ml 以上,透析时间应达 9.0 小时,即 2 次/周。

4. 透析血流量:为体重的 4 倍,一般为 250～300ml/min。

5. 透析液流量为 500ml/min。

(四)诱导透析

为避免初次透析时透析脑病(失衡综合征)的发生。根据病情诱导透析可进行 1～3 次。

1. 透析器面积:选用面积<15m²。

2. 血流量:150ml/min。

3. 超滤量:小于 1.5L(若有容量负荷过重可适当放宽)。

4. 时间:小于 3.0 小时。

5. Scr 或 BUN 下降幅度:应限制在 30% 以内。

6. 血液制剂的应用:透析中给予新鲜血或 20% 白蛋白以提高血浆渗透压。

(五)肾移植前的透析

同慢性血液透析,在移植前酌加透析 1 次,以减轻患者的容量负荷,为术中输血补液创造条件,增加手术的耐受性。

【透析充分的评价】

(一)Kt/V 比值

$$尿素的清除率 = \frac{(透析前\ BUN - 透析后\ BUN)}{透析前\ BUN} \times 100\%$$

$$Kt/V = 4 \times 尿素的清除率 - 1.2$$

对于长期透析病人,单次 $Kt/V > 1.2～1.4$,如能>1.6～1.8 则更佳。

(二)时间平均尿素值(time average concern for urea,TACurea)

$$TACurea = \frac{T_d(C_1 + C_2) + I_d(C_2 + C_3)}{2(T_d + I_d)}$$

式中 C_1 = 透析前 BUN,C_2 = 透析后 BUN,C_3 = 下次透析前 BUN,T_d = 透析时间,I_d = 透析间隔时间;$TACurea < 50mg/dl$

(17.8mmol/L），患者一般感觉良好；$TACurea > 55mg/dl$
(19.6mmol/L），康复状态差，死亡率高。

（三）蛋白分解率（protein catabolis rate,PCR）

PCR 是每日蛋白代谢或终末产物的总和，以 g/d 表示。

$$PCR = 2.03C + 0.16$$

其中

$$C = \frac{透析前\ BUN\ 浓度}{透析后\ BUN\ 浓度}$$

$PCR > 1g/(kg \cdot d)$ 和 $TACurea$ 约为 $50mg/dl$ 时，透析患者患病率最小；如 $PCR < 0.8/(kg \cdot d)$，则提示患者营养不良，患病率增加。

【透析中的急性并发症】

（一）低血压

1. 主要原因

（1）血容量不足：透析中超滤过多、过快，导致血浆容量减少。

（2）使用低钠透析液：血钠降低，血浆渗透浓度下降，使血容量进而减少。

（3）透析间期体重增加明显：超滤量超过透析前体重的 5% 以上。

（4）自主神经功能失调。

2. 治疗

（1）调整干体重。

（2）降低负压以防继续超滤。

（3）补充生理盐水、高渗葡萄糖，无效时可给予白蛋白以及血浆或新鲜全血。

（4）必要时加用升压药。

（5）必要时应停止透析。

（6）透析中经常出现低血压：①停用降压药物；②适量提高透析液钠浓度；③改用血液滤过或腹膜透析。

（二）心血管并发症

1. 心力衰竭

（1）主要原因：①体液潴留，容量负荷过重；②高血压的发生及加重;③心脏疾病和心包积液;④肺部感染。

(2)治疗:①在透析期间严格控制水分和钠盐的摄入,要求每日体重增加<1kg。②控制高血压,防止血压突然升降。③防治有关的感染。④纠正贫血。⑤治疗心脏原发疾病。

2. 心律失常

(1)原因:①低钾血症;②代谢性或病毒性心肌病变;③心肌钙化和洋地黄药物毒性反应等;④透析中使用了低钾透析液。

(2)临床表现:低钾血症可导致严重的快速性室性心律失常。

(3)治疗:①应根据不同的病因和心律失常类型分别处理;②对于透析中低钾血症,可在透析中补充钾盐。

3. 心肌梗死:年龄大,原有冠心病患者,透析过程中发生低血压及(或)出血易诱发心绞痛和心肌梗死。

治疗原则基本同其他非透析患者,应中止透析。

4. 心脏骤停:为少见和严重的并发症。

(1)原因:①严重溶血引起高钾血症,或低钾透析导致严重心律失常;②心力衰竭、急性肺水肿,③出血性心脏压塞;④血压突然下降或休克所致循环衰竭;⑤空气栓塞;⑥缺钙引起心肌抑制;⑦内出血、颅内出血、脑血管意外等;⑧严重失衡综合征。

(2)治疗:心脏骤停时按心肺复苏急救处理。

(三)急性溶血

1. 诱发原因

(1)透析液温度过高(>45℃)。

(2)透析液低渗状态(透析液配方或比例泵失误)。

(3)硬水透析。

(4)透析用水被消毒剂(甲醛、漂白粉)污染。

(5)血泵机械故障所致红细胞破坏。

(6)误输异型血。

2. 临床表现

(1)面色苍白。

(2)畏寒或体温中度升高。

(3) 血样离心后,血浆呈粉红色。

(4) 游离 Hb 含量升高。

(5) 严重者有高钾血症。

3. 治疗

(1) 纠正发生溶血的原因后继续透析。

(2) 地塞米松:5～10mg,静脉注射。

(3) 亚甲蓝(methyeneblue):1～2mg/kg,静脉滴注。

(4) 维生素 C:3g,静脉滴注。

(5) 输新鲜血,必要时进行血浆置换。

(四) 出血

透析中出现了上消化道出血、心包腔出血、硬膜下出血、颅内出血,除治疗出血所致的并发症外,应视情况中止透析。

(五) 其他

失衡综合征、空气栓塞,因认识的水平提高,此类并发症现已少见。

二、腹膜透析治疗

腹膜透析(peritoneal dialysis,PD)是利用腹膜作为透析膜,向腹腔内注入腹膜透析液,膜一侧为毛细血管,另一侧为透析液,借助血管内血浆与透析液中溶质浓度梯度和渗透梯度,通过弥散对流和渗透超滤的原理,以清除机体内潴留的代谢废物和过多的水分,同时由透析液补充必需的物质。通过不断更换透析液,达到净化血液的目的,故也属于血液净化方法之一。临床上主要用于急慢性肾衰竭及中毒患者的治疗。

【腹膜透析的优点】

1. 操作简单,应用范围广泛,不需要特殊的设备,在基层医院也可进行。病人可以在家中自己进行,基本上不影响工作,携带方便,且不需要全身应用抗凝剂,腹腔内用肝素量较少且不被吸收,不增加出血危险,适用于有出血倾向的透析患者。

2. 无体外循环,无血流动力学改变,透析平稳,避免了血容量急剧减低引起的低血压,无失衡综合征,故对于老年人,尤其是心血管疾病伴循环不稳定的病人,安全性较大。

3. 保护残余肾功能:有较多的研究表明腹膜透析病人残余肾功能下降速度明显低于血液透析病人。而残余肾功能对改善透析病人的生活质量,提高透析病人的生存期均是非常重要的。

4. 对中分子物质清除较血液透析好,对贫血及神经病变的改善优于血液透析。

【腹膜透析的方法】

目前所采用的腹膜透析的方法包括 :①持续不卧床腹膜透析（continuousambulatory peritoneal dialysis,CAPD）;②间歇性腹膜透析（intermittent peritoneal dialysis IPD）;③持续循环腹膜透析（continuouua cylerassisted peritoneal dialysis,CCPD）;④夜间间歇性腹膜透析（nocturnal intermittent peritoneal dialysis,NIPD）;⑤潮式腹膜透析（tidal peritoneal dialysis,TPD）。其中IPD、CCPD、NIPD、TPD 由自动循环式透析机操作时,又统称为自动腹膜透析（automated peritoneal dialysis,APD）。

（一）持续不卧床腹膜透析（CAPD）

1. 含义:CAPD 系指每日交换透析液 3~5 次,每次交换的透析液 2L。透析液的排出和新透析液的滴入均是依靠重力作用完成的。由于腹腔内始终保留着腹膜透析液,且进行 CAPD 的病人每天只在更换透析液的短暂时间内活动受限,其他时间内病人不需要卧床而可从事日常活动。

2. CAPD 常规方案:

（1）白天交换 3 次,分别于早、中、晚餐时实施,透析液中葡萄糖的浓度为 1.5%。晚上临睡前（10~11Pm）交换含 2.5% 葡萄糖透析液 1 次,每周透析 7 天,168 小时。

（2）部分病人加肝素 500U/L。

（3）不含钾,无需加其他药物。

3. 透析液交换过程以双联系统为例:

（1）将新鲜的袋透析液准备好（擦净透析袋,加温,加入必要的药物）。

（2）连接管与新鲜透析袋连接。

（3）把折叠的空袋打开，置于消毒盆内（盆放地板上），排空管道内空气，夹闭双管道。

（4）拧开连接管开关，打开与空袋相连的夹子，通过虹吸作用引流。

（5）腹膜透析液引流完后，将管道夹住。

（6）打开新鲜透析液袋的夹子，最初 15～30ml 新鲜透析液即流入排液袋内而不是腹腔内；将新鲜腹透液灌入腹腔后，关闭连接管开关，去除透析袋，碘伏帽封管。

操作中必须严格无菌消毒。

优点：平稳，符合人体生理，清除效能好，可作持久性肾替代治疗。

（二）间歇性腹膜透析（IPD）

1. 含义：标准 IPD 方式是指病人卧床休息，每次向腹腔内灌入腹透液 1000～2000ml，停留 30～45min，通常每周施行 40 小时，即每天 10 小时，每周 4 天。每一透析周期（入液期、停留弥散期和引流期）约需 1 小时，一般透析间歇期腹腔内不保留透析液。

2. IPD 常规方案

（1）插入腹腔透析管后立即透析。

（2）手术插透析管后开始 7～12 天进行 IPD，有利于病人植管处伤口的愈合。

（3）每次以 500ml～1000ml 透析液交换。

（4）留置 30～60min 后将透析液尽可能地引流出来。

（5）经上述治疗后，可渐转入标准的 CAPD 治疗。有关实验室检查与监测见 CAPD 部分。

优点：设备简单、手工操作、清除水分及小分子物质佳，可卧床透析。

缺点：清除中分子毒物有限。

用途：急性肾衰竭（ARF）、CAPD 起始 2 周内、急性水钠潴留。

（三）自动腹膜透析（APD）

是一广义概念，泛指利用腹膜透析机进行腹透液交换的腹膜透析形式。包括 CCPD、IPD、NIPD、TPD。其主要形式是

CCPD。自动腹膜透析机类型很多,需参照机器的操作说明进行。一般包括上、下机两个过程,即晚上病人休息前,准备腹膜透析机,并连接病人腹透管与腹透机的透析管路,开始透析;第2天早上结束后关闭机器,病人与机器脱离。

1. CCPD:是使用透析机帮助注入和排出腹透液的平衡式腹膜透析形式,是 APD 的主要形式。其方法是患者在夜间入睡前将腹膜透析管与腹膜透析机相连,行 3～4 次交换,每次交换量为 2～3L,每次保留 2.5～3.0 小时。清晨离机时,再以 2L 透析液交换 1 次,保留 14～16 小时。

CCPD 常规方案如下:

(1) 晚间开始透析时,将患者腹膜透析管与透析机相连,引流腹腔内保留的透析液入透析袋。

(2) 夜间使用的透析液含葡萄糖为 1.5%,晨间离机时交换的透析液含葡萄糖为 2.5%。

(3) 其夜间透析周期为 3.0～3.5 小时(透析液流入 10min,引流出时间 20min,腹腔内保留 2.5～3.0 小时),晨间注入 2L 透析液后卸管,消毒后盖上透析管帽。

CCPD 治疗与 CAPD 相似,仅是白天与晚上相颠倒,CCPD 有下列优点:①患者白天可以参加工作;②有腹膜透析机帮助,不影响晚间休息;③腹膜炎发生率低于 CAPD;④有人经观察表明其透析时间分配较合理,对 BUN 及 Scr 等小分子溶质的清除均较理想。

2. NIPD:与 IPD 相似,只是为夜间进行。

优点:机器操作,白天工作,每晚 8～10 次透析,效果近似于 CAPD。

用途:腹膜溶质高转运者,腹腔淋巴回流过多而不适用 CAPD 者,腹部疝及腹透液渗漏者。

3. TPD:在透析开始时向腹腔内灌入一定容量的透析液后,每个透析周期中只引流出一半液体,再灌入同样量的新透析液替换,透析结束后将所有腹透液尽量引流出来。白天透析,夜间空腹。

优点:保持透析液渗透压,增加超滤,效果优于 IPD 和 NIPD。

缺点:用液多。

用途:高转运型失超滤。

【透析中有关实验室检查】

(一)测定的项目

1. 血常规、血钠、钾、氯、钙、磷、葡萄糖、铁代谢、PTH,每月复查1次。

2. 乙肝及输血全套,每3~6个月复查1次。

3. 心电图,6~12个月复查1次。

4. X线检查:胸片、颅骨、锁骨、手诸骨进行拍片,6~12个月复查1次,注意肾性骨病。

5. 测定总的溶质清除率(腹膜透析的剂量+残余肾功能),在开始透析的最初6个月至少测定2次,最好3次。6个月以后如果未改变处方,每4个月测定1次。

CAPD 每周透析剂量:总 $Kt/V > 2.0$,高转运和高平均转运患者总 Ccr 至少达 $60L/(w \cdot 1.73m^2)$,低转运及低平均转运的患者的总 Ccr 至少达 $50L/(w \cdot 1.73 m^2)$。

NIPD 每周透析剂量:总 Kt/V 至少达 2.2,总 Ccr 至少达 $66L/(w \cdot 1.73m^2)$。

CCPD 每周透析剂量:总 Kt/V 至少达 2.1,总 Ccr 至少达 $63L/(w \cdot 1.73m^2)$。

6. 用蛋白氮呈现率(PNA)和主观综合性营养评估法(SGA)评价成人腹膜透析患者的营养状况。在透析6个月后,每4个月进行一次评价,与测定 Kt/V 和 Ccr 同时进行。

(二)测定方法

1. 标本收集:24小时腹膜透析患者尿液与透析引流液,收集患者早晨腹腔内已存留8小时的透析引流液,同时测患者身高、体重,抽空腹血2ml,查尿素和肌酐,将24小时尿液与透析引流液放在不同的容器内混合均匀,各留取10ml标本,记录尿液和引流液总量,测定尿液和引流液尿素与肌酐浓度,标本收集后立即送检,如不能及时送检可放入4℃冰箱内保存(不超过72小时)。

2. 尿素 Kt/V 的计算方法:先计算出每周残余肾尿素清除

率和每周透析液尿素清除率,二者之和为总尿素 K(尿液和腹透引流液中尿素的清除率)t(每周透析天数)/V(尿素容量分布)。

$$残余肾尿素清除率 \atop (ml/min) = \frac{尿量(ml/24h)\times24h\ 尿尿素(mmol/L)}{1440min/d\times血尿素(mmol/L)}$$

$$每周残余肾尿素 \atop 清除指数\ Kt/V = \frac{残余肾尿素清除率(ml/min)\times1440min/d\times7d}{1000ml/L\times患者体重(kg)\times0.6(男)或0.5(女)}$$

$$每周腹透尿素清 \atop 除指数\ Kt/V = \frac{24h\ D/P\ 尿素\times透出液量(L/d)\times7d}{患者体重(kg)\times0.6(L/kg)男或0.5(L/kg)女}$$

注:D=透析液尿素(mmol/L),P=血浆尿素(mmol/L)。

$$每周总尿素清除指数\ Kt/V = \frac{每周腹透尿素清除指数\ Kt/V}{每周残余肾尿素清除指数\ Kt/V}$$

3. Ccr 的计算方法:先计算出每周残余肾 Ccr 和每周透析液 Ccr,二者之和为每周总 Ccr(L/w)。

$$残余肾肌酐清除率 \atop (ml/min) = \frac{24h\ 尿量(ml/d)\times尿肌酐(mmol/L)}{1440min/d\times血肌酐(mmol/L)}$$

由于肾小管可以分泌肌酐导致假阳性结果,上述结果应做校正。

$$校正残余肾肌酐 \atop 清除率(ml/min) = \frac{残余肾肌酐清除率(ml/min)+残余肾尿素清除率(ml/min)}{2}$$

$$每周残余肾肌酐 \atop 清除率(L/w) = \frac{校正后残余肾\ Ccr(ml/min)\times1440min/d\times7d/w}{1000ml/L}$$

每周腹透肌酐清除率(L/w)= 24hD/P肌酐×24h 透析出液量(L/d)×7d/w

注:D=透析液肌酐(mmol/L),P=血浆肌酐(mmol/L)

每周总 Ccr(L/w)= 残余肾 Ccr(L/W)+透析液 Ccr(L/w)

$$与标准体表面积进行校正 = \frac{总\ Ccr\times173(m^2)}{患者体表面积(m^2)}$$

患者体表面积可以通过查表或公式求得:

体表面积(m^2)= [身高(cm)×体重(kg)÷3600]$^{-2}$

【腹膜透析的并发症】

(一)腹膜透析相关性腹膜炎

腹膜炎是腹膜透析技术临床应用以来最常见的并发症,也是暂时终止腹膜透析和退出腹膜透析的主要原因。

1. 发病机制

(1) 感染途径

1) 经导管感染:因透析管-连接管-Tenckhoff 管拆接时无菌操作不严,使细菌沿导管腔进入腹腔或污染的透析液误输入。

2) 插管周围感染:存在于皮肤表面的细菌经插管的隧道进入腹腔,其原因有:①临时性导管(距皮肤处无涤纶套)的延长使用;②永久性导管隧道口周围存在感染;③初期置管时,皮下涤纶套距皮肤出口处太近,较长时间透析后,腹壁脂肪变薄,涤纶套暴露于皮肤外面失去应有的保护作用。

3) 经肠管感染:肠腔内细菌移动穿过肠壁进入腹腔。

4) 经血行感染:远处的细菌经血液带至腹腔,较少见。

5) 经生殖道感染:女性腹膜通过输卵管伞与外界相通,会阴部的细菌可从阴道逆行向上,侵入腹腔。

(2) 宿主防御作用:腹膜中的白细胞可对抗侵入腹腔的细菌,但许多因素可改变腹膜中白细胞的吞噬和杀灭腹腔内细菌的能力。

1) 透析液的 pH 和渗透压:腹膜透析液的 pH 接近 5.0,渗透压可为血浆的 1.3 ~ 1.8 倍,与葡萄糖的浓度有关。非生理状态的透析液能最大限度地抑制腹膜中白细胞的吞噬和杀灭细菌的能力。

2) 腹腔内液 γ 球蛋白含量:γ 球蛋白含量下降,腹膜炎的发生率则高。

2. 临床表现及诊断

(1) 腹痛。

(2) 透析液混浊。

(3) 可有发热、寒战,或恶心、呕吐,或便秘、腹泻。

(4) 实验室检查:腹透液常规检查:白细胞>$100×10^6$/L,中性粒细胞百分比>50%;腹透液细菌或真菌培养阳性。

诊断标准：以上4条中有3条阳性即可诊断。

3. 治疗

（1）腹腔冲洗，并将CAPD改为IPD方案。冲洗可将腹腔内的炎性物质冲出而迅速减轻腹痛。

（2）腹透液中加入抗生素，在培养结果尚未出来前，选择兼顾革兰阳性及阴性菌的药物，结果出来后，根据药物敏感试验结果选择药物。重症感染在腹腔用药的同时应全身应用抗生素。

（3）透析液中加入肝素：防止纤维块堵塞透析管及减少腹膜炎后的腹膜粘连。

（4）拔除腹膜透析管的指征：

1）真菌性腹膜炎，伴腹膜透析管皮肤出口或皮下隧道感染，治疗无效。

2）同一病菌引起反复发作的腹膜炎。

拔除导管后若有必要，可在1～3周以后重新置管。

（二）腹膜透析管外口及隧道口感染

（1）临床表现：外口充血，皮肤炎症，有脓性分泌物。

1）急性期感染：局部疼痛，皮肤变硬，分泌物外流，肉芽组织长出外口。

2）慢性期感染：有液体外渗，肉芽组织长出外口，但无疼痛、充血及皮肤变硬。

（2）防治

1）术中彻底止血，防止出现伤口血肿。

2）导管外口向下，术后早期小剂量透析防止漏液。

3）保持伤口干燥、清洁。

（3）治疗：局部及全身应用抗生素。

（三）丢失综合征

由于长期行腹膜透析治疗，从腹膜透析液中丢失蛋白质、氨基酸、维生素等营养物质而引起的临床综合征。

在CAPD开始2周，每日经腹膜透析液丢失蛋白质15～20g，以后丢失量减少，平均每天丢失5～11g。IPD每天丢失10～40g，腹膜炎使丢失量增加1～30倍。氨基酸每日丢失约

2g,同时丢失大量的维生素,主要是水溶性维生素。

病人可出现全身不适、虚弱、食欲不振,甚至嗜睡、昏迷、抽搐等。

防治:适当补充蛋白质、氨基酸及维生素。

(四)腹膜透析其他并发症

(1) 体液平衡失调

1) 低容量血症。

2) 高容量血症。

(2) 代谢紊乱

1) 高糖血症。

2) 蛋白质缺乏。

3) 高三酰甘油血症。

(3) 腹壁有关并发症

1) 腹壁疝。

2) 阴囊或阴唇水肿。

3) 胸膜瘘。

4) 背痛。

(4) 腹膜透析中嗜伊红细胞增多。

(5) 腹膜硬化、腹腔超滤和溶质清除障碍。

(宁　勇　周巧丹)

第五十六章　肾移植的内科问题

【概述】

肾移植已成为治疗尿毒症患者的治疗方法之一,相对于已经较为成熟的肾移植手术而言,肾移植内科问题的处理在肾移植领域占有更重要的地位。首先,在肾移植术前应对供受者进行客观评估,严格掌握适应证,积极术前准备才能做到防患于未然;其次,患者接受肾移植后,在围术期如何合理选择和应用免疫抑制剂,积极预防排异反应的发生,对于已经发生的排异反应又如何强化治疗逆转排异反应,均需要内科用药的技巧;第三,患者顺利度过围术期后,如何对远期内科并发症进行积极的预防与处理,同样是取得良好的人/肾长期存活率的关键。

【肾移植术前供受者的选择与评估】

肾移植目前主要的困难是器官来源短缺和长期生存率仍有待进一步提高,因此在肾移植术前应该对供受者进行严格的评估和精心的术前准备,以取得最佳移植效果。

（一）肾移植术前供体情况评估

包括尸体供肾和活体供肾,多数发展中国家以尸体供肾为主,近年来活体供肾逐年增加,尤其在某些发达国家已广泛开展。

1. 活体供肾者的评估:活体肾移植是切除自愿捐献器官供体的一侧肾脏,并将其移植入特定受者的一个过程。以亲属活体供肾最多见,其中移植效果以同卵双生为最佳。活体肾移植与尸体肾移植相比有较多的优越性:①供肾质量有保证;②肾缺血时间明显缩短;③移植时机可以选择,尤其是受者的状况调整到最佳水平成为可能;④人类白细胞抗原(HLA)相容性一般较高;⑤总体人/肾长期生存率高;⑥增进亲情。一般要求供体年龄在 20 ~ 50 岁为最佳,既往无慢性疾病史,无吸毒或药物成瘾史,精神状态不稳定、艾滋病毒抗体阳性者不应作为供体,乙型和丙型肝炎病毒阳性者最好也不列入供体。2004 年阿姆斯特丹论坛制定的捐献者安全评估项目及标准有:①高血压:动态血压提示血压高于 140/90mmHg 者一般不被接受为捐献者;②肥胖症:不赞成 BMI>35kg/m² 的人捐献肾脏;③血脂异常:单纯的血脂异常也许不能成为排除捐献者的指标,但在捐献者的评估中,血脂异常要同其他危险因素一起考虑;④肾功能:捐献者术前肾小球滤过率(GFR)一般应大于 80ml/min;⑤蛋白尿:任何情况下,24 小时蛋白尿>300mg 应排除;⑥血尿:有镜下血尿者不被考虑;⑦糖尿病:有糖尿病和糖耐量异常者不考虑;⑧无症状的单个尿路结石,排除代谢异常或感染所致,可考虑;⑨将来是否妊娠不作为捐献的禁忌,因为摘除一侧肾脏不影响妊娠;⑩排除恶性肿瘤。

2. 尸体供肾者的评估:尸体供肾是以供体已经脑死亡作为先决条件,包括有心跳的脑死亡供体和无心跳的脑死亡供体,以脑外伤供体最为适宜,一经批准获取肾脏,对供体应详细了解病史、体检和必需的实验室检查,包括血型、肝肾功能、病毒学指标等,供体年龄最好在 20～50 岁,但并非绝对。有心跳的脑死亡供体在供肾切除前血压最好维持在 90mmHg 以上,避免使用收缩血管和肾脏损害的药物,可使用呋塞米(速尿)针1mg/kg 或甘露醇利尿。对于无心跳的脑死亡供体,为保证供肾质量,应注意供体休克时间不能过长,供肾热缺血时间最好不超过 10min,快速摘取肾脏后马上冷灌注,冷缺血时间最好不超过 24min。同时术中应常规肾活检有助于判断供肾情况。

(二)肾移植受体的选择和评估

1. 肾移植的适应证:①各种原因导致的不可逆终末期肾病;②年龄在 65 岁以下及全身状况良好者,但年龄并非绝对;③心肺功能良好能耐受手术者;④活动性消化道溃疡术前已治愈;⑤新发或复发恶性肿瘤经手术等治疗后稳定 2 年以上无复发;⑥肝炎活动已控制,肝功能正常者;⑦结核患者术前经正规抗结核治疗明确无活动者;⑧无精神障碍或药物成瘾者。

2. 肾移植的绝对禁忌证:①未治疗的恶性肿瘤患者;②结

核活动者;③艾滋病或肝炎活动者;④药物成瘾者(包括止痛药物或毒品);⑤进行性代谢性疾病(如草酸盐沉积病);⑥近期心肌梗死;⑦存在持久性凝血功能障碍者如血友病;⑧估计预期寿命小于2年;⑨其他脏器功能存在严重障碍包括心肺功能、肝功能严重障碍者。

3. 肾移植的相对禁忌证:①患者年龄大于70岁;②周围血管病;③精神性疾病、精神发育迟缓或心理状态不稳定者;④癌前期病变;⑤基础疾病为脂蛋白肾小球病、镰状细胞病、华氏巨球蛋白血症等肾移植术后易复发的患者;⑥过度肥胖或严重营养不良;⑦严重淀粉样变;⑧合并复发或难控制的复杂性尿路感染。

【免疫抑制剂的应用】

在器官移植发展的历史过程中,曾经使用放疗、胸导管引流及脾脏切除等方法,由于不良反应严重、效果不理想,现已摒弃。而随着免疫抑制剂不断开发和应用,移植肾长期存活率有了显著提高,现将临床常用的免疫抑制剂介绍如下。

(一) 免疫抑制剂的种类、作用特点和常用的组合

1. 免疫抑制剂的种类:常用免疫抑制剂的种类包括:① 烷化剂:如环磷酰胺;②抗代谢药:包括硫唑嘌呤、霉酚酸酯(MMF)、咪唑立宾等;③激素:包括泼尼松、泼尼松龙、地塞米松等;④生物制剂:常用的有抗淋巴细胞球蛋白(ALG)、抗胸腺细胞球蛋白(ATG)、单克隆抗体(OKT3、IL-2R 单抗等);⑤真菌产物:环孢素 A、他克莫司、雷帕霉素等;⑥中药制剂:雷公藤多苷、百令胶囊等。

2. 免疫抑制剂作用特点和常用的组合:常用的免疫抑制剂具有以下特点:①大多数药物免疫抑制作用缺乏选择性和特异性,常同时影响机体正常免疫应答,导致机体免疫功能降低;②抑制初次免疫应答比再次免疫应答的效果好;③部分免疫抑制剂需要浓度监测,药物疗效、毒副作用与血药浓度有一定相关性。

临床使用的免疫抑制剂常常需要联合使用,以提高治疗效果,同时可以减少毒副作用。目前肾移植术后较为常用的组合

为:环孢霉素或他克莫司+硫唑嘌呤或 MMF+激素。

(二)常用免疫抑制剂

1. 皮质类固醇:激素是临床上最早也是最常用的免疫抑制剂,其通过减弱增殖的 T 淋巴细胞对特异性抗原及同种异体抗原的作用,而达到抑制炎症反应及移植物免疫反应的结果。可口服,也可注射。可的松和泼尼松在肝内分别转化为氢化可的松和泼尼松龙后生效,严重肝功能不全者只宜用氢化可的松和泼尼松龙。主要在肝内代谢,由肾脏排泄,经胆汁及粪便的排泄量极微。手术日及术后 3 天静脉滴注琥珀酰氢可的松 1000~1500mg 或甲泼尼龙 500~1000mg 作为冲击治疗。术后第 4 天起改为口服,自 60~80mg/d 始,每日 10mg 逐日递减。减至 10~20mg/d 维持,3~6 个月逐渐减至维持量 7.5~15.0mg/d。在急性排斥反应时可使用大剂量甲泼尼龙 500~1000mg 静脉滴注冲击治疗。皮质类固醇的副作用有药物性库欣综合征、感染、高血压、糖尿病、白内障及无菌性骨坏死等。

2. 硫唑嘌呤:属咪唑类 6-巯基嘌呤衍生物。通过竞争性地反馈抑制嘌呤合成酶,阻止次黄嘌呤核苷酸转变为 AMP、GMP,从而抑制嘌呤核苷酸的合成,并且干扰 RNA 的合成及代谢。硫唑嘌呤的口服剂量为:术后 3 天内 3mg/kg,然后递减,维持剂量为每天 1~2mg/kg。毒副作用有骨髓抑制,可引起白细胞、血小板减少;此外,可导致肝功能损害,大剂量时有胃肠道和口腔的溃疡、脱发等。

3. 环磷酰胺:是一种烷化剂,属于细胞周期非特异性药物,对迅速增殖的 T、B 淋巴细胞均有较强的抑制作用,特别对 B 淋巴细胞抑制作用更强。临床有时用环磷酰胺短时替代硫唑嘌呤,用量为 200mg 静脉注射,1 次/天;口服 0.75~1.00mg/kg,1 次/天。毒副作用包括胃肠道反应、口腔炎症、骨髓抑制、出血性膀胱炎。

4. 环孢素 A:是目前肾移植患者临床应用主要的强效免疫抑制剂,口服后由小肠吸收,服药后 2~4 小时(平均 2.8 小时)血药浓度达到峰值。在肝内由肝细胞内质网及细胞色素 P450 微粒体酶系统代谢,代谢产物有 20 种,大部分经胆道排泄,仅

6% 由尿中排泄,生物半衰期为 14 ~ 27 小时。环孢素 A 对 T 淋巴细胞亚群具有高度特异性抑制作用,作用于细胞周期 G_1 早期阶段;另外,环孢素 A 对于 B 淋巴细胞也有一定的影响。环孢素 A 起始剂量为 6 ~ 8mg/(kg · d),分 2 次口服,以后根据血药浓度进行调整,术后 1 个月内谷值维持在 250 ~ 350ng/ml,3 个月内为 200 ~ 300ng/ml;以后逐渐降低,维持浓度在 50 ~ 150ng/ml。

环孢素 A 最显著的副作用为肝、肾毒性。其他毒副作用有:高血压、糖尿病、高胆固醇血症、高尿酸血症、高钙血症、多毛、痤疮、齿龈增生、面部变形等。此外,肌痛、血小板减少、视听障碍、贫血、盗汗、便秘、胃炎、溃疡、出血、血尿、精神障碍等较为少见。

5. 他克莫司(FK506):系从放线菌(streptomycestsknbaenisis)酵解产物中提取的一种 23 环大环内酯类抗生素,具有很强的免疫抑制作用,其强度为环孢素 A 的 50 ~ 100 倍。口服吸收快,主要吸收部位在小肠,吸收过程与环孢素 A 类似。血药峰浓度出现在口服后 0.5 ~ 3.0 小时,半衰期为 3.5 ~ 40.5 小时,平均 8.7 小时,主要经肝脏 P4503A 细胞色素系统代谢,经胆汁和尿排泄。主要通过抑制细胞内钙和钙调蛋白依赖性的丝氨酸/苏氨酸磷酸酶神经钙蛋白(calcineurin)的活化,阻断 IL-2 基因转录,抑制细胞活化。口服起始剂量为 0.1 ~ 0.3mg/(kg · d),以后根据血药浓度加以调整。谷值浓度 1 个月内为 8 ~ 12ng/ml,6 个月内为 6 ~ 8ng/ml,以后维持在 4 ~ 6ng/ml 以上。

FK506 常见毒副作用有糖尿病、神经系统副作用(包括震颤、失眠、肢体异常等)、肾毒性、胃肠道反应。

6. 雷帕霉素(rapamycin)或西罗莫司(sirolimus):是一种新型大环内酯类免疫抑制药物。通过与相应免疫嗜素 RMBP 结合抑制细胞周期 G_0 期和 G_1 期,阻断 G_1 进入 S 期而发挥作用,其效应为:①抑制 T 和 B 细胞增殖;②抑制 IL-1、IL-2、IL-6 和干扰素-γ(IFN-γ)诱导的淋巴细胞增殖;③抑制 IgG 和供者特异性抗体(细胞毒抗体)产生;④抑制单核细胞增殖。从而发挥免疫抑制效应。雷帕霉素与环孢素 A、FK506、MMF 等联合应用均有良好的协同作用,其益处在于:①减少了治疗方案中各种免疫抑制剂的用量;②减少了免疫抑制剂的副作用;③增强了免疫抑制的效果。

雷帕霉素的治疗方案多种多样,且单独给药的剂量与联合环孢素 A 或 FK506 等药物使用的剂量区别较大。维持血药浓度亦各有区别。以雷帕霉素为基础的免疫治疗时,口服液的初始剂量为每天 $16 \sim 24mg/m^2$,随后 $7 \sim 10$ 天用量为每日 $8 \sim 12mg/m^2$,血药浓度稳定在 30ng/ml,2 个月后调整雷帕霉素用量直至血药浓度稳定在 15ng/ml,均在早晨以水或橙汁一次性冲服,1 次/天,前 12 周每周监测 1 次血药浓度,之后每个月监测 1 次。

当雷帕霉素与 FK506 联合应用时,其血药浓度保持在 $6 \sim 12ng/ml$ 即有降低急性排斥率的作用,且毒性小。一般服用 5mg/d 的雷帕霉素及低剂量的 FK506 $[0.03mg/(kg \cdot d)]$ 预防急性排斥,且以各自浓度水平维持在 $3 \sim 7ng/ml$ 及 $6 \sim 12ng/ml$ 即可取得较好的移植物功能。

与环孢素 A 合用时,雷帕霉素的用量较单独使用时要少,建议雷帕霉素的浓度维持于 $5 \sim 15ng/ml$,同时环孢素 A 用量亦可减少,但环孢素 A 浓度最少要维持于 $50 \sim 150ng/ml$。目前(2010 年)认为由于雷帕霉素的半衰期较长,故无需每天测定其浓度,首次测定可在服药后 4 天,第 1 个月内每周测定 $1 \sim 2$ 次,第 2 个月内每周测定 1 次,之后每个月测定 1 次或在有临床需要时进行检测,例如停用或增加了对细胞色素 P450 系统代谢有影响的药物,或怀疑患者未遵医嘱服药,胃肠功能紊乱及毒副作用明显时。

雷帕霉素有与 FK506 相似的副作用。其副作用有剂量依赖性,并且为可逆的,治疗剂量的雷帕霉素尚未发现有明显的肾毒性,无齿龈增生。

雷帕霉素主要毒副作用包括:头痛,恶心,头晕,鼻出血,关节疼痛。实验室检查异常包括:血小板减少,白细胞减少,血红蛋白降低,高三酰甘油血症,高血糖,肝酶升高[天冬氨酸氨基转移酶(AST)、丙氨酸氨基转移酶(ALT)],乳酸脱氢酶升高,低钾,低镁血症等。也有报道称服用雷帕霉素可产生眼睑水肿,而导致血浆磷酸盐水平较低的原因被认为是以雷帕霉素为基础的免疫抑制治疗延长了磷酸盐自移植肾脏的排泄。与其他免疫抑制剂一样,雷帕霉素有增加感染的机会,有报道称特别有肺炎增加的倾向,但其他机会性感染的发生与环孢素 A 无明显差异。此外,其可能增加蛋白尿,当大量蛋白尿时,应慎用。

7. MMF:MMF 口服吸收后,迅速、完全地被转换为具有生物活性的霉酚酸(MPA),血浆中可检测到 MMF 的浓度,根据药代动力学检测服药前、服药后 1h、2h 的浓度,算出曲线下面积。要求曲线下面积维持在 40～60ng/ml。该药平均口服生物利用度近 94%,MPA 在肝脏中被代谢成葡萄糖苷 MPA(MPAG),通过肾脏排泄,MPA 半衰期近 18h。MPA 是单磷酸次黄嘌呤脱氢酶(IMPDH)可逆、非竞争性抑制剂,抑制鸟嘌呤核苷酸的经典合成途径,淋巴细胞增殖被阻断在细胞周期 S期,从而发挥对淋巴细胞的免疫抑制效应。MMF 常作为硫唑嘌呤的替代用药与环孢素 A 或 FK506、皮质类固醇联合应用,剂量为 0.5g～1.0g/次,口服,2 次/d。MMF 主要不良反应是胃肠道反应、造血系统毒性(白细胞减少、血小板减少)。

8. ALG 或 ATG:ALG 或 ATG 进入体内后在肝脏调理素和补体(C1～C4)参与下,对 T 淋巴细胞具有直接细胞毒作用,使淋巴细胞溶解,被网状内皮系统或循环的单核细胞吞噬或清除。一般用于肾移植术后围术期诱导治疗以及对皮质类固醇耐受的难治性排斥反应。使用剂量为 5mg/(kg·d),静脉滴注,1 次/天,使用 7～10 天,毒副作用包括注射后出现高热、寒战、肌痛、荨麻疹,应预先注射地塞米松或甲泼尼龙,防止高热和过敏反应的发生。

9. 单克隆抗体:临床较常用的有 OKT3,是抗人淋巴细胞及其表面抗原决定簇(T 淋巴细胞受体和 CD3 分子复合物)的单克隆抗体,可与 T 淋巴细胞的 CD3 表面标记结合,并对其调理。注射 OKT3 后,CD3 阳性细胞从血液中消失,并使其丧失对抗原的识别能力。使用剂量为 5mg 静脉滴注,7～10 天为 1

疗程。一般应用于对皮质类固醇耐受的难治性排斥反应，也可在肾移植术后围术期诱导治疗，推迟环孢素 A 或 FK506 的使用，避免移植肾在缺血损害的基础上发生环孢素 A 或 FK506 的肾毒性作用。使用首次剂量后有时出现高热、寒颤、头痛和血压波动，使用前应预先注射地塞米松或甲泼尼龙，防止高热和过敏反应的发生。

【排异反应的诊断和治疗】

随着新型免疫抑制剂不断在临床应用，肾移植术后排斥发生率逐年下降，但是排异反应仍然是肾移植术后主要的并发症之一，也是目前导致移植肾失功的主要原因。根据排异反应发生机制、病理、时间和过程的不同，通常可分为超急性、加速性、急性和慢性排异反应。

（一）超急性排异反应（hyperacute rejection，HAR）的诊断与治疗

HAR 发生的主要原因是肾移植术前受体体内存在针对供体的抗体。其病理表现为肾内大量中性粒细胞弥漫浸润，肾小球毛细血管和微小动脉血栓形成，随后发生广泛肾皮质坏死，最终供肾动脉、静脉内均有血栓形成。

HAR 一般发生在移植肾血管开放后即刻或 48 小时内，严重者供肾血供恢复后数分钟移植肾逐渐变软，呈暗红色至紫色且逐渐加深，肾表面可见细小血栓形成，尿液呈明显血尿且分泌减少直到停止。根据术后突发血尿、少尿或无尿，移植肾彩超显示皮质血流无灌注伴有明显肿胀，肾活检可以显示典型改变者可明确诊断。对于 HAR 目前尚无有效的治疗，一旦确诊应行移植肾切除术，术前可通过监测受体群体反应性抗体水平和供受体淋巴毒试验进行预防。

（二）加速性排异反应（accelerated rejection，ACR）的诊断与治疗

ACR 通常发生在移植术后 1~7 天内，发病机制仍未完全清楚，可能与受体体内预存针对供体的抗体有关。病理上以肾小球和间质小动脉的血管病变为主，表现为淋巴细胞浸润血管内膜，血栓形成，重者可发生血管壁纤维素样坏死，间质出血有肾皮质坏死，免疫组化可发现肾小管周围毛细血管 C4d 沉积。临床表现：发热有时为高热，高血压，血尿或尿少，移植肾肿胀、

质硬、压痛明显,肾功能快速恶化并丧失。

ACR 总体治疗效果较差,目前临床上常用的治疗方法有:①尽早使用 ALG 3~5mg/(kg·d) 或抗 CD3 单克隆抗体等,疗程一般 7~14 天;②大剂量丙种球蛋白,4mg/(kg·d),一般使用 7~10 天;③血浆置换去除抗体;④治疗无效且患者情况允许可尽早切除移植肾,恢复透析状态,以避免其他并发症发生。

(三)急性排异反应(acute rejection,AR)的诊断与治疗

AR 是临床最常见的排异反应,一般发生在肾移植术后 1~3 个月内,一般而言发生越早程度越重。大部分 AR 是由于急性细胞性排异,但有时体液因素也参与。临床主要表现为尿量减少、体重增加、轻中度发热、血压上升,可伴有移植肾肿胀、实验室检查血肌酐上升、移植肾彩超阻力系数升高等,病理穿刺提示间质和肾小管单核细胞浸润(小管炎),亦可见单核细胞在血管内膜浸润(血管内膜炎),伴有间质水肿等。

AR 的治疗关键在于尽早诊断,此时肾活检尤为必要,一旦确诊应及时治疗。治疗方法:①甲泼尼龙冲击治疗,75%~80% 的患者有效,剂量为 6~8mg/(kg·d),连续 3 天;②单克隆或多克隆抗体:适用于激素冲击效果差的患者,包括 ALG 3~5mg/(kg·d) 或抗 CD3 单抗等,疗程 7~14 天;③对于有体液因素参与的排异反应可同时进行血浆置换去除抗体;也可联合大剂量丙种球蛋白中和抗体,剂量为 4mg/(kg·d),一般 7~10 天;④注意预防强化治疗的并发症,包括多/单克隆抗体可能产生的过敏反应以及强化治疗后易发生感染并发症等。

(四)慢性排异反应(chronic rejection,CR)的诊断与治疗

CR 一般发生在移植术后 3~6 个月,是影响移植肾长期存活的主要因素。病因包括免疫因素和非免疫因素,如供受体 HLA 匹配不佳、免疫抑制剂不足、供肾缺血再灌注损伤、急性排异程度和次数、病毒感染、高血压、高脂血症等。临床表现为蛋白尿、高血压、移植肾功能逐渐减退以及贫血等,主要通过移植肾病理穿刺活检诊断。病理表现为间质广泛纤维化,肾小管萎缩,肾小球基底膜增厚硬化并逐渐透明样变最终肾小球硬化,同时伴有小动脉内膜增厚、狭窄直至闭塞。

目前对于 CR 无特别有效的治疗方法,处理原则为保存残存肾功能,减慢肾功能损害的进展速度,同时对症处理高血压、高脂血症,使用 ACEI 或 ARB 等,此外,可以根据移植肾的病理情况,如果考虑慢性排斥为主,可适当增加免疫抑制剂,而对于 C4d 阳性诊断抗体介导的排异患者可考虑血浆置换和使用丙种球蛋白。

【肾移植后的内科并发症及处理】

(一)感染

肾移植受体术后终身服用免疫抑制剂容易发生感染。常见的病原体和条件病原体包括细菌、真菌、病毒、原虫、寄生虫等。临床表现可以不典型,有时与严重程度不相符,易造成延误诊断导致治疗不及时。

1. 呼吸道感染:肺部感染是肾移植受体术后最常见的内科并发症之一,病原体除一般常见的细菌外,流感病毒也较为常见。但临床应特别注意巨细胞病毒(CMV)、卡氏肺孢子虫、结核菌等特异性感染,CMV 感染以术后 2~4 个月为发病高峰,临床表现多样,轻者无症状,重者可致死。常见的临床表现有发热,热型不规则,可以高热,伴有多汗、消瘦。累及肺部有咳嗽,多为干咳,呼吸困难,较早出现低氧血症,X 线或 CT 表现为间质性肺炎。治疗应减少甚至停用免疫抑制剂,加强支持治疗。需尽早使用抗病毒治疗,同时可以静脉滴注大剂量丙种球蛋白,治疗以挽救生命为主要目的。已有研究表明,在肾移植术后常规进行抗病毒预防治疗能显著降低 CMV 肺炎的发生。卡氏肺孢子虫肺炎发病隐匿,进展快,易导致重症肺炎,治疗应早期使用磺胺类药物。在术后早期预防性使用磺胺类药物,能使术后发生卡氏肺孢子虫肺炎机会大大减少。肺结核病总体发病率不高,但易发生播散性结核和肺外结核,注意利福平类药物可导致环孢素 A 等钙调神经素免疫抑制剂血药浓度显著下降,需要根据浓度进行药物调整。肺部真菌机会性感染发生也较多,应使用敏感的抗真菌药物时,注意抗真菌药物可使环孢素 A 等钙调神经素免疫抑制剂血药浓度显著上升。

2. **尿路感染**：肾移植术后，由于患者免疫功能受抑制，同时移植肾输尿管膀胱抗逆流效果差，易发生尿路感染，以革兰阴性杆菌最为常见。可先行经验性用药，然后根据细菌药敏试验结果选用抗生素。

3. **其他感染**：包括中枢神经系统感染、消化道感染等，中枢神经系统感染时症状体征不一定典型，可有发热、头痛等表现，如无禁忌应行腰椎穿刺检查，CT检查也有帮助。消化道感染以口腔或食管假丝酵母菌感染常见。此外，使用广谱抗生素可导致假膜性肠炎，治疗可用万古霉素等。病毒性肝炎、带状疱疹、单纯疱疹等病毒感染也较为常见。EB病毒与淋巴细胞增生性疾病或肝炎相关，人型多瘤病毒与多瘤病毒性肾炎、输尿管狭窄、梗阻或脑白质病变有关，乳头状病毒与皮肤疣、角化病甚至皮肤癌有关，治疗除包括适当调整免疫抑制剂外，可采取针对病毒的特异性药物治疗。

（二）肾移植后高血压（post-transplantation hypertension，PTHT）

PTHT是肾移植术后很常见的内科并发症，其治疗包括针对病因的治疗、降压药物的使用以及移植肾功能的维护。有针对性的病因治疗可以治愈PTHT，例如对移植肾动脉狭窄者，采用经皮腔内血管成形术（PTA）或外科手术，对原位肾导致的PTHT经药物治疗血压仍不能控制时，可采取双侧原位肾切除术。应用降压药治疗的基本原则，治疗后血压应控制在<135/85mmHg，目前临床常用药物有：①CCB：是最常用的降压药，大多数移植中心将其作为首选降压药。注意部分CCB可使环孢素A或FK506血药浓度增加30%~50%；②利尿剂：可作为容量因素导致高血压的一线治疗药物，也常作为联合降压方案的一线药；③ACEI和ARB：对肾小球高滤过和肾单位不足引起的高血压能有效降低血压，改善肾血流动力学，能够延缓慢性移植肾肾病的进展。应用ACEI或ARB前应排除移植肾动脉狭窄，并从小剂量开始。

（三）代谢性疾病

1. **移植后糖尿病（post-transplantation diabetes mellitus，PTDM）**：PTDM和糖耐量降低（IGT）的定义和诊断可以根据

美国糖尿病学会(ADA)制定的标准。其治疗包括免疫抑制剂方案的调整,适当减少皮质激素用量甚至停用,应用 FK506 治疗的 PTDM 患者,可考虑将 FK506 换成环孢素 A 或雷帕霉素,但注意任何皮质激素的减量或免疫抑制剂的切换都可能增加排异反应的风险。治疗包括非药物治疗,胰岛素和口服降糖药控制血糖等。单一药物控制不佳时可以考虑联合用药。

2. 其他代谢性疾病:甲状旁腺功能亢进症表现为高钙血症,常发生于移植后的第 1 周,也可延迟至移植后 6 个月或更长时间出现,短暂高钙血症通常在肾移植后 1 年内缓解。大多数情况下高钙血症和低磷血症无并发症,自行缓解率高,持续高钙血症或血钙无法降至 3.1mmol/L 以下,可考虑甲状旁腺大部切除。高尿酸血症和痛风是移植后的常见并发症,可以使用碱化尿液和促进尿酸排泄的药物,别嘌呤醇和硫唑嘌呤应尽量避免同时应用,若必需合用,应减少剂量,并密切监测血白细胞数量。高脂血症:治疗上首先去除病因,改变生活方式,仍不能改善的需要应用药物治疗。

(四) 肾病复发及新发肾病

1. 原发性肾脏疾病复发:肾移植术后 10%~20% 的患者存在原有肾病复发现象。由于各种肾脏病的明确诊断依赖于病理活检,而许多患者缺乏完备的肾活检资料,因此,要准确评估各种肾脏病的复发率及新发比率是非常困难的,这也造成了不同单位研究结果之间的巨大差异。

局灶性节段性肾小球硬化(FSGS)患者肾移植后复发率为15%~50%。第 1 次移植后因 FSGS 复发而失功的患者第 2 次移植后复发率可达 80%。FSGS 复发的典型临床表现为术后 1 个月左右出现蛋白尿(常为肾病范围的蛋白尿),少数患者(特别是儿童)可于肾移植数天后即发生。

膜性肾病的复发率为 3%~10%。发生较早(平均为肾移植后 10 个月左右),进展也较快,而且病理表现上与原有肾病表现相似。复发膜性肾病的典型临床表现为肾病范围的蛋白尿,移植肾失功率为 30% 左右。

IgA 肾病术后复发率为 30%~60%。以往认为 IgA 肾病复发后进展较缓慢，预后较好，但近来研究表明，复发的 IgA 肾病也可表现为进展迅速的系膜增生性肾小球肾炎，甚至表现为新月体性肾炎，引起移植肾失功。

膜增生性肾小球肾炎 I 型（MPGN-I）在移植后复发率为15%~30%，其中有 1/3 引起移植肾失功。复发 MPGN-I 常见临床表现为重度蛋白尿和镜下血尿。部分复发患者可伴有冷球蛋白血症、低补体血症和类风湿因子阳性等肾外表现，但肾外表现在复发患者中发生率不如原发患者。光镜下 MPGN-I表现与移植后肾病相似（基底膜双轨、系膜插入等），而电镜下MPGN-I 有基底膜电子致密物沉积，移植后肾病则没有。膜增生性肾小球肾炎 II 型（MPGN-II）在移植后复发率高达 80%，其中 60% 左右表现为蛋白尿及移植肾功能逐渐恶化，而另40% 左右无明显临床症状，仅在重复肾活检时发现。

总体而言，对于原发肾病复发的治疗缺乏有效的治疗方案，可采用调整免疫抑制剂方案，抗凝治疗，使用 ACEI 或 ARB等，部分病理类型如 FSGS 可采用血浆置换治疗。

2. 继发性肾脏病复发：包括糖尿病肾病患者移植后复发。抗中性粒细胞胞质抗体（ANCA）相关性小血管炎患者术后 4 年内复发率为 25%，其中大部分都为肾外组织发现复发病灶，真正累及肾脏的复发病例少见。系统性红斑狼疮在移植后较少复发（复发率为 2%~10%），加大免疫抑制剂用量可控制复发。过敏性紫癜性肾炎患者肾移植后 5 年内复发率为35%，引起移植肾失功率为 11%。溶血性尿毒症综合征（HUS）术后的复发率各家争议较大，大部分研究认为其复发率为 10%~40%，但也有研究表明其复发率极低（<5%）。AL和 AA 型淀粉样变的患者肾移植术后 1 年内肾组织内的复发率为 8%~26%，其临床表现为蛋白尿及肾病综合征，移植肾功能缓慢丧失。

3. 新发肾病：移植肾新发肾病的产生与移植肾缺血、排异损伤、免疫抑制剂的毒副作用、病毒感染等多种因素有关。肾移植术后的新发肾病需与原有肾病复发及慢性移植肾病相区别。与原有肾病复发相比,新发肾病往往发生较晚,进展较慢。新发肾病在许多情况下难以与慢性移植肾病区别开,FSGS、膜性肾病等移植后新发肾病有时就是慢性移植肾病的表现形式。肾移植后常见的新发肾病有 FSGS、膜性肾病、MPGN-Ⅰ、HUS等。肾移植术后新发新月体性肾炎少见,多发生于 Alport 综合征患者。曾有报道认为 ALG 中存在的抗受者肾小球基底膜抗体可能引发移植肾新月体性肾炎。根据不同病理类型,可以改变免疫抑制剂方案;此外,环磷酰胺、血浆置换、激素及潘生丁等药物和技术手段联合治疗移植后新发肾炎有一定疗效。

（五）移植后肿瘤

移植后并发肿瘤的类别不仅与患者的年龄、性别、术前所患疾病的种类以及病程有关,而且与术后免疫抑制剂的类型、时间、某些病原体(特别是 EB 病毒)、HBV 感染等密切相关。移植后恶性肿瘤的发生率与普通人群相比明显升高。

1. 常见类别

（1）移植术后淋巴组织增生性紊乱疾病(PTLD):PTLD 临床表现复杂多样,可以发生在淋巴结,也可以是淋巴结外,有两种临床类型,一种在移植后早期(<90 天)发生,通常表现为 EB病毒感染的广泛性损害;另一种表现为长期的免疫抑制剂应用,可以在移植后存在数年,通常局限在单个器官。

PTLD 的治疗包括部分或全部撤除免疫抑制剂,但大多数以移植肾失功为代价。其他治疗包括干扰素、外科切除、放化疗,以及有 EB 病毒感染证据的进行抗病毒治疗。

（2）其他肿瘤:泌尿系肿瘤包括肾盂癌、膀胱癌,国外文献报道占移植术后恶性肿瘤的 20%~60%,与国内报道相似。在临床随访中,除移植肾、膀胱外,自体肾也可出现移行细胞癌,临床表现以血尿多见。对于泌尿系肿瘤,在诊断明确后应尽早切除肿瘤,并辅以化疗,同时减少免疫抑制剂的剂量。皮肤、口唇部肿瘤主要为鳞状细胞癌(SCC)、基底细胞癌(BCC)、黑素瘤与混合癌。少年肾移植受者中黑素瘤的发生率显著高于成年组。在发生转移的肿瘤患者中,成年组中绝大多数来自 SCC。而在少年组患者中,各种肿瘤发生转移的机会均较高。

移植术后肉瘤发生时间较早,其中长波西肉瘤在成年和少年移植受体中的发生率均较高。其发病较早,在成年患者中有 59% 的病例主要累及皮肤和(或)口咽部的黏膜,部分累及内脏。移植后长波西肉瘤通过减少甚至停用免疫抑制剂或切换雷帕霉素方案,部分早期患者预后较好,但常造成移植肾失功。

原发性肝癌在成年和少年患者中的发生率也较高,以肝细胞癌为主,约 38% 的病例血清学检查可发现 HBV 感染的证据。

白血病在少年组患者中多见,发病早,约占移植后肿瘤的 3%。主要有急性粒细胞白血病、急性淋巴细胞白血病、T 细胞白血病和慢性粒细胞白血病。

头颈部肿瘤可以生于舌部和口底,可累及腮腺、齿龈和颚部,较少见。脑部肿瘤发病较早。有恶性胶质瘤、胶质瘤和神经外胚层肿瘤。其他肿瘤如卵巢癌、睾丸癌、乳腺癌、食管癌、子宫内膜癌、结肠癌及肺癌等,较少见。

2. 预后:约有 37% 的移植患者死于肿瘤,病死率较高的肿瘤有肝癌、脑部肿瘤、头颈部肿瘤及白血病等。累及内脏的长波西肉瘤病死率也非常高。

(六)血液系统并发症

1. 肾移植后红细胞增多症(post transplantation erythrocytosis, PTE):发生率为 10%~15%。多发生在术后 1~2 年内,男性多于女性,绝大多数发生于移植肾功能良好的患者,肾功能减退后 PTE 可自发消失。临床症状包括面赤、头痛、乏力、嗜睡、高血压等。临床上因 PTE 引起严重血栓性疾病的情况较少见。ACEI 类药物治疗 PTE 有效。此外,由于吸烟、应用利尿剂等也是诱发 PTE 的因素,应劝其戒烟,并尽量减少利尿剂的应用。

2. 肾移植后白细胞与血小板减少症:肾移植后白细胞和血小板减少症多由于服用硫唑嘌呤、MMF 等免疫抑制剂引起骨髓抑制所致。治疗包括减少甚至停用上述药物，并给予维生素 B_4、叶酸等药物治疗。少数患者可出现急性再生障碍性贫血样表现。

（七）消化系统并发症

1. 肝功能的损害：引起肾移植后肝功能损害的常见原因有：①各种病毒（HBV、丙型肝炎病毒、巨细胞病毒、疱疹病毒等）在免疫抑制状态下活化；②免疫抑制剂、抗真菌药物、降脂药物等对肝脏的毒性作用；③其他因素，如劳累、饮酒等。临床表现轻者往往不明显，可有乏力；严重者可出现皮肤、巩膜黄染、腹腔积液、水肿、皮肤瘙痒等表现。定期肝功能和肝炎血清学指标监测对肾移植后患者非常重要。如有血清学证据提示患者肝功能损害时，应积极寻找原因，并采取减少或停用肝损药物，HBV DNA 阳性伴肝损伤者应及时采取抗病毒治疗，以防肝功能迅速恶化。

2. 其他消化系统并发症：包括消化道溃疡及出血。以围术期最多，奥美拉唑（洛赛克）等药物治疗效果良好，必要时可使用生长抑素。急性胰腺炎发生率约为 2.3%，而病死率在60% 以上。移植后胰腺炎治疗原则同一般胰腺炎，但需特别注意保持水电解质平衡。腹泻大多与移植后应用的药物有关，如 MMF、FK506 等，可考虑减少药物剂量，必要时停用或换药治疗。

（八）骨骼系统并发症

常见并发症包括骨软化、骨质疏松和骨坏死。其中骨质疏松较为常见，而股骨头坏死为肾移植术后较为严重的并发症之一，与肾移植术后长期服用激素有关，因此对于高危患者有必要减少激素的用量甚或停用，同时补充钙剂和维生素 D。当髋臼软骨明显破坏和股骨头萎陷时，需行全髋关节成形术。

（九）肾移植术后皮肤疾病

可分为增生性和感染性两类，其中增生性疾病又可分为良性和恶性两类。恶性增生性皮肤病见移植后肿瘤一节，良性增生性疾病包括痤疮、多毛症等。感染性皮肤疾病在这些患者中也相当常见,可表现为疖、痈、脓疱、局部脓肿、丹毒、蜂窝织炎等。与细菌感染一样,皮肤真菌感染较常人更为常见和严重,可由各种类型的真菌引起。病毒感染性皮肤病常见的有单纯疱疹、带状疱疹、疣等。皮肤疾病的治疗可按照皮肤病常规处理,若皮肤病病因与抗排斥药物相关,必要时可减少或停用该药物。

(刘慎微　宁　勇　周巧丹)

第十六篇

肾内科常见操作规范

 ## 第五十七章　肾脏活体组织检查

【肾活检的种类】

（一）经皮肾穿刺活检（肾穿刺）

肾穿刺是目前国内外最普及的肾活检方法，虽然从体表对肾脏进行穿刺取材有一定的盲目性，但其创伤小，病人易接受，操作简单，故已广泛应用。

（二）开放肾活检

进行外科手术，暴露肾下极，然后直视下取肾组织并止血。根据取材方法不同，又分为刀切取材、穿刺针取材及活体钳取材3种。开放性肾活检具有成功率高（可达100%）、获取肾组织充分，并可多部位取材等优点。但其创伤较大，故目前仅用于经皮肾穿刺活检绝对禁忌或穿刺取材失败而又必须肾活检获得病理资料时使用。

（三）经静脉肾活检

在电视荧光屏监视下，将导管自右颈静脉送入右肾静脉，并插入右肾下极，再从导管腔内放入经静脉肾穿刺针，针尖刺入肾组织后，肾穿刺针另一端在体外用注射器抽负压吸取组织。此法最大优点是，若有创伤出血时，血流乃流入血循环。目前，经皮肾穿刺有禁忌证的病例必须进行肾组织检查时，可以考虑用这一方法。

【肾穿刺的适应证与禁忌证】

(一) 适应证

肾活检对肾脏疾病的诊断、治疗及判断预后有重要意义。因此内科各种原发、继发及遗传性肾实质疾病（尤其是弥漫性病变），而且无肾穿刺禁忌证时均可穿刺。

(二) 禁忌证

1. 绝对禁忌证：肾活检的绝对禁忌证是临床上有明显的出血性疾患，且不能纠正者。

2. 相对禁忌证

(1) 精神异常或不能合作者。

(2) 孤立肾或小肾或一侧肾功能已丧失者。

(3) 活动性肾盂肾炎、肾结核、肾盂积水或积脓、肾脓肿或肾周围脓肿。

(4) 肾脏动脉瘤或肾肿瘤。

(5) 多囊肾或肾脏大囊肿。

(6) 妊娠晚期，重度肥胖或严重水肿者。

(7) 尚未控制的心力衰竭、严重高血压。

【肾穿刺方法】

(一) 肾穿刺前准备

术前准备与手术的成功率及合并症的发生率有密切关系。征求患者本人及家属的同意，向患者讲明穿刺操作过程。

1. 穿刺前准备

(1) 嘱其练习憋气及床上排尿。

(2) 查出血、凝血时间、血小板计数及凝血酶原时间，了解有无出血倾向。

(3) 查 Scr 及 BUN 了解肾功能。

(4) 查血型、备血。

(5) 术前 2~3 天服用维生素 K。

(6) 做 B 超了解肾脏大小及位置。

2. 穿刺点定位：定位多选择右肾下极，可避开肾脏大血管，避免穿入肾盏、肾盂，且右肾位置较低易于进针。临床常用的定位方法有3种：

（1）B型超声定位：是目前应用最广的定位方法。本院行肾穿刺亦是在B超引导下进行。先在背部确定好穿刺点，然后行肾穿刺。

（2）静脉肾盂造影电视荧屏定位：此法成功率在95%以上，并发症少。但此法不能测量皮肤至肾脏距离，病人和操作者要接受一定量辐射，肾功能不良时显影不佳，目前应用已较少。

（3）解剖定位：依靠身体体表解剖标志定位，此法定位不精确常失败，合并症亦较多见，目前已少用。

3. 穿刺针：肾穿刺针种类多，可归纳为5类：负压吸引针、切割针、负压吸引-切割针、穿刺枪及细针。

（二）穿刺后处理

拔针后压迫穿刺部位约5min，敷盖纱布，捆绑腹带，卧床24小时，注意血压、脉搏及尿的颜色，多饮水以免血块阻塞尿路。并给止血药及抗生素3天，预防感染及出血。

【病理标本的处理】

所取肾组织应送光学显微镜、电子显微镜及免疫荧光显微镜检查。

（一）光镜检查

标本用10%甲醛溶液固定，做成石蜡切片，然后常规使用苏木素伊红（HE）染色、过碘酸雪夫反应（PAS）染色、六胺银（PASM）染色和马松（Masson）三色染色。

1. HE染色：细胞核呈紫蓝色，细胞质呈粉红色，基底膜、胶原纤维及肌纤维呈粉红色，因此HE染色为观察肾组织内细胞成分和形态特点的基本染色法。

2. PAS染色：细胞核呈蓝色，基底膜呈红色，肾小球系膜基质呈红色，胶原纤维、肌纤维及细胞质呈红色，可以充分显示组织内的糖蛋白成分。因此用于观察肾小球毛细血管基底膜及系膜基质。

3. PASM染色：基底膜呈黑色，网状纤维呈黑色，细胞核呈蓝色，背景呈粉红色，PASM染色能清楚地显示网状纤维及前胶原物质,用于观察肾脏基底膜成分和系膜基质,但其较 PAS 能更精细地反映肾内结构。

4. Masson 染色:细胞核呈红色,基底膜、胶原纤维呈蓝绿色,免疫复合物呈红色。最常用于观察免疫复合物。

(二)电镜检查

标本常先用 3% 戊二醛固定液并置入 4℃ 冰箱中初固定 4 小时,然后用 0.1mmol/L 磷酸缓冲液洗除戊二醛,再放到 6.8% 的蔗糖液中 4℃ 保存。

(三)免疫荧光检查

为未经任何处理的新鲜组织,可将标本放进小瓶内生理盐水纱布上,小瓶加盖后置 4℃ 保存。

(四)免疫组织化学检查

用石蜡切片及冷冻切片行免疫组织化学检查,在普通光镜下进行观察,石蜡切片可长期保存并用于回顾性分析。

【肾穿刺后的并发症】

一般来说,肾穿刺活检为比较安全的手术,但其为一种创伤性检查,因此可以发生创伤、出血等多种并发症。

(一)血尿

在肾活检后几乎所有病人都有镜下血尿,偶可有肉眼血尿,多为一过性的,不需特殊处理,延长卧床时间即可。个别病例血尿极严重血压下降者,应紧急输血、补液,如血压仍不能稳定,应考虑外科手术止血,也可选择肾动脉造影,找到出血部位行动脉栓塞治疗。

(二)肾周血肿

肾穿刺者几乎均有肾周血肿,但大多数为小血肿,无临床症状,1~2 周内可自行吸收,血肿较大者(发生率为 1.3%~7.8%)临床上可表现为恶心、呕吐,体检腰、腹部压痛,并偶可触及肿块,大部分病例经输血等保守治疗后自愈。出血不止且血压下降者需行手术结扎或血管造影。

(三)感染

肾穿刺后感染发生率在 0.2% 以下,多为原有肾感染在穿刺后扩散及无菌操作不严所致,严重感染可造成肾脓肿及败血症等严重后果。因此肾穿刺前最好行中段尿培养并严格按照无菌操作的原则,一旦发现感染,及时选用抗菌药物治疗。

（四）动静脉瘘

其发生率为 10%～19%（肾动脉造影可确诊）,通常无症状,偶然可以发生持续性血尿、顽固性高血压等,95% 以上的患者可自愈,但少数出血不能控制者,需做瘘闭塞手术。

（五）其他

包括肾盏瘘,误穿其他脏器,如肝、小肠、胰或脾,甚至引起死亡（发生率为 0.1%）,因此行肾活检者应谨慎操作。

（宁　勇　周巧丹）

第五十八章　深静脉置管术

主要分为深静脉临时导管置管术和深静脉长期导管置管术两部分。临时性深静脉血管通路是将深静脉导管穿刺置入身体的大静脉使其能达到足够的血流量，以满足血液净化治疗的需要。本法操作简便、易于掌握，穿刺后即可使用，留置导管可保留数小时或数周，保护好者可达数月。可用于插管的静脉按使用排序分别为颈内静脉、股静脉和锁骨下静脉。

【导管特点】

有单腔和双腔导管两种。双腔导管具有两个腔，尖端分别有两开口，两者之间有一定距离。目前多用双腔导管，在血液透析治疗中可实行夹具式单针或双腔短路透析；也可穿刺另一体表静脉作静脉回路，进行常规透析。

【插管方法】

有静脉切开法和经皮钢丝引导的插管法即 Seldinger 技术，目前多用后一种方法。

【适应证】

1. 无内瘘：初次透析的患者尚未建立长期血管通路，维持性透析患者内瘘失功。

2. 导管感染：如果决定拔出原来留置感染的深静脉导管，那么就需要临时留置新的导管作为血管通路。

3. 急性肾衰竭、中毒抢救和需血浆置换以及其他血液净化治疗者。

4. 腹膜透析患者由于腹部外科情况或腹膜透析效果差必须停止腹膜透析时。

一、颈内静脉插管

【局部解剖】

颈内静脉位于颈动脉鞘内。颈动脉鞘上起自颅底,下续纵隔。鞘内有颈内静脉和迷走神经贯穿全长。在鞘的下部,颈总动脉居后内侧,颈内静脉位于前外方,迷走神经行于二者之间的后外方;在鞘的上部,颈动脉居于前内侧,颈内静脉经其后外方,迷走神经行于二者之间的后内方。

【术前准备】

(一)器械准备

1. 深静脉单腔或双腔导管。

2. 穿刺针及扩张器与导管配套。

3. 与穿刺针及导管配套不锈钢导丝,长度必须超过导管长度。导丝一端柔韧易弯,不易刺破血管,应从此端插入穿刺针芯内。

4. 手术刀片。

5. 其他

(1)无菌孔巾、敷料,无菌手套、剪刀、持针器、缝针、缝合用丝线。

(2)消毒用碘酒、酒精。

(3)2% 利多卡因 2ml 用于麻醉。

(4)5ml 或 10ml 注射器 2 支。

另备 500ml 生理盐水中加入 10mg 肝素,用于冲洗穿刺用物及充满导管。

【操作要点】

(一)体位

患者取仰卧肩垫枕,头后垂位,头向穿刺对侧转动 45°,以保持静脉扩张。

(二)消毒

常规消毒,铺无菌孔巾。

（三）麻醉

2% 利多卡因局部麻醉。

（四）穿刺

1. 一般选用右侧颈内静脉进行穿刺。选择右侧胸锁乳突肌内缘与喉结水平线交点、颈内动脉外侧 0.5cm 穿刺点。

2. 用连接装有肝素盐水注射器的 18 号穿刺针，沿穿刺点刺入，针与皮肤呈 45°，针尖对向乳头方向，向外、下、后推进，带负压边进针边抽吸。

3. 一旦进入颈内静脉，即有暗红色血液流出，轻轻推回血液，如无阻力，表示血流通畅，将针头继续向前推进少许。

4. 嘱病人屏住呼吸，迅速除去注射器，插入导丝 20 ~ 25cm，退出穿刺针。

5. 先顺导丝用扩张器扩张，然后插入导管，拔出导丝，注入肝素盐水，夹紧导管夹，肝素帽封闭。

6. 缝合固定，无菌敷料覆盖。

（五）评价

插管较安全，很少有严重并发症，病人不需卧床，可长期应用。

（六）并发症及处理

1. 穿刺部位出血、血肿。

2. 感染。

3. 血栓形成。

4. 损伤胸膜引起血气胸：很少。

二、股静脉插管

【局部解剖】

股静脉位于股三角。股三角位于腹前区上 1/3 段，呈一底边向上尖朝下的三角形，下续收肌管，上界为腹股沟韧带；外侧界为缝匠肌的内侧缘；内侧界为长收肌的外侧缘；前壁为阔筋膜；后壁凹陷，外侧为髂腰肌；内侧为耻骨肌及其筋膜。

股静脉由腘静脉向上延续而成,起自肌腱裂孔,全程与股动脉伴行,在股三角尖处位于股动脉后方,至股三角底部则转至股动脉内侧,穿血管腔隙移行为髂外静脉。

【术前准备】

双侧腹股沟处备皮,余同颈内静脉插管。

【操作要点】

(一)体位

仰卧位,大腿轻外展、外旋,膝关节稍外展屈曲。

(二)消毒、麻醉

同颈内静脉插管。

(三)穿刺

1. 选择腹股沟韧带下 2cm,股动脉内侧 0.5cm 处为穿刺点,用 18 号针穿刺,针与皮肤呈 45°角。

2. 插入静脉即有暗红色血液涌出,迅速插入导丝 10 ~ 15cm,如有阻力,需拔出导丝,调整穿刺针角度或重新穿刺,直至导丝顺利插入。

3. 将穿刺针拔出,局部用扩张器扩张后,沿导丝插入导管。

4. 随即拔出导丝,注入肝素盐水,夹紧导管夹,末端用肝素帽封闭。

5. 缝合固定,无菌敷料覆盖。

(四)评价

1. 优点:操作简单安全,成功率高,并发症少。

2. 缺点:患者行动受限制,局部易感染,可使用时间短。

(五)并发症

1. 出血和局部血肿:穿刺部位及腹膜后血肿。

2. 感染:①局部感染和全身感染;②预防,严格无菌操作,定期更换无菌敷料;③处理,导管出口处有脓性分泌物,体温>38℃,除外其他致热原因,血培养阳性,应立即拔除导管,同时全身应用抗生素。

3. 血栓形成:可用尿激酶溶栓和全身应用抗凝药物。

4. 股动静脉瘘:较少见。

【注意事项】

1. 严格无菌操作。

2. 穿刺后用注射器抽吸,持续回血,方表示针在血管内。

3. 导丝长度应大于导管长度。

4. 导丝未证实留在血管内时,不得勉强插入导管。

5. 拉出导丝时,动作要轻柔。

6. 导管进入血管前尽可能不注入肝素。

7. 导管上端的硅胶段不许残留空气。

三、锁骨下静脉插管

【局部解剖】

锁骨下静脉位于颈部与胸部之间的接壤区域,由进出胸廓上口的诸结构占据。前界为胸骨柄,后界为第1胸椎体,两侧为第1肋,其中心标志是前斜角肌。锁骨下静脉自第1肋上外缘续于腋静脉,经锁骨与前斜角肌之间向内侧与颈内静脉汇合成头臂静脉。锁骨下静脉与第1肋、锁骨下肌、前斜角肌的筋膜相愈着,故伤后易致气栓。

【术前准备】

同颈内静脉插管。

【操作要点】

(一)体位、消毒及麻醉同颈内静脉插管。

(二)穿刺

1. 穿刺点选在锁骨下方,锁骨中点偏内侧 1～2cm 处(相当于锁骨内、中1/3 交点的稍外侧)。

2. 用22 号针头连接装有肝素盐水的注射器,针尖指向胸锁关节,与胸骨纵轴成45°,与胸壁成15°,边进针边抽吸。

3. 当针内能吸出暗红色血液,表明已进入锁骨下静脉,如果不能插入则更换更长的18 号针。

4. 针头进入静脉后即插入导丝 10～15cm,然后拔除穿刺针。

5. 用手术刀在导丝进入皮肤处做一小切口,沿导引钢丝用扩张器扩张皮下隧道,然后顺导丝置入透析用导管。

6. 随即拔出导丝,注入肝素盐水 2ml 抗凝,夹紧导管夹,末端用肝素帽封闭。导管出皮处用针缝合固定。

7. 经 X 线检查证实位置正确,无气胸、血胸后即可以应用。

8. 评价

(1) 优点:患者活动不受限制,局部清洁不易受污染,血流量充分,可重复使用。

(2) 缺点:锁骨下静脉插管穿刺较困难,压迫止血较困难,容易形成深静脉血栓及狭窄,应尽量避免使用。

(三) 并发症及处理

1. 早期并发症

(1) 因操作引起:出血、血肿、气胸、血胸、纵隔气肿、上腔静脉穿孔、右心房穿孔、心包积血、肺内出血、肺内异物性栓塞(导管尖端脱落)、正中神经损伤等。

(2) 预防:术者必须熟悉患者局部解剖并经过专门训练,导管的长度应适应患者的情况,导管尖不应超过胸锁关节下 3cm。误穿动脉时,应立即拔出穿刺针,局部压迫 10～15min,推迟透析。如需紧急透析,可使用其他血液通路,用无肝素透析。对有肺部疾病并呼吸困难者,最好不做锁骨下静脉插管。

2. 后期并发症

(1) 感染及防治:同股静脉插管。

(2) 导管内凝血及处理:表现为血流量差或无流量,①可向导管内注入 5 万～10 万 U 尿激酶溶栓;②如无局部感染征象,可在同处通过导丝更换另一新的导管,导管出皮处用针缝合固定。无菌纱布覆盖。

(3) 锁骨下静脉血栓形成和狭窄:发生率为 20%～40%,表现为上臂肿胀,肩部周围见侧支静脉显露。处理:①抬高患肢;②应用抗凝药物可改善大多数患者的水肿,但溶栓药物效果不佳;③必要时可拔除导管,但需注意有致栓塞的危险。

【深静脉插管的护理与应用】

1. 导管出口处必须用消毒纱布包扎,并定期消毒更换敷料。一般每次透析后都应更换敷料。

2. 每次透析后或透析间期2~4天都要向导管内注入肝素盐水防止导管内凝血。

3. 每次透析开始前,应先抽出导管内的肝素盐水和可能形成的血栓,然后开始透析。

(宁　勇　周巧丹)

第十七篇

慢性肾衰竭的用药原则和给药方法

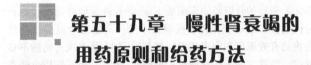

第五十九章 慢性肾衰竭的用药原则和给药方法

大多数药物完全或部分经肾脏代谢、清除,故肾小球滤过率(GFR)的下降往往引起药代动力学和药效动力学的变化,并可能由此引起药物的不良反应和疗效发生变化。GFR 重度下降的肾衰病人在透析治疗期间,药物的清除还会受到透析或其他血液净化治疗的影响。因此,临床医师需熟悉肾衰病人的药代动力学和药效动力学变化的特点,掌握肾衰病人的用药原则与方法,以保证慢性肾衰竭(CRF)病人的药物疗效及防止药物不良反应。本文所提出的 CRF 病人用药剂量及用药时间间隔的调整方法,临床医师可将此作为参考,并注意个体化用药。

(一) CRF 时药代动力学和药效动力学的变化

1. 药物吸收的变化:在 GFR 显著下降后,尤其是终末期肾病时,由于胃肠道水肿、恶心、呕吐、自主神经病变以及应用磷结合剂等因素,均可使药物的吸收下降。

2. 药物分布的变化:所谓表观分布容积(Vd),是指药物溶解其中的体液容积,药物的血浆浓度也就是代表分布容积体液内的浓度。由于患者水肿、血容量变化等情况,药物的分布容积也会发生变化。尿毒症病人营养不良时常有血清蛋白水平降低,某些尿毒症毒素可降低白蛋白与多种药物的亲和力,因而 CRF 患者体内药物与蛋白结合减少。一般来说,由于 CRF 时常存在低蛋白血症、酸中毒及尿毒症毒素蓄积等情况,因此在药物总浓度不变的情况下,常可有药物的血浆游离浓度升高。

3. 药物代谢与清除的变化:药物的血浆清除率常用下述公式表示 $Cp=Cr+Cnr$($Cp=$血浆清除率,$Cr=$肾清除率,$Cnr=$非肾清除率)。肾对药物的清除取决于 GFR 和肾小管的转运,多数药物是部分以原型、部分以代谢物形式经肾小球滤过,其滤过率取决于肾小球滤过率和药物与血浆蛋白的结合程度。肾衰病人药物的肾脏清除率明显下降,如肾外其他清除途径能充分代偿,则 Cp 可变化较小或保持不变。药物排泄减少可能使药物的有效浓度和中毒浓度间的差距缩小,易出现药物的不良反应。而肾衰病人往往应用多种药物,药物的相互作用也经常发生。

4. 药效动力学的变化:肾衰时靶器官的敏感性增高:某些药物如麻醉药、镇静剂等透过血脑屏障增加中枢神经系统中毒的机会增多。胃肠黏膜对阿司匹林等药物的敏感性增加。由于 K^+ 和 Ca^{2+} 等电解质变化,心肌细胞对洋地黄类药物的敏感性增高。

(二)血液净化治疗对药物清除的影响

血液净化治疗包括血液透析、血液滤过、血液灌流、腹膜透析等多种方式,这些治疗方式主要通过半透膜两侧的浓度差、压力差及膜的吸附能力等来清除肾衰患者体内的毒素与水分,也是药物清除的重要途径之一。药物的分子大小、蛋白结合率、分布容积、水溶性或脂溶性的不同、透析膜的性质/面积、药物-透析膜的电荷作用与结合程度等,都会影响血液净化治疗对药物的清除。

分子质量 1000Da 的药物,其中多数较易通过透析清除,且加强超滤可提高这些药物的清除率;但蛋白结合率高的药物通过透析清除的量较少。透析对分布容积大的药物清除相对较慢、较少,故这些药物的清除半衰期延长。分布容积(Vd)1L/kg

的药物透析清除率相对较大;Vd 12L/kg 的药物透析清除率居中,而 Vd 2L/kg 的药物通过透析清除的量则较少。

对大多数口服或静脉所用药物来说,腹膜透析的清除率往往低于血液透析,这是因为持续性腹膜透析期间腹膜透析液的流速较低的缘故。影响血液透析清除的药物特性同样也影响腹膜清除;腹腔给药吸收入血循环很显著,因为腹腔 Vd 较小,故结合药物的蛋白也较少。

血液滤过、连续动静脉血液滤过、血液灌流等治疗方式对药物清除的影响较为复杂,专科医师可参阅有关专著。

（三）肾衰病人的用药原则及剂量调整的方法

1. 用药原则:①了解常用药物的药代动力学和药效动力学特点,必要时仔细阅读药品说明书或有关临床药理专著;②仔细了解患者的肾功能情况及其他病理生理状况(如肝功能、血清蛋白水平、酸碱平衡及电解质代谢状况等);③熟悉肾衰竭及其他病理生理状况时用药方法,首先选用肾毒性作用相对较小的药物;④如确需应用某些有肾毒性的药物,则应根据相应方法减少药物剂量或延长用药间隔;⑤对某些治疗窗(指低于中毒浓度的有效浓度范围)相对较窄的药物,如有条件,可测定药物血清或血浆浓度(如地高辛、氨茶碱、氨基糖苷类抗生素等);⑥应按肾功能减退的程度调整某些药物特别是以原型经肾排泄的药物的剂量,个体化用药。注意药物的相互作用。⑦认真进行临床观察,及时发现某些不良反应并进行恰当处理。

2. 确定给药的负荷量和维持量

（1）确定药物的负荷量:同肾功能正常者。

（2）确定药物维持量的方法:有些药物可以与正常人剂量相似,但主要经肾脏排泄的药物维持给药量常需予以调整。一是调整给药剂量,二是调整给药间期,或二者都进行调整。

1）减少每日或每次给药剂量而给药间期不变:①肾功能轻度、中度和重度损害时各给正常量的 1/2 ~ 2/3、1/5 ~ 1/2、1/10 ~ 1/5。②如某些药物基本上全部经肾排泄,则可以每日或每次量除以病人的血肌酐值(mg/dl),即为病人每日或每次应用的剂量。

2）延长给药间歇而每次给药量不变：①据肾功能减退程度延长给药间期；②如某些药物基本上全部经肾排泄，则以正常人给药间期乘以病人血肌酐值（mg/dl）为病人给药间隔时间。

3）根据公式计算出应用调整的给药剂量或时间间隔

$I_{RF}=I_{NL}\times[1-F_k(1-K_f)]^{-1}$，即：$I_{NL}/I_{RF}=1-F_k(1-K_f)$

或：$D_{RF}=D_{NL}\times[1-F_k(1-K_f)]$，即：$D_{NF}/(D_{RF})=1-F_k(1-K_f)$

（注：I_{NL}＝正常人药物时间间隔；D_{NL}＝正常人药物剂量；I_{RF}＝肾衰竭病人药物时间间隔；D_{RF}＝肾衰竭病人药物剂量；F_K＝原型药物经肾脏排泄的百分比；K_f＝肾衰竭病人肾功能为正常肾功能的百分比；$K_f=CL_{RF}/CL_{NL}$＝肾衰病人肌酐清除率/正常人肌酐清除率＝$CL_{RF}/100$）。

3. 透析清除后的剂量补充：对血液透析或腹膜透析清除显著的药物，则需在透析后需补充剂量。可根据透析清除的多少确定每天或每次透析后应补充的剂量。药物补充剂量＝（药物理想血浆水平－目前血浆水平）×Vd×kg（体重）。

（四）常用药物的剂量调整和注意事项

1. 抗生素类：各种抗生素在肾衰时的应用可分为3类：①基本上不调整剂量者：有强力霉素、利福平、红霉素、青霉素G、氧哌嗪青霉素、异烟肼、双氯苯咪唑等。强力霉素在肾功能重度减退时大部分由肠道排出，利福平、异烟肼在肾功能减退时不在体内蓄积，红霉素及其他大环内酯类抗生素在肾功能减退时，血浆半衰期稍延长，但无需减量。②不用或尽量避免使用者：包括四环素类、磺胺类、呋喃类、头孢唑啉等。③需调整剂量或延长给药间歇者：有林可霉素、两性霉素B、灭滴灵、氨基糖苷类、多黏菌素类、乙胺丁醇、氧氟沙星、万古霉素及部分头孢菌素类（头孢他啶、头孢噻肟、头孢吡肟、头孢克肟、头孢克洛、头孢氨苄、头孢拉啶）等。新型内酰胺类抗生素如亚胺培南、碳青霉烯等在严重肾衰时也需减量（25%～50%），氨曲南严重肾衰时需减量1/2～3/4（或用药间隔延长2～4倍）。氯霉素的血浆半衰期在肾功能严重减退时仅稍有延长，但其代谢产物葡萄糖醛酸衍生物可能在体内蓄积，故应酌情减量。林可霉素、青霉素等的半衰期在肾功能减退时有一定延长,但因毒性较低,故仅需略减少剂量。某些抗病毒药肾衰时也需减量,如阿昔洛韦(无环鸟苷)严重肾衰时需减量1/2,更昔洛韦在中度肾衰时需减量1/2~3/4(用药间隔延长2~4倍),严重肾衰时需减量3/4~7/8(用药间隔延长4~8倍)。

肾衰和蛋白结合减少可使β-内酰胺类抗生素的神经毒性增加,重者可发生意识障碍、昏迷、抽搐等脑病表现。许多抗生素有后作用,如氨基糖苷类、亚胺培南类等,故在给药间期可不必将血药浓度维持在最小抑菌浓度之上。肾衰时,应用氨基糖苷类、万古霉素和红霉素等多种抗生素时,可出现耳毒性和前庭毒性。药物及其代谢产物的蓄积,加之尿毒症病人潜在的尿毒症神经病变可影响第Ⅷ对颅神经。由于腹腔 Vd 小,结合蛋白少,大多数腹腔给药的抗生素可全身吸收,腹膜炎时吸收增加。

2. 心血管病药物:肾衰病人高血压的治疗原则与非尿毒症患者大致相同,但药物的选择可能有所不同。如水负荷多的病人选用利尿剂控制血压时,常选用袢利尿剂,因为 GFR < 30ml/min 时,噻嗪类利尿剂通常无作用;应避免使用保钾利尿剂,以防出现高钾血症。受体阻滞剂对有心绞痛或近期心肌梗死的病人较好。ACEI 或 ARB 可能引起少数患者发生高钾血症,应用中应密切观察。除贝那普利(benapril)和福辛普利(fosinopril)是经肝、肾双通道排泄外,多数 ACEI 类药物均主要经肾排泄,故 ACEI 的治疗通常从低剂量开始,肾衰竭时应适当减量。

地高辛应用:该药经肾脏排泄约占70%,如果该患者 CL_{RF} 为 20ml/min,则此患者给药剂量为:

$$D_{RF} = D_{NL} \times [1 - F_k(1 - K_f)] = 0.25mg[1 - 0.7(1 - 20/100)] = 0.25mg \times [1 - 0.7 \times 0.8] = 0.25mg \times 0.44 = 0.11mg.$$

即每天给予的剂量为 0.1mg,或每周剂量为 0.11mg×7 = 0.77mg,可按每周给药 3 次,0.25mg/次。

3. 神经精神药物:大部分麻醉药、镇静药、神经精神用药是经肝脏代谢的,但肾衰时药物的治疗和毒性作用的敏感性增加,这可能是由于药代动力学的变化及尿毒症毒素的作用等多种因素的影响。因此,虽然肾衰时这些药物多数不需调整剂量,但最好减量使用,并根据临床反应调整剂量。应用盐酸哌替定时应特别小心,因长期应用此药可引起去甲盐酸哌替啶(该产物可兴奋中枢神经系统,诱发癫痫)蓄积。中重度肾衰时哌替啶、吗啡应减量 1/2。中重度肾衰时拟胆碱药新斯的明应减量 1/2 ~ 3/4。

肌肉松弛剂氯琥珀胆碱(Succinylchloline)的作用是使细胞膜极化,将 K^+ 排出到细胞外,可使正常人血 K^+ 轻度升高,但可使肾衰病人血 K^+ 升高到致命的水平,故肾衰时不宜应用。

4. 降糖药与调脂药:糖尿病伴肾功能不全病人在应用胰岛素和某些口服降糖药时应慎重,因为这些药物或其代谢产物在肾衰时可蓄积,引起低血糖或乳酸性酸中毒等严重并发症。中重度肾衰患者胰岛素用量一般应减少 1/3,并注意根据血糖水平调整用量。阿卡波糖(Acarbose)是一种 α-葡糖酐酶(α-glucosidase)抑制剂,在肾衰竭的病人应用比较安全。磺脲类药物在肝代谢为活性或非活性代谢产物,药物原型及其代谢产物经主要经肾排泄,肾衰时磺脲类药物如妥拉磺脲(tolazamide)、醋磺乙脲(acetohexamide)、格列本脲(glibenclamide)(优降糖)的原型或代谢产物易蓄积导致严重低血糖,二甲双胍(Metformin)主要在肾清除,代谢甚少,在肾衰时可蓄积引起乳酸性酸中毒,在中重度肾衰时不宜应用。甲苯磺丁脲、格列吡嗪、格列齐特和格列喹酮一般较少引起低血糖,因其代谢产物是非活性代谢产物或降糖作用较弱。

肾衰患者常应用降脂药,但一般应避免应用胆酸分离剂,因为此药可能加重酸中毒。他汀类降脂药(如洛伐他汀)、克劳贝特等可能使少数病人横纹肌溶解增加,应注意观察。

5. 抗风湿病药和抗痛风药:由于 NSAID 可拮抗肾组织前列腺素,可能对老年人或血容量减少者的肾组织血供产生不利影响,故一般不宜大剂量或长期应用。如临床确有必要应用 NSAID,轻中度肾衰时一般不必减量,但重度肾衰时 NSAID 应从低剂量开始。重度肾衰时青霉胺、金制剂等抗风湿病药需避免应用。

肾衰患者高尿酸血症发生率升高，应根据肾功能水平调整抗痛风药的剂量。重度肾衰时秋水仙碱宜减量 1/2，别嘌呤醇减量 1/2～3/4。肾衰时应用秋水仙碱可引起肌痛和多发性神经病变，应密切观察。

6. 免疫抑制剂与抗肿瘤药物：糖皮质激素一般不需减量。免疫抑制剂环孢素 A、FK506 一般不需减量，但它们本身有一定肾毒性，故血肌酐大于 265μmol/L 时需慎用。中重度肾衰时环磷酰胺、硫唑嘌呤、霉酚酸酯等需适当减量。

中重度肾衰时丝裂霉素 C、卡铂、顺铂、奥沙利铂、马法兰、苯丁酸氮芥(瘤可宁)、依托泊苷等抗肿瘤药需适当减量。甲氨蝶呤(MTX)在中度肾衰时应减量 1/2，重度肾衰时不宜应用。

7. 消化系统药物：肾衰患者常伴发消化性溃疡等胃肠道疾病，某些胃肠道用药常引起不良反应。长期应用含铝制剂可引起铝吸收和蓄积。H_2 受体拮抗剂主要经肾排泄，肾衰时需减量，西咪替丁(甲氰咪胍)、雷尼替丁均需减量 1/2～3/4，法莫替丁需减量 1/2～9/10。质子泵抑制剂奥美拉唑、兰索拉唑一般不需减量。

大部分胃动力药(如多潘立酮)和止吐药肾衰时无需调整剂量；但重度肾衰时西沙必利应减量 1/2。肾衰时应用甲氧氯普胺(胃复安)易引起锥体外系症状，应减量 1/2-2/3。

8. 其他药物：中重度肾衰时碳酸锂需减量 1/2～3/4。轻、中、重度肾衰时止血环酸分别需减量 1/2、3/4、9/10(或用药间隔延长 2、4、10 倍)。金刚烷胺需减量 1/2～3/4 轻、中、重度肾衰时止血环酸分别需减量 1/2、3/4、6/7(或用药间隔延长 2,4,7 倍)。

总之，肾衰病人用药时，应注意根据肾功能损害的程度、药物的药代动力学和药效动力学特点制订治疗方案；提倡个体化用药。在应用毒性较大的药物，且该种药物的治疗浓度与中毒浓度相差较小时，最好能监测药物的血浓度。对透析病人，则制订治疗方案时应同时考虑透析对药物的清除能力。

(宁　勇　周巧丹)

附录

附录1 糖皮质激素治疗肾脏疾病的专家共识(2008 年)

免疫异常是众多肾脏疾病的重要发病机制,免疫调节或免疫抑制是治疗这些肾脏疾病的重要方法。自 1935 年第一个糖皮质激素可的松发现以来,糖皮质激素的种类不断增多,由于它们确切而强大的抗炎和免疫抑制作用,在肾脏病临床治疗中应用十分广泛。糖皮质激素的应用有严格适应证,使用不当会造成严重的副作用,因此有必要规范糖皮质激素的使用。

一、糖皮质激素的定义

糖皮质激素(glucocorticoid,GC)是由肾上腺皮质束状带合成和分泌的一类激素的总称,其特征是具有 21 个碳原子的典型的固醇结构,其代表是皮质醇。正常人体每天皮质醇的分泌量约 20mg,由下丘脑-垂体轴(HPA)通过促肾上腺皮质激素(ACTH)控制,具有 24 小时的生物节律,凌晨血浆内浓度最低,随后血浓度升高,上午 8 点左右血浓度最高。

二、糖皮质激素的作用机制

糖皮质激素的作用机制主要包括 4 个方面,不同剂量和用法时,作用机制和途径不完全相同。小剂量时,糖皮质激素主要通过与其受体结合而调节相关基因的转录和蛋白表达,起效较慢。大剂量使用时,则可通过与糖皮质激素受体结合后的非基因效应、与膜受体结合后的生化效应和与低亲和力受体结合而发挥作用,起效快。

三、糖皮质激素的作用

糖皮质激素作用广泛而复杂,且随剂量不同而异。生理情况下所分泌的糖皮质激素主要影响物质代谢过程,超生理剂量的糖皮质激素尚有抗炎、免疫抑制等药理作用。

四、糖皮质激素的种类和临床选择

糖皮质激素的种类繁多,可根据半衰期的不同分成短效、中效和长效 3 种。

短效:生物半衰期 6~12 小时,如可的松、氢化可的松。

中效:生物半衰期 12~36 小时,如泼尼松、泼尼松龙、甲泼尼龙。

长效:生物半衰期 48~72 小时,如地塞米松、倍他米松。

糖皮质激素分子结构的微小改变会对其作用产生很大影响。糖皮质激素的基本结构是由 21 个碳原子组成的固醇结构,泼尼松、泼尼松龙、地塞米松、甲泼尼龙的 C1＝C2 为双键结构,使糖皮质激素作用增强而盐皮质激素作用下降,抗炎作用增加。氢化可的松则无 C1＝C2 结构。C6 位甲基化(如甲泼尼龙)可使亲脂性增加,组织渗透性提高,从而使药物能够快速到达作用靶位,起效迅速、抗炎活性增加。另外,C11 位羟基化(泼尼松龙、甲泼尼龙和氢化可的松等)则为活性形式,无需肝脏转化,肝脏疾病时使用一方面不会增加肝脏负担,另一方面也不会因肝脏转化减少而影响药物的作用;泼尼松则 C11 位尚未羟基化,必须通过肝脏转化,在肝功能损害时应避免使用。地塞米松 C9 位氟化,虽然抗炎活性增强,但对 HPA 轴抑制增加,肌肉毒性增加,而泼尼松、泼尼松龙、甲泼尼龙则无氟化。

目前,在肾脏病临床治疗上最为常用的是中效糖皮质激素制剂,即泼尼松、泼尼松龙、甲泼尼龙。其中甲泼尼龙具有以下药理学特性和优点,是较为理想的糖皮质激素制剂之一。①C6位甲基化使其亲脂性增强,能快速到达作用部位;②为一种活性药物,不需经肝脏转化;③与血浆蛋白的结合较少,血浆游离成分较多,而只有游离的糖皮质激素才有药理学活性,因此甲泼尼龙有效药物浓度较高,有利于发挥治疗作用;④与受体的亲和力最高,而通常情况下糖皮质激素的抗炎和免疫调节等作用主要是通过糖皮质激素受体介导的;⑤与蛋白的结合为一种恒定的线性关系,其游离部分始终与剂量成正比,对一个确定的剂量,有效浓度是已知的,因此可以通过这一线性关系来预测激素剂量的改变而带来的血浆游离糖皮质激素的变化,并进一步预估对患者病情所带来的影响;而泼尼松龙与蛋白的结合为非线性关系,随着药物剂量降低,与蛋白的结合逐渐增多,而游离活性药物逐渐减少;⑥甲泼尼龙的血浆清除率稳定,不会随时间的延长而增加,而泼尼松龙的血浆清除率随着用药时间的延长而明显增加,因此长期用药时泼尼松有效血药浓度下降;⑦盐皮质激素样作用弱,水钠潴留副作用较小。糖皮质激素分子结构和药理学特性的不同可能带来临床疗效及安全性的差异。有报道在肾移植术后患者应用甲泼尼龙组长期肾存活率显著高于泼尼松龙组。不同种类激素的作用特点比较见附表1。

五、糖皮质激素应用的注意事项

有以下情况时一般不使用糖皮质激素:活动性消化性溃疡、肝硬化和门脉高压引起的消化道大出血、新近接受胃肠吻合术。

有以下情况时使用糖皮质激素应严格掌握指征,用药过程中密切随访,及时防治副作用:严重感染(病毒、细菌、真菌和活动性结核等)、严重的骨质疏松、严重糖尿病、严重高血压、精神病、青光眼、病毒性肝炎。

附表 1 不同种类激素的作用特点比较

	对 HPA 轴抑制时间 (d)	抗炎强度	等效剂量 (mg)	糖皮质激素作用	盐皮质激素作用	血浆半衰期 (min)	与胎儿肺带受体亲和力 (2℃时)	对 HPA 轴抑制作用
氢化可的松	1.25~1.50	1	20	1	1	90	100	1
泼尼松	1.25~1.50	4	5	4	0.8	60	5	4
泼尼松龙	1.25~1.50	4	5	4	0.8	200	220	4
甲泼尼龙	1.25~1.50	5	4	5	0.5	180	1190	5
氟羟泼尼松龙	2.25	5	4	5	0		190	5
倍他米松	3.25	25	0.75	20~30	0	100~300	710	50
地塞米松	2.75	25	0.75	20~30	0	100~300	540	50

六、糖皮质激素的应用方法

1. 口服用药:成人口服剂量一般不超过 1mg/(kg·d)泼尼松(龙)(最大剂量不超过 80mg/d)或甲泼尼龙 0.8mg/(kg·d)。建议清晨一次顿服,以最大限度地减少对 HPA 的抑制作用。逐步减量,减量时也可采取隔日清晨顿服。

2. 静脉用药:严重水肿时,因胃肠道水肿影响糖皮质激素的吸收,可采用静脉用药。病情严重时也可应用甲泼尼龙静脉冲击治疗,剂量 250~1000mg/d×3 天,必要时重复 1~2 个疗程。糖皮质激素冲击治疗应严格掌握指征和剂量,严密观察并及时防治副作用,一般情况下建议剂量为 250~500mg/d。

七、激素治疗反应的判断

在肾病综合征时,根据应用激素后患者蛋白尿量的变化判断治疗反应。

1. 激素敏感:足量泼尼松(龙)1mg/(kg·d)或甲泼尼龙 0.8mg/(kg·d)治疗 8 周内,连续 3 天尿蛋白<0.3g/24h。局灶性节段性肾小球硬化患者对糖皮质激素的治疗反应较慢,有学者提出对于局灶性节段性肾小球硬化,判断激素疗效的时间可延长到 16 周。

2. 激素依赖:激素治疗有效,激素减量过程中或停药后 2 周内复发,连续 2 次以上。

3. 激素抵抗:使用足量泼尼松(龙)1mg/(kg·d)或甲泼尼龙 0.8mg/(kg·d) 8 周无效,局灶性节段性肾小球硬化的判断时间可延长为 16 周。

八、糖皮质激素的副作用

糖皮质激素的副作用取决于剂量和时间。一般大剂量或长期应用易出现副作用。主要副作用如下:

1. 肾上腺:肾上腺萎缩、库欣综合征。

2. 心血管系统:高脂血症、高血压、动脉粥样硬化、血栓形成。

3. 中枢神经系统:行为、认知、记忆和精神改变。

4. 胃肠道系统:胃肠道出血、胰腺炎、消化性溃疡。

5. 免疫系统:免疫力低下,易患感染尤其是重症感染。

6. 皮肤:萎缩,伤口愈合延迟,红斑,多毛,口周皮炎,糖皮质激素诱发的痤疮、紫纹和毛细血管扩张等。

7. 骨骼肌肉系统:骨坏死、肌萎缩、骨质疏松症、长骨生长延缓。

8. 眼:白内障、青光眼。

9. 肾:水钠潴留、低钾血症。

10. 内分泌系统:对内源性 HPA 的抑制导致肾上腺萎缩和肾上腺皮质功能低下,类固醇性糖尿病。

11. 生殖系统:青春期延迟、胎儿发育迟缓、性腺功能减退。

九、糖皮质激素在常见肾脏疾病中的应用

一般建议在肾活检明确病理诊断的基础上结合病因和临床特点决定是否应用糖皮质激素,选择合适的种类、剂量、使用方法和时间。需密切评估疗效、不良反应,根据病情及时调整治疗方案。

1. 适应证

(1) **肾小球疾病**:① 原发性肾小球疾病:微小病变肾病(MCD)、局灶性节段性肾小球硬化(FSGS)、膜性肾病(MN)、膜增生性肾小球肾炎(MPGN)、IgA 肾病和系膜增殖性肾炎(MsPGN)、新月体肾炎。② 继发性肾小球疾病:狼疮性肾炎(LN)、系统性血管炎(SV)如显微镜下型多血管炎(MPA)、韦格纳肉芽肿病(WG)。其他:干燥综合征、类风湿关节炎、紫癜性肾炎等。

(2) **肾小管-间质疾病**:包括特发性间质性肾炎、系统性红

斑狼疮和干燥综合征等所致小管间质性肾炎、药物引起的小管间质性肾炎。

（3）肾移植排异反应的防治。

2. 原发性肾小球疾病

（1）MCD：糖皮质激素对 MCD 治疗效果较好。但随着患者年龄的增加，糖皮质激素的有效率有下降趋势。

对儿童 MCD，推荐泼尼松（龙）口服 $60mg/(m^2 \cdot d)$（不超过 $80mg/d$）或甲泼尼龙 $48mg/(m^2 \cdot d)$，治疗 4～6 周后（90% 的患者尿蛋白可以转阴）改为隔日泼尼松（龙）$40mg/m^2$，或甲泼尼龙 $32mg/m^2$，标准疗程是 8 周，但停药后复发率高，可延长维持治疗用药时间。隔日疗法治疗 4 周后，每月减少隔日治疗剂量的 25%，总疗程 6 个月以上，可减少复发率。

成人近 25% 的肾病综合征患者为 MCD，糖皮质激素疗效较儿童略差，常需要更长时间的糖皮质激素治疗。治疗起始剂量为泼尼松（龙）$1mg/(kg \cdot d)$（最大剂量不超过 $80mg/d$）或甲泼尼龙 $0.8mg/(kg \cdot d)$。约 60% 的成人患者于足量激素治疗 8 周获得缓解，尚有 15%～20% 的患者于治疗后 12～16 周获得缓解。故如足量激素治疗 8 周尿蛋白虽有明显减少，但尚未获得完全缓解时，如未出现明显的激素副作用，在排除可逆因素和合并症，可适当延长足量激素治疗的疗程（最多不超过 12～16 周），但必须严密观察并及时防治副作用。完全缓解 2 周后开始减量，每 2 周减去原剂量的 5%～10%。并以每日或隔日 5～10mg 或甲泼尼龙 4～8mg 维持相当长时间后再停药，根据病情选择疗程，一般总疗程不短于 4～6 个月。

（2）FSGS：对于表现为肾病综合征的 FSGS 患者，糖皮质激素治疗方案可参照 MCD，但维持治疗时间需酌情延长。单纯激素治疗疗效常有限，且起效较慢，部分和完全缓解率仅 15%～40%，成人中位完全缓解时间为 3～4 个月。对于激素依赖或反复复发的患者，需加用免疫抑制剂治疗。

（3）MN：特发性 MN 约占成人肾病综合征的 30%，其中 40%～50% 病变呈良性进展，25% 有自愈倾向，约 25% 进展至终末期肾病。单用糖皮质激素治疗常常无效或疗效非常有限，应联合使用免疫抑制剂。一般主张表现为严重肾病综合征、肾功能减退时使用糖皮质激素。糖皮质激素剂量为泼尼松(龙)0.5~1.0mg/(kg·d)或甲泼尼龙0.4~0.8mg/(kg·d),如治疗获得完全或部分缓解,则激素酌情减量并维持,总疗程至少6~12个月。

(4) MPGN:也称系膜毛细血管性肾小球肾炎,糖皮质激素和免疫抑制剂治疗原发性MPGN的疗效不肯定,目前也无较为统一的治疗方案。糖皮质激素治疗可能对改善Ⅰ型MPGN患者的肾功能有效,尤其对儿童。

(5) IgA肾病:原发性IgA肾病的临床和病理表现多样,应根据肾脏病理和临床情况选择适当治疗方法,强调激素联合其他药物(免疫及非免疫药物)的综合治疗。

尿蛋白定量小于1.0g/d的患者,尚无足够证据表明糖皮质激素治疗有效。

24 h尿蛋白定量介于1.0g~3.5g,如肾功能正常时,可应用糖皮质激素;如肾功能减退,肾活检病理为活动性的、增殖性病变为主,可以考虑糖皮质激素治疗或联合应用免疫抑制剂。糖皮质激素用法为:泼尼松(龙)0.5~1.0mg/(kg·d)或甲泼尼龙0.4~0.8mg/(kg·d),持续给药6~8周后逐渐减量,减量至每日或隔日5~10mg时维持。总疗程为6个月或更长时间。

尿蛋白定量≥3.5g/d,临床表现为肾病综合征、病理表现轻微者,治疗同MCD。若病理提示严重的肾小球硬化及间质纤维化,则糖皮质激素疗效常较差,如用药后尿蛋白无明显减少,则根据病情及时减量并停药。

临床表现为急进性肾炎,肾病理提示为IgA N-新月体肾炎类型的,治疗同急进性肾炎,需用甲泼尼龙冲击治疗。甲泼尼龙0.5~1.0g/d冲击3天,根据病情可重复1~2个疗程,然后给予泼尼松(龙)0.6~1.0mg/(kg·d)或甲泼尼龙0.5~0.8mg/(kg·d)口服治疗,疗程同上。

临床表现为单纯性镜下血尿,不主张用激素治疗。

肾功能检查明显减退,病理表现为重度慢性硬化性病变,不建议激素治疗。

(6) 新月体肾炎:必须根据肾活检分型治疗。根据免疫病理分为 3 型,各型有不同的病因。

Ⅰ型:抗肾小球基底膜(GBM)型。足量糖皮质激素泼尼松(龙)1mg/(kg·d)或甲泼尼龙 0.8mg/(kg·d),或先给予甲泼尼龙 250～1000mg/d,可根据病情重复使用甲泼尼龙冲击,继之足量糖皮质激素治疗,联合其他免疫抑制剂。根据病情决定维持治疗时间。同时可进行血浆置换或免疫吸附治疗。

Ⅱ型:免疫复合物型。可见于原发性肾炎,如 IgA 肾病、链球菌感染后肾炎等,或继发性肾炎,如 LN、过敏性紫癜性肾炎、冷球蛋白血症性肾炎等。少部分原因不明,即特发性。建议糖皮质激素联合免疫抑制剂治疗,具体用法参见Ⅰ型新月体肾炎。

Ⅲ型:参照系统性血管炎。

(7) 其他:急性链球菌感染后肾炎(除病理表现为Ⅱ型新月体肾炎外)一般不用激素治疗。

3. 继发性肾小球疾病

(1) LN:提倡个体化的治疗方案。以肾病理活检为主要的治疗依据。需要定期评价治疗效果,单一激素口服治疗可能效果并不完全满意,必要时糖皮质激素冲击治疗和(或)其他免疫抑制剂。

1) Ⅰ型、Ⅱ型:对于尿液检查正常或改变极轻微者,不需针对 LN 给予特殊治疗。若有肾外症状可根据其严重程度决定糖皮质激素应用剂量及是否需要联合应用其他免疫抑制剂。

2) Ⅲ型和Ⅳ型:糖皮质激素为基本治疗药物,可根据病情联合使用其他免疫抑制剂。治疗分为诱导治疗和维持治疗。前者主要处理狼疮活动引起的严重情况,应用较大剂量的糖皮质激素和免疫抑制剂;后者为一种长期治疗,主要是维持缓解、预防复发、保护肾功能,小剂量糖皮质激素联合免疫抑制剂,需避免治疗的不良反应。

轻至中度Ⅲ型 LN:病理表现为轻至中度的局灶节段性系膜增生,累及的肾小球少,没有明显的袢坏死、新月体形成等活动性病变。可给予泼尼松(龙)1mg/(kg·d)或甲泼尼龙

0.8mg/(kg·d)口服,共4~8周。如反应良好,可于6个月内缓慢减量至每日或隔日泼尼松(龙)5~10mg或甲泼尼龙4~8mg维持。如对糖皮质激素抵抗,可加用免疫抑制剂。

重度Ⅲ型LN:有严重的节段性病变,有袢坏死及新月体形成,治疗同Ⅳ型LN。

Ⅳ型LN:可给予泼尼松(龙)1mg/(kg·d)或甲泼尼龙0.8mg/(kg·d),需要联合使用免疫抑制剂。有以下情况者适合甲泼尼龙静脉冲击治疗。①临床表现为快速进展性肾炎综合征;②肾活检显示肾小球有大量细胞浸润及免疫复合物沉积,伴细胞性新月体、袢坏死;③严重血细胞减少(系统性红斑狼疮所致)、心肌炎、心包炎、狼疮性肺炎、肺出血(需排除感染)、狼疮性脑病、狼疮危象及严重皮损。具体用法为甲泼尼龙250~1000mg/d静脉滴注,连续3天为1个疗程,必要时重复。冲击治疗后给予泼尼松(龙)0.5~1.0mg/(kg·d)或甲泼尼龙0.4~0.8mg/(kg·d)。维持期采用每日或隔日泼尼松(龙)5~10mg或甲泼尼龙4~8mg,并联合免疫抑制剂治疗。

3) Ⅴ型LN:单纯Ⅴ型LN如不伴肾病综合征,可给予泼尼松(龙)1mg/(kg·d)或甲泼尼龙0.8mg/(kg·d),共8周。有反应者3~4个月内缓慢减量至每日或隔日泼尼松(龙)5~10mg或甲泼尼龙4~8mg。疗效不佳时应加用免疫抑制剂。如伴有肾病综合征,则开始治疗时就采用糖皮质激素联合免疫抑制剂。

4) Ⅵ型LN:肾小球硬化型。一般不使用激素治疗。如有LN以外的系统性红斑狼疮活动,可用糖皮质激素或联合免疫抑制剂治疗。

(2) SV:绝大多数成人寡免疫复合物性系统性小血管炎与抗中性粒细胞胞质抗体(ANCA)相关,累及肾脏,表现为Ⅲ型即寡免疫复合物的新月体肾炎。给予足量糖皮质激素如泼尼松(龙)1mg/(kg·d)或甲泼尼龙0.8mg/(kg·d)治疗4~8周后逐渐减量,一般于个6月后减量至每日或隔日泼尼松(龙)5~15mg或甲泼尼龙4~12mg维持治疗,同时合用免疫抑制剂,总疗程一般不短于12个月,必要时可延长维持治疗时间。

对重症患者可给予甲泼尼龙冲击(250～1000mg/d,连续应用3天)治疗,并进行血浆置换或免疫吸附。

4. 肾小管-间质疾病:根据不同病因和病情严重程度给予相应的治疗。

(1) 特发性急性间质性肾炎:可给予泼尼松(龙)1mg/(kg·d)或甲泼尼龙0.8mg/(kg·d),2～4周病情好转后逐渐减量和维持治疗,部分患者治疗4～6周可以停药,一些继发于系统疾病者需根据病情决定维持治疗时间。如单纯激素治疗反应不佳,可考虑联合免疫抑制剂治疗。

(2) 药物所致急性肾小管间质性肾炎:首先应停用可疑药物,对于出现明显肾功能损伤者,伴肾间质明显炎性细胞浸润时,可给予泼尼松(龙)0.5～1.0mg/(kg·d)或甲泼尼龙0.4～0.8mg/(kg·d)治疗,2～4周病情好转后逐渐减量,一般总疗程为1～4个月。明显肾衰竭时可考虑激素冲击治疗。如单纯激素治疗反应不佳,可考虑联合免疫抑制剂治疗。

(3) 慢性间质性肾炎:根据不同病因、病情给予相应治疗,少数情况如干燥综合征、结节病、药物所致者,可考虑激素治疗。

5. 肾移植排异反应的防治:免疫抑制剂治疗是预防和治疗排异反应的主要措施,也是移植肾长期存活的关键。糖皮质激素是肾移植免疫抑制治疗的基础药物,剂量和用法各医疗单位不一致。一般于手术前即刻或手术时给予甲泼尼龙240～1000mg静脉滴注,以后很快减量,口服维持,术后1周左右减为每日泼尼松(龙)30mg或甲泼尼龙24mg。术后1～6个月每日泼尼松(龙)剂量为10～20mg或甲泼尼龙8～12mg。如病情稳定6～12个月,可逐渐减量至泼尼松(龙)10～15mg或甲泼尼龙8～12mg每日或隔日维持。1年后维持剂量每日泼尼松(龙)5～10mg或甲泼尼龙4～8mg。需同时应用其他免疫抑制剂如环孢素A或他克莫司、霉酚酸酯或硫唑嘌呤等。当出现急性排异反应时,可静脉给予甲泼尼龙500～1000mg/d冲击治疗3～5天,对激素抵抗的难治性排异,则改为抗淋巴细胞球蛋白(ALG)或单克隆抗体(OKT3)。

附件1-1　糖皮质激素的作用机制

1. 经典途径(基因调控途径)

(1) 直接途径:糖皮质激素-糖皮质激素受体(GC-cGR)复合物可直接调节基因转录。糖皮质激素(GC)通过细胞膜进入胞质并与胞质内的糖皮质激素受体(cGR)结合,后者活化后进入细胞核,与DNA上的糖皮质激素受体反应元件(GRE)结合,启动或抑制相应基因的mRNA转录。如抑制肿瘤坏死因子(TNF)、白介素(IL)-1β、IL-2、IL-6和细胞间黏附分子-1(ICAM-1)等mRNA转录,启动IκB[能抑制核因子κB(NF-κB)的活化]mRNA转录。这个过程是高动力的,起效慢,GRE受刺激后向mRNA的转录以及特异性应答蛋白的最终产生需要6~12h。

(2) 间接途径:通过与其他核转录因子等的相互作用,发挥抗炎和免疫抑制作用。如GC-cGR与NF-κB相互作用,抑制后者的活化。低剂量糖皮质激素在尚不足以激活直接途径时即可发挥此作用。

2. GC-GR复合物介导的非基因作用:cGR在未与GC结合时,与热休克蛋白(HSP)90等胞质蛋白结合后以复合物的形式存在于细胞质中,这些胞质蛋白可能包括了丝裂原激活的蛋白激酶(MAPK)信号转导通路中的一些激酶,这些激酶启动的下游事件包括磷酸化脂素-1,改变其在胞内的分布,从而抑制胞质型磷脂酶A2(cPLA)合成花生四烯酸。大剂量的GC还可以通过类似的机制快速活化内皮一氧化氮合成酶(eNOS),促进一氧化氮的合成,起到扩张血管、减轻缺血性损伤及抗炎的作用。大剂量(>200mg泼尼松)时发挥作用,起效快,数秒至数分钟即发挥抗炎和免疫抑制作用,是糖皮质激素冲击治疗的可能机制。

3. 细胞膜受体(mGR)介导的生化效应:激素与其相应细胞膜受体mGR结合后,通过第二信使(Ca^{2+}、IP3、cAMP、PKC等)介导的信号转导通路,促发一系列与基因调节相关或不相关的胞内效应。有理论认为大剂量糖皮质激素冲击治疗时,短期内即产生显著疗效的部分机制为大量的GC溶解于细胞膜、线粒体膜等双层脂质膜中,影响膜的理化性质及膜内离子通道蛋白的功能,抑制 Ca^{2+} 的跨膜转运,降低胞质中 Ca^{2+} 浓度,从而阻断免疫细胞的活化和功能的维持。

4. 大剂量糖皮质激素与低亲和力受体:正常情况下,GC与糖皮质激素高亲和力受体(GRH)结合发挥生理和应激作用,但在病理情况下 GRH 减少,靶细胞对 GC 反应性降低。大剂量GC 可通过糖皮质激素低亲和力受体(GRL)发挥作用,因此病理状态下,需要大剂量 GC 发挥作用。

附件 1-2 糖皮质激素的作用

糖皮质激素的功能是利用合成和分解代谢的作用始终保持有足够的葡萄糖维持脑的生理活动。

1. 对糖代谢的影响:糖皮质激素使血糖升高,糖耐量下降。

(1) 抑制外周组织对葡萄糖的摄取和利用。

(2) 促进糖原异生:糖皮质激素诱导肝脏中与糖原异生有关的酶的基因转录、活性增高;促进外周组织释放氨基酸,特别是丙氨酸,在肝脏中酶的作用下转变为丙酮酸,再进一步转变为葡萄糖分解,释放出甘油和游离脂肪酸,为糖原异生提供原料和能量;糖皮质激素的"允许作用"促进了胰高血糖素和肾上腺素刺激肝糖原异生的作用。

2. 对蛋白质代谢的影响:糖皮质激素使肌肉、皮肤、结缔组织和淋巴组织等许多组织的蛋白质分解增加,并减少氨基酸向细胞内转运,抑制了蛋白质的合成,增加尿中氮的排泄,导致负氮平衡。由于合成障碍,分解增加,致皮肤变薄,伤口不易愈合。骨骼肌中氨基酸在细胞内转移减少的同时,经血液循环的消除增加,肌质量减少,导致明显的肌萎缩,骨基质的蛋白质分解增加,骨盐沉积困难而引起成人骨质疏松、儿童骨骼发育停滞。但糖皮质激素能促进肝脏的蛋白质与 RNA 合成。

3. 对脂肪代谢的影响:糖皮质激素促进脂肪分解,使血浆中游离脂肪酸浓度升高。

(1) 直接作用:抑制葡萄糖的摄取和代谢,甘油生成减少,脂肪水解后的再酯化减少。

(2) "允许作用":在糖皮质激素作用下,儿茶酚胺类、生长激素、甲状腺素和胰高血糖素的脂解作用增强。大剂量的糖皮质激素还可抑制脂肪的合成,肾上腺皮质功能亢进或长期、大量应用糖皮质激素类药物时,可因脂肪再分布而导致"满月脸"和"向心性肥胖",表现为四肢脂肪分布少而面部和躯干部脂肪分布多。

糖皮质激素对碳水化合物、蛋白质和脂类代谢的影响在停止治疗后可部分或完全恢复。

4. 糖皮质激素分解代谢的一系列典型效应:包括钙和氮负平衡以及肠中钙吸收减少;尿中钙的丢失增加;继发性代偿性甲状旁腺功能亢进;各种基质破坏以及矿物质的可利用表面积减少;抑制成骨细胞活性致骨生成减少;生长激素的产生减少。

5. 抗炎和免疫抑制作用:糖皮质激素对炎症过程的各个阶段几乎均有作用,具体包括:

(1) 抑制 IL-2 等的合成,从而阻止 T 淋巴细胞的活化。

(2) 阻止毛细血管通透性的提高而阻断炎症反应,促使水肿消退及组织中各种活性物质释放减少。

(3) 减少巨噬细胞和粒细胞与受损的毛细血管内皮的粘连,抑制诱导细胞分裂的趋化因子的产生。

(4) 干扰巨噬细胞吞噬抗原及其在细胞内的转化。抑制磷脂酶 A2 的作用,使前列腺素和白三烯的合成减少。

(5) 阻断受伤和炎症组织所释放的缓激肽的活化。抑制中性蛋白酶、胶原酶和弹性蛋白酶的作用。

附件1-3　糖皮质激素的抗炎信号机制

糖皮质激素和糖皮质激素受体位于炎症调控网络的顶点,通过产生和激活脂皮素-1、产生丝裂原活化蛋白激酶 1(MAPK1)磷酸酶 1 和抑制环氧化酶 2(COX2)的转录这 3 种独立的机制抑制前列腺素产生。

1. 脂皮素-1 是一种抗炎蛋白,生理情况下与 cPLA2α 作用并抑制其活性。炎症刺激下,活化的 cPLA2α 从核周膜转移到胞质中,水解含有花生四烯酸的磷脂。糖皮质激素诱导脂皮质蛋白 I,从而抑制 cPLA2α,抑制花生四烯酸的释放以及花生四烯酸向类花生酸的转化(即前列腺素、血栓素、前列环素和白介素)。

2. 细胞因子、细菌和病毒感染和紫外线作为炎症反应信号激活 MAPK 级联反应。紫外线激发激酶级联反应,磷酸化 Jun-N 端激酶(JNK),使转录因子 c-Jun 磷酸化。磷酸化的 c-Jun 同二聚体和 c-Jun-Fos 异二聚体与 DNA 序列即核转录因子激活蛋白-1(AP-1)反应元件结合,转录炎症和免疫基因。糖皮质激素诱导的 MAPK 磷酸酶 1 使 JNK 去磷酸化并失活,抑制 c-Jun 介导的转录。MAPK 磷酸酶 1 也使 MAPK 家族的所有成员去磷酸化和失活,包括 JNK、细胞外相关激酶 1 和 2、P38 激酶。最后,MAPK 磷酸酶 1 也可能通过抑制 MAPKs 和 MAPK 相互作用激酶的磷酸化,抑制 $cPLA2\alpha$ 活性。除了阻止 c-Jun 途径上游的主要成分,糖皮质激素和其受体还直接干扰 c-Jun 介导的转录。这是其主要的抗炎机制。

3. 皮质醇-糖皮质激素受体复合体在生理情况下与 NF-κB 作用抑制其转录活性。在 NF-κB 失活情况下,抑制蛋白 IκB 使 NF-κB 保留在胞质中。TNF-α、IL-1、微生物病原体、病毒感染和其他炎症信号启动激活 IκB 激酶的信号级联反应。IκB 磷酸化导致其泛素化和被蛋白酶降解,暴露 NF-κB 上的核定位信号。在细胞核内,NF-κB 结合 DNA 序列,即 NF-κB 元件,并且刺激细胞因子、趋化因子、细胞黏附分子、补体及这些物质相应受体的转录。NF-κB 也导致 COX2 的转录。糖皮质激素诱导 NF-κB 拮抗剂产生,抑制 COX2,从而抑制前列腺素合成。糖皮质激素受体和 NF-κB 相互直接作用可能是抑制 NF-κB 的主要因素。糖皮质激素及其受体也调节其他因子的活性。

4. 如前所述,糖皮质激素可通过非基因途径快速影响炎症反应。包括 eNOS 的激活。糖皮质激素与受体结合,在不依赖转录状况下激活磷脂酰肌醇-3-激酶(PI3K),作用于内皮细胞,活化的 PI3K 磷酸化 AKt,磷酸化的 AKt 激活 eNOS,导致 NO 产生。

(姚 颖 叶 婷)

附录2 重组人促红细胞生成素在肾性贫血中合理应用的专家共识(2010修订本版)

肾性贫血是慢性肾脏病的重要临床表现,是慢性肾脏病患者合并心血管并发症的独立危险因素,有效治疗肾性贫血是慢性肾脏病一体化治疗的重要组成部分。重组人促红细胞生成素(rHuEPO)是临床上治疗肾性贫血的主要药物,在我国临床应用已经10余年,不仅应用于血液净化维持透析治疗的患者,而且也应用于非透析的慢性肾脏病患者。促红细胞生成素(EPO)是一种糖蛋白激素,分子质量约34kDa。血浆中存在的EPO根据碳水化合物含量不同分为两种类型:α型和β型。两种类型临床应用效果上无明显差别。

一、rHuEPO在慢性肾脏病患者治疗中的意义

众多国内外资料显示:合理应用rHuEPO不仅能有效纠正慢性肾脏病患者贫血,减少慢性肾脏病患者的左心室肥大等心血管合并症发生,改善患者脑功能和认知能力,提高生活质量和机体活动能力;而且能降低慢性肾脏病患者的住院率和死亡率。因此,目前rHuEPO在慢性肾脏病治疗中是不可缺少和替代的。

二、贫血定义和检查

1. 贫血定义:世界卫生组织(WHO)的贫血诊断标准:成人女性血红蛋白(Hb)<12g/dl,成人男性Hb<13g/dl。但应考虑

患者年龄、种族、居住地的海拔和生理需求对 Hb 的影响。

2. 贫血检查时机：所有慢性肾脏病患者，不论其分期和病因，都应该定期检查 Hb。女性 Hb<11g/dl，男性 Hb<12g/dl 时应实施贫血检查。贫血检查和评估应该在 EPO 治疗前实施。

3. 贫血实验室检查内容：贫血检查应包括：Hb/红细胞压积（Hb/Hct）、红细胞指标（红细胞计数、平均红细胞体积、平均红细胞血红蛋白量、平均红细胞血红蛋白浓度等）、网织红细胞计数（有条件提倡检测网织红细胞血红蛋白量）、铁参数（血清铁、总铁结合力、转铁蛋白饱和度、血清铁蛋白）及大便隐血试验。

4. 对于慢性肾脏病患者，如未发现有其他贫血原因，且血清肌酐>2mg/dl，则贫血最可能的原因是 EPO 缺乏。但如上述贫血检查提示存在 EPO 缺乏或缺铁之外的异常，则需要进一步的评估，以除外其他贫血原因。

三、rHuEPO 治疗肾性贫血的靶目标值

1. 靶目标值：Hb 水平应不低于 11g/dl（Hct 大于 33%），目标值应在开始治疗后 4 个月内达到。但不推荐 Hb 维持在 13g/dl 以上。对血液透析患者，应在透析前采取标本检测 Hb 水平。

2. 靶目标值应依据患者的年龄、种族、性别、生理需求以及是否合并其他疾病进行个体化调整：①伴有缺血性心脏病、充血性心力衰竭等心血管疾病的患者不推荐 Hb>12g/dl；②糖尿病患者，特别是并发外周血管病变的患者，需在严密监测下谨慎增加 Hb 水平至 12g/dl；③合并慢性缺氧性肺疾病患者推荐维持较高的 Hb 水平。

四、rHuEPO 的临床应用

1. 使用时机：无论透析还是非透析的慢性肾脏病患者，若

间隔 2 周或者以上连续 2 次 Hb 检测值均低于 11g/dl,并除外铁缺乏等其他贫血病因,应开始实施 rHuEPO 治疗。

2. 使用途径:rHuEPO 治疗肾性贫血静脉给药和皮下给药同样有效。但皮下注射的药效动力学效应优于静脉注射,并可以延长有效药物浓度在体内的维持时间,节省治疗费用。皮下注射较静脉注射疼痛感增加。

对非血液透析的患者,推荐首先选择皮下给药。

对血液透析的患者,静脉给药可减少疼痛,增加患者依从性;而皮下给药可减少给药次数和剂量,节省费用。

对腹膜透析患者,由于生物利用度的因素,不推荐腹腔给药。

对于 rHuEPO 诱导治疗期的患者,建议皮下给药以减少不良反应的发生。

3. 使用剂量

(1) 初始剂量

皮下给药剂量:100~120U/(kg·w),2~3 次/周。静脉给药剂量:120~150U/(kg·w),3 次/周。

初始剂量选择要考虑患者的贫血程度和导致贫血的原因,对于 Hb<7g/dl 的患者,应适当增加初始剂量。

对于非透析患者或残存肾功能较好的透析患者,可适当减少初始剂量。

对于血压偏高、伴有严重心血管事件、糖尿病的患者,应尽可能地从小剂量开始使用 rHuEPO。

(2) 剂量调整:rHuEPO 治疗期间应定期检测 Hb 水平,诱导治疗阶段应每 2~4 周检测 1 次 Hb 水平;维持治疗阶段应每 1~2 个月检测 1 次 Hb 水平。

应根据患者 Hb 增长速率调整 rHuEPO 剂量:初始治疗 Hb 增长速度应控制在每月 1~2g/dl 范围内稳定提高,4 个月达到 Hb 靶目标值。如每月 Hb 增长速度<1g/dl,除外其他贫血原因,应增加 rHuEPO 使用剂量 25%;如每月 Hb 增长速度>2g/dl,应减少 rHuEPO 使用剂量 25%~50%,但不得停用。

维持治疗阶段,rHuEPO 的使用剂量约为诱导治疗期的 2/3。若维持治疗期 Hb 水平每月改变>1g/dl,应酌情增加或减少 rHuEPO 剂量 25%。

4. 给药频率(非长效型 rHuEPO):在贫血诱导治疗阶段,无论皮下给药还是静脉给药,均不推荐 1 次/周大剂量使用 rHuEPO。因为用药之初过高的 EPO 水平可造成骨髓 EPO 受体的饱和,而受体恢复时血清 EPO 水平也已降低,造成了药物浪费。

进入维持治疗期后,原皮下给药的患者给药频率可由 2~3 次/周调整为 1~2 次/周;而原为静脉给药的患者给药频率可由 3 次/周调整为 1~2 次/周。

大剂量 rHuEPO 1 次/周给药,可减少患者注射的不适感,增加依从性;但目前临床疗效的优劣尚缺少循证医学证据。

5. 不良反应:所有慢性肾脏病患者都应严格实施血压监测,应用 rHuEPO 治疗的部分患者需要调整抗高血压治疗方案。rHuEPO 开始治疗到达靶目标值过程中,患者血压应维持在适当水平。

小部分接受 rHuEPO 治疗血液透析患者可能发生血管通路阻塞。因此,rHuEPO 治疗期间,血液透析患者需要监测血管通路状况。发生机制可能与 rHuEPO 治疗改善血小板功能有关,但尚无 Hb 水平与血栓形成风险之间相关性的证据。

应用 rHuEPO 治疗时,部分患者偶有头痛、感冒样症状、癫痫、肝功能异常及高血钾等发生,偶有过敏、休克、高血压脑病、脑出血及心肌梗死、脑梗死、肺栓塞等。

五、肾移植后贫血的处理

肾脏移植后贫血(PTA)临床常见。与其他慢性肾脏病患者不同,肾脏移植后贫血的发生不仅与移植肾脏的功能水平相关,而且许多移植特有的因素也参与了贫血的发生。对于肾脏移植后引起贫血的多种因素,建议常规筛查并仔细评估。

由于目前肾脏移植后贫血治疗的循证医学资料有限,

rHuEPO 在治疗肾脏移植后贫血的临床效果、不良反应及特殊性方面,尚缺少成熟意见。因此,目前建议肾脏移植患者遵循一般肾性贫血的治疗原则。

(一)肾脏移植后贫血患病特点

肾脏移植后最初 6 个月,常见不同程度的贫血。这一时期贫血的患病率和程度取决于移植前 Hb 水平、围术期的失血量、抽血的频率、缺铁、长期尿毒症、内源性 EPO 水平、EPO 的反应性、移植肾功能、排斥反应、感染和免疫抑制剂的使用等。

肾脏移植后 1 年时贫血发生率最低,此后随时间推移患病率增加。这种增加可能与移植肾功能下降有关。儿童中贫血患病率高于成人。

(二)肾脏移植后贫血的原因

1. 移植肾脏功能:移植肾功能水平是肾移植后贫血的重要决定因素。患者 Hb 水平与移植肾功能间的相关性随移植后观察时间而不同。在肾移植后早期(6 个月内),即使移植肾的 GFR>90ml/(min·1.73m^2),仍有部分患者贫血,表明除了移植肾功能水平外可能有引起贫血的其他重要因素。

2. 缺铁:缺铁可能是肾移植后贫血发生的重要因素,移植前透析患者中铁储备不足且移植成功后红细胞生成铁利用增加,因此移植后早期缺铁的发生率可能更高。

3. 急性排斥反应:早期急性排异可引起 EPO 急剧减少和贫血。发生机制可能与参与 Hb 转录和合成、铁和叶酸结合以及转运的基因有关,也可能与排斥反应引起的炎症或微炎症等造血抵抗因素有关。此外,严重体液性排斥中出现的血栓性微血管病也参与贫血发生。

4. 药物

(1)免疫抑制药物:具有骨髓抑制作用的免疫抑制剂(硫唑嘌呤、霉酚酸酯和来氟米特)是移植后贫血发生的重要因素,该类药物引起的贫血常伴有白细胞或(和)血小板的减少。

免疫抑制剂 OKT3 引起的贫血与微血管病和溶血有关。

钙调神经磷酸酶抑制剂引起贫血少见,其最常见的机制为血栓性微血管病和溶血。

贫血是西罗莫司与环孢素A、糖皮质激素合用时重要的不良反应。发生机制可能与西罗莫司干预EPO与受体结合后细胞间信号传导通路有关,并且西罗莫司也可引起血栓性微血管病。

(2) 抗病毒和抗细菌药物:包括更昔洛韦和甲氧苄氨嘧啶-磺胺甲基异噁唑(TMP-SMZ)等常用的抗病毒药物和抗菌药物都可引起贫血。

(3) ACEI和ARB可通过抑制内源性EPO产生、减少血管紧张素Ⅱ介导的对红细胞前体的刺激以及ACEI诱导红细胞生成抑制蛋白等作用,导致贫血。

5. 感染和恶性肿瘤:贫血是巨细胞病毒(CMV)感染的重要临床表现。也有肾移植后患者感染副病毒B19诱发EPO抗体介导的纯红细胞再生障碍性贫血(PRCA)的报道。

6. 嗜血细胞综合征(HPS):HPS是一种反应性的单核巨噬系统疾病,临床上以发热,肝、脾、淋巴结肿大,全血细胞减少为主要表现;在骨髓和脏器中有分化较成熟的组织细胞增生、浸润并伴有明显吞噬血细胞的现象为特征。HPS是肾移植后贫血的少见原因,常由感染或肿瘤性疾病引起,预后差。

7. 溶血尿毒综合征(HUS):肾移植后HUS可复发,并导致移植肾功能丧失。HUS发生可能与应用环孢素A、他克莫司或OKT3有关,也可能与CMV和流感病毒A感染有关。

8. 与ABO血型不相容肾脏移植相关的溶血性贫血:血型A受体接受血型O供体的移植物或血型AB受体接受血型A或B供体的移植物可以产生溶血,其发生机制为供体的抗A或抗B抗体或过路淋巴细胞的自身抗体所诱发。

(三) rHuEPO对肾脏移植后贫血的治疗观点

1. 肾脏移植前rHuEPO的应用:现有临床资料显示,肾脏移植前EPO的应用与移植后肾功能延迟恢复及移植肾血管血栓形成无明显相关,肾脏移植前EPO的应用不会阻碍移植后内源性EPO的产生或对内源性EPO的反应。

2. 肾脏移植后早期rHuEPO的应用:rHuEPO可有效纠

正移植后早期的贫血,但所需剂量可能高于移植前用量。由于研究报道较少,目前尚不能确定早期纠正肾移植后贫血是否具有改善患者生活质量等临床益处,也不能确定是否会发生移植肾功能延迟恢复、移植肾动脉血栓形成和高血压等严重不良反应。EPO能否减少缺血再灌注损伤所诱发的包括肾脏在内的各器官细胞的凋亡和坏死尚需验证。但对于移植后3个月后仍存在的贫血应建议予以充分的评估和治疗。

3. 肾脏移植后期 rHuEPO 的应用:rHuEPO 对纠正肾移植后期的贫血仍然有效,积极纠正肾移植后期的贫血可以延缓慢性移植物肾病的进展。由于骨髓抑制药物的应用、慢性炎症和其他原因,肾脏移植后患者对 rHuEPO 的反应降低;但与非肾脏移植的慢性肾脏病患者比较,移植后期是否需要更多的 rHuEPO 用量尚不明确。

4. 移植肾失功者 rHuEPO 的应用:移植肾失功患者因为存在慢性炎症和对 EPO 的相对抵抗,因此贫血的处理更困难,但应更积极。

附件 2-1　rHuEPO 的辅助治疗

1. 补充铁剂:接受 rHuEPO 治疗的患者,无论是非透析还是何种透析状态均应补充铁剂达到并维持铁状态的目标值。血液透析患者比非血液透析患者需要更大的铁补充量,静脉补铁是最佳的补铁途径。蔗糖铁(ferric saccharate)是最安全的静脉补铁制剂,其次是葡萄糖醛酸铁(ferric gluconate)、右旋糖酐铁(ferric dextran)。补充静脉铁剂需要做过敏试验,尤其是右旋糖酐铁。

(1) 铁状态评估

1) 铁状态检测的频率:rHuEPO 诱导治疗阶段以及维持治疗阶段贫血加重时应1次/月;稳定治疗期间或未用 rHuEPO 治疗的血液透析患者,至少1次/3个月。

2) 铁状态评估指标

铁储备评估:血清铁蛋白。

用于红细胞生成的铁充足性评估:推荐采用血清转铁蛋白饱和度(TSAT)和有条件者采用网织红细胞 Hb 量(CHr)。而低色素红细胞百分数(PHRC)可因长时间的样本运送和储存增高,并不适于常规采用;平均红细胞体积(MCV)和平均红细胞血红蛋白浓度(MCH)仅在长时间缺铁的情况下才会低于正常。

铁状态评估时应对铁储备、用于红细胞生成的铁充足性、Hb 和 rHuEPO 治疗剂量综合考虑。

(2) 铁剂治疗的靶目标值:rHuEPO 治疗期间,应该补充足够的铁剂以维持铁状态的以下参数:

1) 血液透析患者:血清铁蛋白>200ng/ml,且 TSAT>20% 或 CHr>29pg/红细胞。

2) 非透析患者或腹膜透析患者:血清铁蛋白>100ng/ml,且 TSAT>20%。

(3) 给药途径:血液透析患者优先选择静脉使用铁剂。非透析患者或腹膜透析患者,可以静脉或口服使用铁剂。

(4) 静脉补充铁剂的剂量:若患者 TSAT<20% 和(或)血清铁蛋白<100ng/ml,需静脉补铁 100~125mg/周,连续 8~10 周。

若患者 TSAT≥20%,血清铁蛋白水平≥100ng/ml,则 1 次/周静脉补铁 25~125mg。

若血清铁蛋白>500ng/ml,补充静脉铁剂前应评估 EPO 的反应性、Hb 和 TSAT 水平以及患者临床状况。此时不推荐常规使用静脉铁剂。

2. 对于血液透析患者,应用左旋卡尼丁可能有益,但不推荐作为常规治疗,应按照临床实际酌情处理。

3. 不推荐常规补充维生素 C 和雄激素制剂。

4. 应该尽可能避免输血(尤其是希望肾移植的患者,但供体特异性输血除外),单纯 Hb 水平不作为输血的标准。但在以下情况可以考虑输注红细胞治疗(推荐输注去白细胞的红细胞):①出现心血管、神经系统症状的严重贫血;②合并 EPO 抵抗的贫血。

附件 2-2　rHuEPO 治疗的低反应性(EPO 抵抗)

1. 定义：皮下注射 rHuEPO 达到 300IU/(kg·W)(20000IU/W) 或静脉注射 rHuEPO 达到 500U/(kg·w)(30000U/w) 治疗 4 个月后，Hb 仍不能达到或维持靶目标值，称为 EPO 抵抗。

2. EPO 抵抗最常见的原因是铁缺乏，其他原因包括：炎症性疾病、慢性失血、甲状旁腺功能亢进、纤维性骨炎、铝中毒、血红蛋白病、维生素缺乏、多发性骨髓瘤、恶性肿瘤、营养不良、溶血、透析不充分、ACEI/ARB 和免疫抑制剂等药物的使用、脾功能亢进、EPO 抗体介导的纯红细胞再生障碍性贫血(PRCA)。

3. rHuEPO 抗体介导的 PRCA

(1) PRCA 的诊断：rHuEPO 治疗超过 4 周并出现了下述情况，则应该怀疑 PRCA，但确诊必须存在 rHuEPO 抗体检查阳性；并有骨髓象检查结果支持。

1) Hb 以 $0.5\sim1.0$g/(dl·w) 的速度快速下降或需要输红细胞维持 Hb 水平。

2) 血小板和白细胞计数正常，且网织红细胞绝对计数小于 $10000/\mu l$。

(2) PRCA 的处理：因为抗体存在交叉作用且继续接触可能导致过敏反应，所以谨慎起见，在疑诊或确诊的患者中停用任何 rHuEPO 制剂。患者可能需要输血支持，免疫抑制治疗可能有效，肾脏移植是有效治疗方法。

(3) PRCA 的预防：EPO 需要低温保存。与皮下注射比较，静脉注射可能减少 PRCA 发生率。

(姚　颖　叶　婷　李俊华)

附录3 长效二氢吡啶类钙通道阻滞剂在慢性肾脏病高血压中应用的专家共识(2006年)

钙通道阻滞剂(CCB)是临床上治疗高血压的常用药物之一,迄今使用历史已近30年。根据其化学结构和药理作用可分为二氢吡啶(DHP)与非二氢吡啶两大类。近年国内外大型临床试验及高血压防治指南均建议合理选择长效控释(缓释)二氢吡啶类CCB,由于能产生相对平稳和持久的降压效果,可有效降低因高血压引发的各种并发症的发生。

一、控制血压在慢性肾脏病治疗中的意义

高血压是促进慢性肾脏病进行性发展的关键因素之一,大量循证医学证据表明,严格的控制血压对于延缓慢性肾脏病的进展、减少心脑血管并发症方面具有重要作用。将血压降至目标值是有效保护靶器官的基础。目前国际上公认慢性肾脏病的血压应该控制在130/80mmHg(MAP<97mmHg)以下。如果尿蛋白≥1g/d时,血压应该控制在125/75mmHg(MAP<92mmHg)以下。为了使慢性肾脏病患者达到理想的血压控制,常常需要3~4种降压药物联合应用。由于肾实质性高血压病人常需终生服药,要尽量选用对糖、脂及嘌呤代谢影响较小的药物。当合并高脂血症、高尿酸血症或糖代谢紊乱时,对降压药的选择尤其需要注意。

二、CCB 在慢性肾脏病高血压治疗中的地位

1. 配伍 ACEI 或者 ARB 使用,使血压控制达目标值。CCB 是联合用药治疗慢性肾脏病合并高血压最常用的选择之一。

2. 如果存在 ACEI 或者 ARB 使用禁忌时,应该选用 CCB。

三、CCB 在慢性肾脏病高血压治疗中的优势

1. CCB 可以与各类抗高血压药(包括 ACEI、ARB、β-受体阻滞剂、利尿剂等)联合使用而增强降压疗效,临床上具有较广的应用范围。

2. 降压效果明确、迅速、有效,无种族、年龄差别,个体差异较小。疗效不受食盐摄入量的影响,尤其适用于治疗难达标的老年人收缩期高血压。

3. 适用于肾动脉狭窄、老年人等高危人群。其耐受性好,对钾、尿酸、脂质及糖的代谢无不良影响。可以用于合并糖尿病、呼吸系统疾病、外周血管疾病及脂质紊乱的慢性肾脏病病人。

4. CCB 在终末期肾衰竭治疗中有重要的作用:①在肾功能受损时,长效 CCB 无需减低剂量。②具有减轻血管钙化、抗动脉粥样硬化作用,在减少心脑血管并发症方面有一定优势。③可纠正因使用促红细胞生成素引发的高血压。

5. 实验研究显示,CCB 可能具有非血流动力学的肾脏保护作用。具有拮抗或预防肾脏缺血再灌注损伤、造影剂及环孢素 A 导致的肾损害等作用。

四、使用方法

长效 CCB 的降压作用是缓慢渐进出现的,用药剂量应从

小剂量开始,逐渐加量,服药 1 周左右开始出现明显的降压作用,最大降压效果多在用药 4～6 周之后。若非血压极高而需要迅速降压,应逐渐将血压降至目标水平以下,以便充分评估患者对药物的反应,依据个体情况进行调整。老年人尤其如此,避免降压过度。

五、副 作 用

本类药物具有良好的耐受性,大多数副作用是轻-中度的,新型的长效二氢吡啶类 CCB 的副作用更少。

1. 踝部水肿、皮肤潮红、头痛:这些副作用可能与用药过程中外周血管扩张有关,在女性患者更多见,效应与用量大小有关。绝大多数症状是轻-中度,一般为一过性,继续用药可自行消失,难以耐受的患者需要停用。

2. 心悸:症状的出现与二氢吡啶类 CCB 的药理作用有关,其发生率与用药剂量有关,症状严重的患者不宜继续服用。

3. 肝酶升高:CCB 可引起丙氨酸氨基转移酶、天冬氨酸氨基转移酶、碱性磷酸酶和血清胆红素的一过性升高,通常见于治疗后 2～3 周,一般不致停药。有引起胆汁淤积性黄疸的报道,可能是一种特异性反应,也可能存在过敏机制。

4. 其他:发生率低的副作用有嗜睡、心动过缓、齿龈增生、便秘、多尿、尿频、肌肉疼痛和抽搐等,偶有过敏反应(神经血管性水肿、皮疹)、血象异常(粒细胞减少、血小板减少),必要时需停药治疗。

六、注 意 事 项

1. CCB 对系统血压的有效控制可以克服其扩张肾脏入球小动脉的弊端,即充分降压达目标值后,并不造成肾小球的高滤过、高灌注,使肾小球内的血流动力学变化得到改善,达到肾脏保护的作用。CCB 与 ACEI 联合应用可起到互补效果,发挥更大的保护作用。

2. CCB 长效制剂为特殊控释剂型,不能咀嚼或者掰断后服用。

3. 心肌梗死急性期、心源性休克、颅内出血与脑卒中急性期颅内压增高患者禁用 CCB。合并有严重心力衰竭患者应慎用 CCB。

4. CCB 的扩血管作用是逐渐产生的,但与其他外周血管扩张药物合用时仍需谨慎,避免口服后出现血压急剧降低,特别是有严重主动脉瓣狭窄的病人。

5. CCB 主要在肝脏代谢,严重肝功能不全患者应慎用。

6. 维持性血液透析患者应用 CCB 时,需注意药物的蛋白结合率和表观分布容积。长效制剂透析后无需补充给药。

(姚　颖　叶　婷)

附录4 维持性腹膜透析共识
（2005年）

腹膜透析是终末期肾衰竭患者的一种成功的肾脏替代治疗方法，它为终末期肾衰竭患者的生存提供可能。为使腹膜透析治疗更合理、更规范、更经济，以提高患者的生存率和生活质量，有必要建立以循证医学为基础的临床实践指南或共识。国外的K/DOQI腹透指南，即是根据循证医学的要求，在收集大量文献的基础上，由专家们筛选、整理、讨论而形成的，对腹膜透析临床具有很好的指导意义。

但在我国，直接引用这些指南也还存在一些问题：第一，指南是根据国外的资料而来，是否适合我国的国情？第二，这些指南公布以来，近年来又出现了不少重要的研究，从而对一些问题的看法又有了新的认识。第三，在腹膜透析中，还有一些重要的问题由于难以进行大规模、随机对照的高质量研究，从而缺乏指南，需要先形成一些共识来加以规范。

为此，由全国肾脏病界组成的专家小组，在2005年7月召开了第一次会议，讨论并制定了这一《维持性腹膜透析共识》，以供大家在实践中参考。

一、患者的选择

大多数终末期肾衰竭患者都可选择腹膜透析，也应有选择腹膜透析的权利。但为了保证腹膜透析的疗效，在选择透析方式时应考虑一些社会、生理和心理上可能影响腹膜透析效果的因素。对于腹腔严重粘连、严重腹壁缺陷、严重呼吸系统疾病或腰椎疾病等患者一般不适宜腹膜透析。

二、时机的选择

1. 早期转诊:应在普内科、全科医师及心内科、内分泌科、风湿科等专科医师中宣传肾脏科相关知识,诸如慢性肾脏病(CKD)分期分层。一旦确诊 CKD,应有肾脏科医师协同参与治疗方案的制订,以延缓肾脏疾病的进展。一旦进入 CKD 4 期,做好肾替代治疗准备以改善透析后的生存率。

2. 适时透析(healthy start):一般当患者残肾功能下降至 $Kt/V<2.0$[相当于 Ccr<9～14ml/(min. 1.73m^2)]可考虑开始肾脏替代治疗。但若患者无明显尿毒症症状与体征,又无营养不良表现(如体重及血清白蛋白水平稳定或升高、SGA 评分为良好)时,可暂不透析。推荐 Kt/V 在 1.5～1.7 时可考虑开始腹膜透析。糖尿病肾病患者结合临床,可适当更早开始透析。

三、置　　管

1. 导管选择:长期透析留置导管选用双克夫 Tenchoff 管,较为常用的是直管。末端卷曲管、鹅颈管等设计的目的是减少出口感染、进液时的疼痛和导管漂移等。

2. 导管置入的质量与手术技术密切相关。手术医师应该富有经验,认真负责,注意置入时的每一个细节,以最大限度减少导管相关的并发症。

3. 置入导管要点

(1) 切口应选在旁正中,以耻骨联合作为标记,不强调脐下二横指。

(2) 荷包应结扎在深克夫下,深克夫最佳位置应置于腹直肌鞘中,而不应放在腹腔中。

(3) 浅克夫应置于深皮下,距出口 2cm。

(4) 出口方向向上感染发生率高,故出口方向应向下(或水平)。但应用直管时注意不要过度弯曲以免增加漂管的发生。

(5) 腹透管腹腔段应置于脏层腹膜和壁层腹膜之间,末端置于真骨盆中。

4. 手术方式

(1) 外科切开法是目前使用最广泛的方法。

(2) 腹腔镜手术法可以直视导管的位置,但需要特定的仪器,不推荐作为常规手术。

(3) 穿刺法由于无法直接看到腹膜,手术并发症多,尤其不适合肥胖的患者,建议不采用。

5. 置管后休整期

(1) 为提高导管的长期生存,尽可能在植管后2周才开始透析。

(2) 如在此期间需要紧急腹膜透析,可采取卧位、低容量(<1500ml)间歇性透析。

(3) 若置管后较长时间内不透析,应定期行腹腔冲洗,以防止导管堵塞。

6. 术后护理

(1) 术后导管应制动以利于导管的愈合,减少渗漏、功能不良及导管相关感染的发生。

(2) 在出口完全愈合之前,应用透气性好的无菌纱布覆盖,每周换药1次,如遇渗漏、出汗多或感染时,加强换药。换药时应由受过培训的专业人员严格按照无菌要求操作。

(3) 一旦出口完全愈合,应每天检查出口,并使用杀菌肥皂或洗必泰等清洁剂。

四、出口和隧道感染

1. 出口感染的诊断:出口处有脓性引流物,伴红肿热痛,培养有细菌生长符合出口感染的诊断。如果出口处仅培养有细菌,但无异常征象(如红肿、渗出等),不能诊断出口感染。

2. 出口感染的治疗

(1) 首先应进行局部涂片和病原菌培养,培养结果出来前应先行经验性治疗。经验性治疗选用的抗生素应覆盖金黄色葡萄球菌,口服抗生素有效。如以往有铜绿假单胞菌感染史,应选用对该细菌敏感的抗生素。待病原菌培养有结果后再根据培养的致病菌选用敏感的抗生素。

(2) 金黄色葡萄球菌和铜绿假单胞菌引起的出口感染治疗疗程长,并常需联合用药。

(3) 加强换药及肉芽组织的清除,换药可 1～2 次/天。

3. 出口感染的预防

(1) 最重要的是坚持良好的卫生习惯,定期清洗出口处皮肤,保持其清洁无菌。每次换液前注意手的清洗。

(2) 莫匹罗星软膏鼻腔局部涂用可减少出口处金黄色葡萄球菌感染的发生。

4. 隧道感染的诊断

(1) 隧道感染诊断标准:腹透管皮下隧道处红肿热痛,伴或不伴发热。常合并出口感染。

(2) 隧道感染有时表现隐匿,腹透管隧道超声检查可提高其诊断阳性率。因此在出口感染、出口感染合并腹膜炎、顽固性腹膜炎的患者应进行腹透管隧道超声检查,以及早明确是否有隧道感染。

5. 隧道感染的治疗

(1) 对于未累及深克夫的隧道感染,可先给予抗生素并加强换药等治疗,并进一步检查,包括加强超声随访,每隔 2 周复查 1 次,如克夫周围的低回声区域治疗后减少超过 30%,可继续保守治疗,反之应拔管。

(2) 通常隧道感染治疗效果差,如局部换药和抗生素治疗 2 周无效者应及早拔管。

6. 出口感染和隧道感染的预后

(1) 预后与病原菌有关。金黄色葡萄球菌、铜绿假单胞菌导致的感染治疗效果差,拔管率高。

(2) 出口感染合并隧道感染比单纯的出口感染的拔管率高。

五、腹　膜　炎

1. 腹膜炎的诊断:具备以下 3 项中的 2 项:

（1）腹痛、腹腔积液浑浊，伴或不伴发热。

（2）腹膜透析流出液中白细胞计数>100/ml,中性粒细胞百分比>50%。

（3）腹膜透析流出液中培养有病原微生物的生长。

2. 腹膜炎的预防

（1）腹膜炎仍然是腹膜透析患者最常见的并发症之一,不仅增加住院率及死亡率,而且会损伤腹膜,导致技术失败,故应尽力预防腹膜炎的发生。

（2）最常见引起腹膜炎的原因是接触污染,因此要强调无菌概念,净化操作环境和强化洗手观念,注意无菌操作。

（3）腹膜炎与患者年龄、肥胖、原发病、机体免疫防御功能等有关,也与是否有出口感染和肠道感染密切相关。应加强导管出口的护理,避免出口感染或隧道感染,及时治疗便秘和肠炎。

（4）每个腹透单位应定期评估腹膜炎的发生率,每年至少1次,并及时寻找及去除可能纠正的影响因素。

（5）植入手术时预防性使用抗生素有利于减少腹膜炎的发生。推荐术前1小时及术后12小时内静脉注射1g第一代头孢菌素。

3. 腹膜炎的治疗

（1）在用药治疗前应先进行腹腔积液常规、涂片革兰染色和细菌培养。不同病原菌的治疗和预后不同,因此应提高培养的阳性率。

（2）经验治疗:在细菌培养结果出来之前应及早开始经验性治疗。经验性治疗必须覆盖阳性菌和阴性菌。各单位也可根据各自常见致病菌的敏感性来选择抗生素。阳性菌可选用第一代头孢菌素,阴性菌可选用第三代头孢菌素或氨基糖苷类抗生素。使用氨基糖苷类抗生素需注意监测残肾功能和前庭功能,避免重复和长疗程使用。

（3）待明确病原菌后,再根据病原菌和药敏试验结果调整用药。

（4）用药途径:①腹腔局部使用抗生素有效。根据原透析方案,将一定剂量抗生素注入每袋腹透液中,灌入腹腔。②如患者同时合并发热等全身症状,在腹腔使用的同时可通过静脉途径使用抗生素。③对于腹痛剧烈,腹腔积液严重浑浊的患者,可用腹透液先冲洗1~2袋。

(5) 腹膜炎应及早诊断,及早治疗,并建议住院治疗。

(6) 多数感染在治疗后72小时内改善,如治疗5~7天仍无效,需考虑拔管。长期反复使用抗生素会增加真菌性腹膜炎的机会。

(7) 疗程:一般病原菌抗生素治疗2周左右;金黄色葡萄球菌和铜绿假单胞菌、肠球菌感染等需治疗3周。

(8) 某些患者频繁发生腹膜炎,且多为同一病原菌时,需考虑腹透管壁有生物膜形成,应及早拔管,以防止反复感染并保存腹膜功能。

4. 拔管及处理

(1) 导管相关感染:① 对复发性腹膜炎、难治性腹膜炎、真菌性腹膜炎以及难治性导管感染应及时拔除导管。②拔除的导管剪取末端做培养,以了解导管感染的致病菌。③拔管后一般需继续使用抗生素5~7天。

(2) 其他原因导致腹膜透析终止而需拔管者,拔管后无需抗生素治疗。

六、营养不良

1. 营养不良的评价:推荐综合评估。

(1) 血清白蛋白(Alb)和前白蛋白(Pre-A):Alb 和 Pre-A 是经典的且仍然是临床应用较多的营养评估指标,它们能预示患者的临床预后。Alb<35g/L 或 Pre-A<30mg/dl,应注意存在营养不良。由于 Alb 和 Pre-A 为急性负时相反应蛋白,与炎症密切相关,因此在营养评估时应排除是否存在炎症。

(2) 蛋白分解率(PCR)和每日蛋白质摄入(DPI):根据饮食回顾推算 DPI 的传统方法,需要营养师配合,否则可靠性和精确性较差。在氮平衡为零或轻度正氮平衡的患者中,可通过计算每日氮的排出量(如 PCR)推算 DPI。一般建议 DPI 或

NPCR(以体重校正的 PCR 达 1.2g/(kg·d),有主张可以低于此值,但应严密观察。

(3) 主观综合性营养评估(SGA):是一种通过询问病史并简单体检后判断营养状态的主观评估方法。它简便、有效、经济、无创伤,且在营养评估中与其他实验室指标有相当高的一致性,值得推广。特别是 CANUSA 研究中,经修正改良后的 4 项 7 分模式(4 项:体重、厌食、皮下脂肪、肌肉重量;7 分:1～2 分严重营养不良,3～5 分轻中度营养不良,6～7 分营养正常)SGA 更具有预测价值。

(4) 人体测量:除了传统意义上的体重、皮肤皱褶厚度、上臂周径等测定,双能量 X 线吸收法(DEXA)、生物电阻抗分析(BIA)等新型测定具有精确性高的特点。

2. 营养不良的防治原则

(1) 透析剂量:尚未达到透析充分性的患者,增加透析剂量不仅使溶质清除增加,同时有利于水分清除和营养指标改善。

(2) 预防腹膜炎发生:腹膜炎时,大量蛋白质和氨基酸从透析液中丢失,尤其是反复多次腹膜炎可影响患者的营养状态。规范的腹膜透析操作能减少腹膜炎的发生。

(3) 残余肾功能的保护:即使处于很低的水平,残余肾功能仍与营养状态和死亡率有关。

(4) 营养治疗:包括肠内外营养治疗,对营养状态的改善可能有帮助。

(5) 抗炎治疗:炎症是引起终末期肾衰竭(ESRD)患者营养不良的主要原因之一。抗炎治疗包括使用生物相容性良好的透析液及一些可能的抗炎药物,如:ARB、ACEI、PPAR-γ 激动剂和他汀类降脂药等,但这些药物的疗效尚需更多的证据证实。

七、容量负荷过多

腹膜透析患者容量过多常见,且是影响患者生存率的一个重要原因,应加以重视。

1. 容量负荷过多的评定步骤

（1）水负荷过多：可通过临床表现及影像学检查，如水肿、高血压、超滤量、尿量、胸片及心脏彩超等评估。人体成分分析如 BIA、DEXA 等测定人体水负荷精确可靠。

（2）是否存在可逆性因素：是否饮水、摄盐过多？透析液留置时间与糖浓度应用是否合适？是否存在腹透管的机械性问题等。

（3）是否存在一些不可逆因素：如是否伴有明显残余肾功能减退，是否存在超滤衰竭？（后者可通过改良 PET 帮助鉴别）。

2. 容量负荷过多的治疗

（1）水钠摄入的控制：水分的摄入主要以维持目标体重为目标，通过尿量加腹膜透析超滤量再加上非显性失水来估计。另外，钠摄入过多增加患者容量负荷，应予以控制。

为此，要加强对患者饮水和钠摄入限制的宣教，改善依从性。

（2）利尿剂的使用：大剂量的袢利尿剂（呋塞米 250 ～ 1000mg/d）对肾功能恢复虽无作用，但可以使尿量有明显增加。目前尚无口服大剂量袢利尿剂毒副作用的报道。

（3）高渗透析液的使用：使用高糖透析液（2.5%，4.25% 腹透液）后，腹腔中的渗透压升高，超滤量也随之增加。由于含高葡萄糖的透析液可损伤腹膜，故建议结合临床情况权衡使用。

（4）留腹时间、交换次数的改变：腹透液交换次数的增加可相对缩短腹透液留腹的时间从而增加超滤量，而在同样透析剂量下留腹时间的增加有助于对钠的清除。因此，应根据患者钠或水分的清除具体情况结合腹膜平衡试验结果，决定是增加留腹时间还是增加交换次数。

3. 容量负荷过多的预防

（1）保护残余肾功能：由于透析开始后残余肾对溶质清除和体液平衡仍起着至关重要的作用，因此应重视对透析患者残余肾功能的保护。尽量避免使用肾毒性药物如氨基糖苷类、非甾体类消炎镇痛药和造影剂等；而 ACEI、ARB 类药物在腹膜透析患者中有保护残余肾功能作用的报道。

（2）保护腹膜：腹膜炎对腹膜的结构及功能有损害，因此有效防治腹膜炎是保护腹膜的有力措施。使用生物相容性更好的透析液能保护腹膜免受高糖、高 GDP、低 pH 及含乳酸等非生物相容性因子的影响。在透析方案制定中应尽可能避免不必要的使用高糖透析液(如 4.25%)。

(3)高血糖的控制:水分的滤出取决于血液与腹腔中糖的梯度差,因此糖尿病患者控制高血糖对超滤相当重要。

(4)水钠摄入的控制:加强对患者饮水和钠摄入限制的宣教,改善依从性。

八、腹膜透析的充分性

透析是否充分与患者的生存率直接相关。而充分透析是给患者一个足够的、适当的剂量,既保证了患者的生存率又尽可能减少其过多地暴露于非生物相容性透析液的害处。

1. 评估和标准

(1)毒素蓄积症状:没有恶心、呕吐、失眠、下肢不适综合征等。

(2)水分蓄积症状:没有高血压、心力衰竭、水肿等。

(3)营养状况:血清白蛋白 35g/L、SGA 正常、无明显贫血、饮食蛋白摄入好等。

(4)酸碱、电解质平衡:没有酸中毒和电解质紊乱。

(5)钙磷代谢平衡:钙磷乘积 2.82 ~ 4.44(mmol/L)2,iPTH 150 ~ 200pg/ml 范围内。

(6)用 1.73m^2 体表面积矫正后的每周总的 Ccr 和总的每周 Kt/V 测定,代表了小分子溶质的清除。它是腹膜清除率及残肾清除率的总和。总 Kt/V 推荐在 1.5 ~ 1.7/周以上,总 Ccr 在 40 ~ 50L/(wk·1.73m^2)以上,对于达不到者,视患者经济情况密切观察病情变化。

2. 检查频率推荐(在条件许可时)

(1)透析开始后的 1 个月和以后的每 6 个月测定 1 次,包括总 Kt/V、Ccr、白蛋白、红细胞压积和血红蛋白、SGA、钙磷及 iPTH 等指标。

(2)如果患者有残余肾功能,则应每 2 个月测定 1 次残肾

Kt/V 和 Ccr,以便及时调整透析处方,直到残肾 $Kt/V<0.1$。

附件 4-1　NPCR 的计算(Randerson,Peritoneal dialysis. Edinburgh:Churchill Livingstone;1981:180-91.)

PCR(g/d)= 10. 76(尿素氮生成率+1. 46),尿素氮生成率(g/d)= (Vd×DUN+Vu×UUN)/t

PCR=蛋白分解率;Vd=24h 腹透液引流总量;DUN=腹透液中尿素氮的浓度;Vu=24h 尿量;UUN=尿中尿素氮的浓度;t=标本收集时间

NPCR[g/(kg·d)]=PCR/理想体重

理想体重(kg)= 身高(cm)-105

附件 4-2　SGA 评分参考(JASN1996;7:198)

改良 SGA(CANUSA study)

内容	严重	轻-中度	正常
1. 体重变化	1 2	3 4 5	6 7
6 月以来 体重=__ kg 2 周以来下降%:__	1 2	3 4 5	6 7
(<5%,轻度)__(5%~10%,中度)__ (>10%,重度)	1 2	3 4 5	6 7
2. 饮食变化:有无饮食限制__持续时间__	1 2	3 4 5	6 7
类型:接近固体__足量液体__	1 2	3 4 5	6 7
低热量液体__绝食__	1 2	3 4 5	6 7
3. 皮下脂肪厚度	1 2	3 4 5	6 7
4. 肌肉消耗程度	1 2	3 4 5	6 7

SGA 评分

1. 正常(评分以6、7 分为主或近期有明显改善)

2. 轻-中度营养不良(评分以 3~5 分为主)

3. 重度营养不良(评分以 1、2 分为主)

注:SGA 评分中,体重变化和体检尤其重要。除了实际体重,体重呈稳定或上升趋势的,应视为营养良好的表现。

附件 4-3 改良 PET（Kidney Int 1995；48：866；Perit Dial Int 1997；17：144）

（1）完全放出前一夜留腹的腹透液。

（2）卧位注入 4.25% 透析液 2.0L，每注入 400ml 患者需翻身（腹透液注入腹腔时患者应不断翻动身体以使腹膜与透析液充分接触）。腹透液注入结束，纪录时间为 0 点。

（3）在 0、4 小时留取腹透液样本测定尿素氮、肌酐和葡萄糖；1 小时留取腹透液样本测定钠；2 小时留取血样测定尿素氮、肌酐、钠、葡萄糖。

（说明：若 4 小时后超滤量低于 400ml 被认为是超滤衰竭。D/Pcr<0.5 为低转运，>0.81 为高转运；0.5～0.81 为平均转运。）

附件 4-4 Kt/V 计算

$$总\ Kt/V = 残肾\ Kt/V + 腹膜\ Kt/V$$

$$残肾\ Kt/V = \frac{\dfrac{24\ 小时尿尿素值(mmol/L)}{血清尿素值(mmol/L)} \times 24\ 小时尿量(L) \times 7}{体重(kg) \times 0.6(男性)\ 或\ 0.55(女性)}$$

$$腹膜\ Kt/V = \frac{\dfrac{透析液尿素值(mmol/L)}{血清尿素值(mmol/L)} \times 24\ 小时腹透液排出量(L) \times 7}{体重(kg) \times 0.6(男性)\ 或\ 0.55(女性)}$$

附件 4-5 肌酐清除率（Ccr）计算

$$总\ Ccr = 残肾\ Ccr + 腹膜\ Ccr$$

$$残肾\ Ccr(L/周) = \frac{\dfrac{尿肌酐值(mmol/L)}{血肌酐值(mmol/L)} \times 尿量(L) \times 7 + \dfrac{尿尿素值(mmol/L)}{血尿素值(mmol/L)} \times 尿量(L) \times 7}{2}$$

$$腹膜\ Ccr(L/周) = \frac{透析液肌酐值(mmol/L)}{血肌酐值(mmol/L)} \times 24\ 小时腹透液排出总量(L) \times 7$$

$$体表面积校正的\ Ccr[L/(周 \cdot 1.73m^2)] = \frac{总肌酐清除率(L/周) \times 1.73m^2 BSA}{患者\ BSA(m^2)}$$

附件4-6　体表面积计算

DuBois and DuBois 法：BSA(m^2) = 71.84×体重(kg)$^{0.425}$×身高(cm)$^{0.725}$

Gehan and George 法：BSA(m^2) = 0.0235×体重(kg)$^{0.51456}$×身高(cm)$^{0.42246}$

（刘　蔚　叶　婷　李俊华）

附录5 血管紧张素转换酶抑制剂在肾脏病中正确应用的专家共识(2004年)

血管紧张素转换酶抑制剂(ACEI)通过抑制血管紧张素Ⅱ生成、阻断肾素-血管紧张素-醛固酮系统作用、抑制缓激肽降解、增强缓激肽效应,从而广泛用于肾脏病治疗。为了更合理、安全地应用这类药物,全国部分肾病专家于2004年4月24日在北京进行了专题研讨,对《血管紧张素转换酶抑制剂在肾脏病中正确应用的专家建议》进行了第2次修订,经充分讨论,会议达成如下共识。

一、适 应 证

1. 降低系统高血压:持续性高血压促进肾损害进展,引起严重心、脑血管并发症。对肾脏病患者合并的高血压(包括原发性高血压及肾实质性高血压)应积极治疗,并力争达标。尿蛋白 < 1g/d 时,血压应降达 130/80mmHg(平均动脉压 97mmHg);尿蛋白>1g/d 时,血压应降达 125/75mmHg(平均动脉压92mmHg),其中收缩压治疗达标尤为重要。此时,ACEI 或血管紧张素Ⅱ受体拮抗剂(ARB)应为首选降压药。

2. 减少尿蛋白排泄:蛋白尿尤其大量蛋白尿有不少危害,并能促进肾损害进展,应积极治疗。ACEI 能通过多种机制如改善肾小球内高压、高灌注及高滤过,改善肾小球滤过膜选择通透性而减少尿蛋白排泄。蛋白尿较重时 ACEI 降尿蛋白效果往往更显著,应尽量将尿蛋白减少至正常或最低水平。

3. 延缓肾损害进展:ACEI 除能通过上述作用保护肾脏外,还能通过减少肾脏细胞外基质蓄积(减少产生,促进降解),拮抗肾小球硬化及肾间质纤维化而延缓肾损害进展。

　　ACEI 针对上述第 2、3 适应证发挥的疗效,部分为非血压依赖性效应,因此,这 2 个适应证对无高血压的肾脏病患者也适用。

　　糖尿病患者(包括 1 型及 2 型)应从尿蛋白排泄率增高开始即应用 ACEI。

　　上述各适应证疗效已被许多临床循证医学试验验证。

二、使用方法

　　ACEI 类药均需从低剂量开始应用,然后逐渐加量至起效,老年人尤应如此,避免降血压过度。

　　1. 降压:若非血压极高需迅速降压,一般宜首选长效 ACEI 治疗。为了有效降压,ACEI 常需与其他降压药物配伍应用,一般常需 3 种或更多种降压药联合应用才能有效控制血压。联合用药常首选小剂量利尿剂(肌酐清除率>25ml/min 时可用噻嗪类利尿药,<25ml/min 时用袢利尿剂,排钠利尿可提高 ACEI 降压疗效,但必须小量使用,勿导致脱水)。若降压效果不满意,可再加钙通道阻滞剂(包括双氢吡啶及非双氢吡啶类)、β-受体阻断剂或 α 及 β-受体阻断剂(心率慢者不用)以及其他种类降压药。ARB 也可与 ACEI 联合应用。

　　用 ACEI 降压时,需限制食盐入量。

　　2. 减少尿蛋白及延缓肾损害进展:为有效减少尿蛋白排泄及延缓肾损害进展,ACEI 常需较大剂量(比降压所需用量大),或联合应用 ARB,且用药时间要久(常需数年),同时应限制饮食中蛋白质及盐摄入量。

三、副作用

　　1. 咳嗽:此可能与激肽酶被抑制相关,血中缓激肽、前列腺素及 P 物质浓度增高引发咳嗽。严重者应停服 ACEI,改用 ARB。

2. Scr 增高：用药头 2 个月血清肌酐可轻度上升（升幅＜30%），为正常反应，勿停药；但是，如果用药过程中 Scr 上升过高（升幅＞30%～50%），则为异常反应，提示肾缺血。出现后一情况时应停用 ACEI，并努力寻找肾缺血病因设法解除，假若肾缺血能被纠正且 Scr 恢复正常，则可再用 ACEI，否则，不宜再用。

3. 血钾升高：此与醛固酮被抑制相关，肾功能不全时尤易发生。血钾过高即应停用 ACEI，并按高钾血症处理原则及时治疗。

4. 其他：偶有过敏反应（神经血管性水肿、皮疹）及血象异常（白细胞减少等），出现时应停用 ACEI。

四、注意事项

1. 使用 ACEI 期间应密切监测 Scr 及血钾变化。用药后前 2 个月，宜每 1～2 周检测 1 次；若无异常变化，以后可酌情延长监测时间。发现 Scr 或血钾异常增高时，需及时处理。

2. Scr＜265 μmol/L（3mg/dl）的肾功能不全患者，可以应用 ACEI，但宜选用双通道（肾及肝）排泄药物，并根据肾功能不全程度适当减量。Scr＞265 μmol/L 时，是否仍能应用 ACEI 认识尚未统一，有资料报道此时应用（尤其原已用 ACEI 者继续应用）ACEI 仍能有效地延缓肾损害进展，不过 ACEI 用量需相应减少，必须高度警惕高钾血症发生。

3. 双侧肾动脉狭窄患者禁用 ACEI；单侧肾动脉狭窄对侧肾功能正常患者可用 ACEI，但需从最小量用起，并应密切检测血压及 Scr 变化。

4. 脱水患者禁用 ACEI。合用利尿剂时，应避免过度利尿脱水导致 Scr 异常升高。

5. 孕妇禁用 ACEI，以免影响胎儿发育。

6. 血液透析患者用 ACEI 治疗高血压时，需注意所用 ACEI 药物的蛋白结合率及表观分布容积，蛋白结合率低及表观分布容积小者易被透析清除，需透析后给药。此外，用某些透析器

(如 AN69 中空纤维透析器等)进行透析时,服用 ACEI 可能诱发过敏反应,也应注意。

7. ACEI 与 EPO 并用时,有可能影响 EPO 疗效;非甾体类抗炎药与 ACEI 并用可能影响 ACEI 降压疗效,并导致 Scr 升高,均需注意。

(姚　颖　叶　婷)

附录6 活性维生素 D 在慢性肾脏病继发性甲状旁腺功能亢进中合理应用的专家共识(2005 年)

慢性肾脏病(CKD),特别是肾功能不全患者常常存在着矿物质代谢的紊乱,其可以引起全身多系统的损害,包括骨病及心血管疾病。根据 K/DOQI 指南的建议,从 CKD3 期就应开始进行有关的检测和治疗。监测的指标包括矫正的血清总钙、血磷和全段甲状旁腺激素(iPTH)水平。

继发性甲状旁腺功能亢进(SHPT)是矿物质代谢紊乱的重要表现类型之一,其不仅可引起骨骼的严重损害,而且可以加重钙磷代谢异常,引起皮肤瘙痒、贫血、神经系统损害及心血管疾病等。

活性维生素 D 是治疗 SHPT 的重要药物,不仅有利于SHPT 相关骨病的治疗,也有利于 SHPT 所致的全身其他脏器损害的好转。但是使用活性维生素 D 不加监测,又会导致一系列不良后果。因此,必须合理使用活性维生素 D,并严格监测血 iPTH、钙、磷和钙磷乘积(Ca×P)等。

一、CKD 患者校正的血清总钙、血磷和 iPTH 水平的目标值

根据 CKD 的不同分期,要求血 iPTH 及钙、磷水平维持在目标值范围(附表6-1)。钙磷乘积应 $<55\text{mg}^2/\text{dl}^2$($4.52\text{mmol}^2/\text{L}^2$)。

附表 6-1　CKD 不同时期 iPTH 及血钙、磷水平的目标范围

CKD 分期	PTH 目标范围	钙磷维持水平	
		Ca *	P
3 期	35～70pg/ml	8.4～9.5mg/dl	2.7～4.6mg/dl
	(3.85～7.7pmol/L)	(2.10～2.37mmol/L)	(0.87～1.49mmol/L)
4 期	70～110pg/ml	同上	
	(7.7～12.1pmol/L)		
5 期	150～300pg/ml	8.4～10.2mg/dl **	3.5～5.5mg/dl
	(16.5～33pmol/L)	(2.10～2.54mmol/L)	(1.13～1.78mmol/L)

＊血钙应以矫正钙浓度为标准,矫正钙=血清总钙+0.8×[4-血清白蛋白浓度(g/dl)];＊＊5 期患者血钙、磷浓度应尽量接近目标值的低限为佳。

二、SHPT 的治疗原则

(一)降低血磷

1. 限制饮食中磷的摄入:每日摄入量控制于 800～1000mg。

2. 磷的结合剂的使用:主要用于饮食限磷仍不能控制血磷在靶目标范围者。

(1) 含钙的磷结合剂,如碳酸钙、醋酸钙等,并于餐中服用,以最大程度发挥降血磷的作用(为防止高血钙,由含钙的磷结合剂提供的总钙量不应超过 1500mg/d,包含饮食在内的总钙摄入量应低于 2000mg/d)。

(2) 有高血钙时应停用如含钙的磷结合剂,有条件可选择不含钙的磷结合剂,如 Renagel(Sevelamer HCL)、碳酸镧等。

(3) 如上述措施及充分透析仍然有严重的高血磷[>2.26mmol/L(7mg/dl)],可短期(3～4 周)使用含铝的磷结合剂,然后改用其他制剂。

3. 充分透析:增加透析频率和时间有助于磷的清除。

(二)调整血钙

CKD 各期患者均应维持血钙在靶目标值范围。对于低血钙伴有低钙症状或 iPTH 高于目标值范围者,可补充钙剂或使用活性维生素 D 制剂;同时需防止高血钙,透析患者血钙浓度 >2.54mmol/L(10.2mg/dl)时应采取措施,如减少或停用含钙制剂及活性维生素 D、使用低钙透析液(1.25mmol/L 或更低)等。

（三）活性维生素 D 的应用

应根据 iPTH 水平合理应用活性维生素 D。在应用过程中密切监测 iPTH、钙、磷水平及调整药物剂量。

（四）经过规范的药物治疗仍不能控制的严重的 SHPT(iPTH 持续>800pg/ml),并且有顽固的高钙血症和(或)高磷血症,对治疗抵抗者,以及经同位素或超声检查证实存在甲状旁腺腺瘤或结节者,建议实施甲状旁腺次全切除术或甲状旁腺全切加自体移植术。

三、SHPT 时活性维生素 D 的 合理应用

（一）作用机制

1. 直接作用:作用于甲状旁腺,降低 PTH 基因的转录,减少甲状旁腺细胞的增殖,抑制 PTH 的合成与分泌。

2. 间接作用:促进小肠对钙的吸收,提高血钙水平,反馈抑制 PTH 分泌。

（二）适应证

1. CKD 3、4、5 期的患者,血浆 iPTH 超过相应目标范围时(CKD 3 期>70pg/ml,CKD 4 期>110pg/ml,CKD 5 期>300pg/ml),需给予活性维生素 D 制剂。

2. 活性维生素 D 治疗前必须纠正钙、磷水平异常,使 $Ca \times P < 55 mg^2/dl^2$。

3. 无肾功能迅速恶化,愿接受随访的患者。

（三）活性维生素 D 使用方法

目前国内的活性维生素 D 制剂有 $1,25-(OH)_2D_3$ 及 25 羟维生素 D_3。下面就 $1,25(OH)_2D_3$ 应用方法推荐如下。

1. 小剂量持续疗法:主要适用于轻度 SHPT 患者或中重度 SHPT 患者维持治疗阶段。

用法:0.25μg,1 次/天,口服。

剂量调整:

(1)若能使 iPTH 降低至目标范围,可减少原剂量的 25% ~ 50%,甚至隔日服用。并根据 iPTH 水平不断调整剂量,避免 iPTH 水平过度下降及反跳,直至以最小剂量维持 iPTH 在目标值范围。

(2) 如果 iPTH 水平没有明显下降,则增加原来剂量的 50%,治疗 4 ~ 8 周后 iPTH 仍无下降或达到目标范围,可试用大剂量间歇疗法。

2. 大剂量间歇疗法(冲击疗法):主要适用于中重度 SHPT 患者。

用法: iPTH 300 ~ 500pg/ml,1 ~ 2μg/次,2 次/周,口服; iPTH 500 ~ 1000pg/ml,2 ~ 4μg/次,2 次/周,口服;iPTH > 1000pg/ml,4 ~ 6μg/次,2 次/周,口服。

剂量调整:

(1) 如果经治疗 4 ~ 8 周后 iPTH 水平没有明显下降,则每周 $1,25\text{-}(OH)_2D_3$ 的剂量增加 25% ~ 50%。

(2) 一旦 iPTH 降到目标范围,$1,25\text{-}(OH)_2D_3$ 剂量减少 25% ~ 50%,并根据 iPTH 水平不断调整 $1,25\text{-}(OH)_2D_3$ 剂量。最终选择最小的 $1,25\text{-}(OH)_2D_3$ 剂量间断或持续给药,维持 iPTH 在目标范围。

(四) 应用活性维生素 D 治疗时血 iPTH、钙、磷水平的监测

1. CKD 3、4 期患者:①血钙、磷:在最初治疗的 3 个月内至少每月测定 1 次;②血清 iPTH:在最初治疗的 6 个月内至少每月测定 1 次,以后可改为每 3 个月测 1 次。

2. CKD 5 期患者:①血钙、磷:在最初治疗的 1 ~ 3 个月内至少每 2 周测定 1 次,以后可改为每个月测 1 次;②血清 iPTH:在治疗的前 3 个月内至少每月测定 1 次(最好每 2 周测定 1 次),当达到目标范围后,可每 3 个月测 1 次。见附表 6-2。

附表6-2　应用活性维生素 D 时血 iPTH、钙、磷的监测

CKD 分期	监测频率		
	PTH	Ca	P
3、4期	6个月内至少1次/3月 6个月后1次/3个月	3个月内1次/月 3个月后1次/3个月	3个月内1次/月 3个月后1次/3个月
5期	3个月内至少1次/月 3个月后1次/3个月	1月内1次/2周 1月后1次/月	1月内1次/2周 1月后1次/月

3. 在用低钙透析液、含钙的磷结合剂、大剂量活性维生素 D 冲击治疗或体内血钙、磷和 iPTH 变化大时,应根据病情相应增加血钙、磷和 iPTH 的监测频率,及时调整治疗。

(五) 应用活性维生素 D 常见的不良反应及其对策

1. 常见不良反应:血钙及血磷升高。此外,活性维生素 D 应用不当可使 iPTH 过度抑制,则可能导致动力缺失型骨病发生。

2. 对策

(1) 严密监测血 Ca、P、iPTH 及钙磷乘积水平。

(2) 若有血磷升高,首先积极降磷;

(3) 如血钙>2.54mmol/L(10.2mg/ml):① 应减少或停用含钙的磷结合剂;有条件时使用不含钙的磷结合剂。② 严重高血钙时应减量或停用活性维生素 D,待血钙恢复正常再重新开始使用。③ 对透析患者,根据血钙水平可使用低钙透析液(1.25mmol/L 或更低)透析,透析过程中应密切监测患者的症状及血压。

(4) 建议活性维生素 D 于夜间睡眠前肠道钙负荷最低时给药。

(姚　颖　叶　婷)

附录7　慢性肾脏病蛋白营养治疗共识(2005年)

近年来全球终末期肾病(ESRD)患病率在持续增长。这与人口老龄化、能够引起肾损害的疾病的发病率增加(特别是糖尿病)以及透析治疗的普及有关。治疗 ESRD 患者的费用也在增长,这对于全球特别是中国这样一个发展中的国家无疑是面对的一个巨大的经济问题。治疗费用的大幅攀升迫使我们需要更好的方法来预防和治疗慢性肾脏病(CKD)。

早在 130 多年以前,限蛋白饮食就是处理 CKD 患者的一个重要治疗手段。制定合理的低蛋白饮食谱的主要目的是在降低 CKD 患者机体不能排泄的废物过多积聚的同时,维持一个相对良好的营养状态,并尽可能改善尿毒症的有关症状。只要 CKD 患者依从性好,这个目标就能达到。当饮食中的蛋白总量小于每天的最小需要量$[0.6g/(kg \cdot d)]$时,为满足 CKD 患者的营养需要就必须补充必需氨基酸或相应的不含氮的前体(酮酸)。这样的饮食方案足以维持或者改善 CKD 的营养状况以及达到延缓肾脏病进展的目的。

由全国肾脏病和糖尿病界组成的专家小组在 2004 年 2 月召开了第一次《慢性肾脏病蛋白营养治疗共识》(简称《共识》)的制定,时隔 1 年,在实践的基础上进行再思考,于 2005 年 3 月进行了《共识》的再修订,旨在指出有关 CKD 患者限蛋白饮食的治疗前景,提供合理的临床饮食治疗方案。

一、营养治疗对 CKD 的意义

限制蛋白质饮食是治疗 CKD 特别是慢性肾衰竭的一个重要环节。在施行低蛋白饮食尤其极低蛋白饮食治疗时,为防止营养不良,建议给患者同时补充复方 α-酮酸制剂或必需氨基酸制剂。但是,已有研究表明补充复方 α-酮酸制剂在延缓肾损害进展上疗效优于必需氨基酸制剂。

研究表明,低蛋白饮食加复方 α-酮酸制剂治疗有如下优点:①减轻氮质血症,改善代谢性酸中毒;②补充机体所缺必需氨基酸,改善蛋白质代谢;③减轻胰岛素抵抗,改善糖代谢;④提高酯酶活性,改善脂代谢;⑤降低高血磷,改善低血钙,减轻继发性甲状旁腺功能亢进;⑥减少蛋白尿排泄,延缓 CKD进展。

二、营养治疗的实施方案

(一)透析前慢性肾脏病(非糖尿病肾病)患者

1. 蛋白入量:CKD 第 1、2 期原则上宜减少饮食蛋白,推荐蛋白入量 0.8g/(kg·d)。从 CKD 第 3 期起[GFR<60ml/(min·1.73m^2)]即应开始低蛋白饮食治疗,推荐蛋白入量 0.6g/(kg·d),并可补充复方 α-酮酸制剂 0.12g/(kg·d)。若 GFR 已重度下降[<25ml/(min·1.73m^2)],且患者对更严格蛋白限制能够耐受,则蛋白入量还可减至 0.4g/(kg·d)左右,并补充复方 α-酮酸制剂 0.20g/(kg·d)。由于复方 α-酮酸制剂含钙(每片含钙50mg),因此服药量较大,尤其与活性维生素 D 同时服用时要监测血钙,谨防高钙血症发生。在低蛋白饮食中,约 50% 蛋白应为高生物价蛋白。

2. 热量摄入:实施低蛋白饮食治疗时,热量摄入需维持于30~35kcal/(kg·d)。

3. 其他营养素:各种维生素及叶酸应充分补充。当出现高磷血症时磷入量应限制在 800mg/d 以下(最佳入量为 500mg/d)。

(二)透析前糖尿病肾病患者

1. 蛋白入量:从出现显性蛋白尿起即应减少饮食蛋白,推荐蛋白入量 0.8g/(kg·d)。从 GFR 下降起,即应实施低蛋白饮食,推荐蛋白入量 0.6g/(kg·d),并可同时补充复方 α-酮酸制剂 0.12g/(kg·d)。

2. **热量摄入**:实施低蛋白饮食治疗时,患者的热量摄入应基本与前述非糖尿病肾病患者相似,但是肥胖的 2 型糖尿病患者需适当限制热量(总热量摄入可比上述推荐量减少 250～500 kcal/d),直至达到标准体重。由于患者蛋白入量(约占总热量的 10% 左右)及脂肪入量(占总热量的 30% 左右)均被限制,故所缺热量往往只能从碳水化合物补充,必要时应注射胰岛素保证碳水化合物利用。

3. **其他营养素**:与非糖尿病肾病 CKD 患者要求相同。

（三）血液透析和腹膜透析患者

维持性血液透析患者推荐蛋白入量为 $1.2g/(kg \cdot d)$,当患者合并高分解状态的急性疾病时,蛋白入量应增加至 $1.3g/(kg \cdot d)$;维持性腹膜透析患者推荐蛋白入量为 $1.2～1.3g/(kg \cdot d)$。50% 饮食蛋白应为高生物价蛋白。可同时补充复方 α-酮酸制剂 $0.075～0.120g/(kg \cdot d)$。

热量摄入推荐 $35kcal/(kg \cdot d)$,60 岁以上、活动量较小、营养状态良好者,可减少至 $30～35kcal/(kg \cdot d)$。患者需同时供给各种维生素、叶酸及铁。

三、实施低蛋白饮食治疗时
对患者的监测

在实施低蛋白饮食治疗时,必须对患者治疗顺从性及营养状况进行密切监测,以防营养不良发生。

（一）饮食治疗顺从性的监测

1. **蛋白入量监测**:测定患者 24h 尿尿素排泄量,腹膜透析患者还应测 24h 腹透液尿素排泄量,然后计算氮表现率蛋白相当量(protein nitrogen appearance rate,PNA)或蛋白分解代谢率(protein catabolic rate,PCR),在氮平衡情况下,其值应与蛋白入量相等。

2. **热量摄入监测**:根据患者 3 天饮食记录来计算患者实际摄入热量。

（二）患者营养状态的评估

CKD 患者从 GFR<60 ml/min 起即易发生营养不良,故应从此开始对患者的营养状态进行监测。对患者实施低蛋白饮食治疗后,更应规律地密切监测,治疗初或存在营养不良时推荐每月监测 1 次,而后每 2~3 个月监测 1 次。

需应用下列多种方法检测,然后进行综合分析,才能对患者营养状态做出客观评估。

1. 人体测量:包括体重指数(BMI)、肱三头肌皮褶厚度和上臂肌围等。

2. 生化指标:包括血清白蛋白、转铁蛋白、前白蛋白及血清胆固醇等。

3. 主观综合性营养评估(SGA)。

附件 7-1　慢性肾脏病的定义及分期

1. 定义:是指肾脏损伤或 GFR<60ml/(min/1.73m²) 持续 3 个月。①肾脏损伤(肾脏结构或功能异常)≥3 个月,可以有或无 GFR 下降,可表现为下列异常:病理学检查异常;肾损伤的指标阳性:包括血、尿成分异常或影像学检查异常;②GFR< 60ml/(min·1.73m²)≥3 个月,有或无肾脏损伤证据。

2. 分期:见附表 7-1。

附表 7-1　慢性肾脏病的分期

分期	描述	GFR[ml/(min·1.73m²)]
1 期	肾损伤,GFR 正常或增加	≥90
2 期	肾损伤,GFR 轻度下降	60~89
3 期	GFR 中度下降	30~59
4 期	GFR 严重下降	15~29
5 期	肾衰竭	<15(或透析)

注:定义和分期依据 K/DOQI 慢性肾脏病临床实践指南。

附件 7-2　肾小球滤过率的估计

肾小球滤过滤可以通过一些计算公式来估计,成人可以应用 Cockcroft-Gault 公式或简化 MDRD 研究公式,儿童需参考其他公式。

Cockcroft-Gault 公式：Ccr（ml/min）= [（140-年龄）×体重× （0.85 女性）]/ （72×Scr）

简化 MDRD 公式：GFR [ml/（ min/1.73m^2 ）] = 186 × （Scr）$^{-1.154}$×（年龄）$^{-0.203}$×（0.742 女性）

注：Ccr=肌酐清除率；GFR=肾小球滤过率；Scr=血清肌酐（mg/dl）；年龄以岁为单位；体重以 kg 为单位。

附件7-3　氮表现率蛋白相当量及蛋白分解代谢率

氮表现率蛋白相当量或总氮排出量蛋白相当量（protein e-quivalent of nitrogen appearance rate,PNA）是反映营养状况和蛋白摄入水平的较好指标。必须强调，只有当患者病情相对稳定、无高分解代谢因素时，方可应用 PNA 计算"蛋白相当量"；当患者发生明显高分解代谢因素时，用 PNA 推算饮食蛋白质摄入时，应注意避免过高估计 PNA 的"蛋白相当量"，因此时蛋白质实际摄入量往往低于 PNA 数值。

PNA(g/24h) = 7.62×UNA(g/24h)+19.0(g/24h)

其中：UNA(g/24h) = UUN(g/24h)+ΔBUN · BW · 60%

或 UNA(g/24h) = UUN(g/24h) + DUN（g/24h） +ΔBUN× BW×60% （透析患者）

UUN(尿尿素氮量,g)=尿尿素氮浓度(g/L)×24h 尿量(L)

DUN(透析液尿素氮量,g)=透析液尿素氮浓度(g/L)×24h 内透析液总量(L)

ΔBUN（血尿素氮变化,g/24h）=（BUNf-BUNi）÷ 间隔天数

BUNf=最后日 BUN(g/L)，BUNi=开始日 BUN(g/L)

BW=体重(kg)（透析患者的体重，应在血液透析结束后或在腹透液排出后再测定）

另外，也可应用 Mitch 等介绍的如下公式来估计蛋白质摄入量（Diet protein intake, DPI）：DPI（g/24h）= 6.25 （ UUN+ 0.031 体重）

注：UUN 为尿尿素氮量(g/24h)；体重以 kg 作单位。系数换算：UUN 及 BUN:1mmol/L=2.8mg/dl=0.028g/L

蛋白分解代谢率(PCR)计算公式如下:

PCR(g/d) = 9.35GU+11

其中:

$$GU(mg/min) = Curea\ (ml/min) \times BUN\ (mg/ml)$$

$$Curea(ml/min) = \frac{Uurea(mg/ml)}{BUN(mg/ml)} \times \frac{尿量(ml)}{时间(min)}$$

注:GU 为尿素生成率;Curea 为尿素清除率;Uurea 为尿尿素浓度;BUN 为血尿素氮

附件7-4　主观综合性营养评估说明

一、体重改变

1. 说明:根据既往半年和2周的体重变化情况给予积分,尤其重视近2周来的变化,若最近体重稳定或有增加,应加分。

2. 询问词:你目前体重? 你6个月前体重? 最近2周体重变化了吗? (不变、增加、减少、多少具体数据)

3. 评价标准:①6月个内体重变化:A=体重变化<5%,或5%~10%但正在改善;B=持续减少5%~10%,或由10%升至5%~10%;C=持续减少>10%。②2周内体重变化:A=无变化、正常体重或恢复到5%内;B=稳定,但低于理想或通常体重;部分恢复但不完全;C=减少/降低

二、进　　食

1. 询问词:①你的食欲好、不好、正常、非常好;②你的进食量有变化吗? 不变、增加、减少、多久;③进食发生改变的持续时间;④你的食物类型有变化吗? 没有变化;半流量、全流量、低能量流食、不能摄食或有其他的变化。

2. 评价标准:①摄食变化:A=好,无变化,轻度、短期变化;B=正常下限但在减少;差,但在增加;差,无变化(取决于初始状态);C=差并在减少;差,无变化。②摄食变化的时间:A≤2

周,变化少或无变化;B≥2 周,轻至中度低于理想摄食量;C≥2
周,不能进食,饥饿。

三、胃肠道症状

1. 询问词:你常出现下面的问题吗? ①没有食欲:很少、从
不、每天、2~3 次/周、1~2 次/周;②腹泻:很少、从不、每天、2~3
次/周、1~2 次/周;③恶心:很少、从不、每天、2~3 次/周、1~2
次/周。④呕吐:很少、从不、每天、2~3 次/周、1~2 次/周。

2. 评分标准:A=少有,间断;B=部分症状,>2 周;严重、持
续的症状,但在改善;C=部分或所有症状,频繁或每天,>2 周。

四、功能异常

1. 询问词:你还能做以前能做的事吗? ①散步? 没有、稍
减少、明显减少、增多;②工作? 没有、稍减少、明显减少、增多;
③室内活动? 没有、稍减少、明显减少、增多。④过去 2 周有何
改变? 有所改善、无变化、恶化。

2. 评分标准:A=无受损,力气/精力无改变或轻至中度下
降但在改善;B=力气/精力中度下降但在改善,通常的活动部
分减少,严重下降但在改善;C=力气/精力严重下降,卧床。

五、体　　检

1. 说明:见附表7-2。

2. 评价标准:①皮下脂肪:A=大部分或所有部位无减少;
B=大部分或所有部位轻至中度减少,或部分部位中至重度减
少;C=大部分或所有部位中至重度减少。②肌肉消耗:A=大
部分肌肉改变少或无变化;B=大部分肌肉轻至中度改变,一些
肌肉中至重度改变;C=大部分肌肉重度改变。③水肿:A=正
常或轻微;B=轻至中;C=重度。④腹腔积液:A=正常或轻
微;B=轻至中;C=重度。

六、SGA 总评

SGA 评分等级:A=营养良好(大部分是 A,或明显改善);B=轻-中度营养不良;C=重度营养不良(大部分是 C,明显的躯体症状)。

附表 7-2　体检说明

皮下脂肪	要旨	重度营养不良	轻至中度	良好
下眼睑		黑眼圈,眼窝凹陷,皮肤松弛		轻度凸出的脂肪垫
二/三头肌	臂弯曲,不要捏起肌肉	两指间空隙很少,甚至紧贴		大量脂肪组织
肌肉消耗				
颞部	直接观察,让患者头转向一边	凹陷	轻度凹陷	看不到明显的肌肉
锁骨	看锁骨是否凸出	凸出	部分凸出	男性看不到,女性看到但不凸出
肩	看骨是否凸出、形状,手下垂	肩锁关节方形,骨骼凸出	肩峰轻度凸出	圆形
肩胛骨	患者双手前推,看骨是否凸出	骨凸出,肋、肩胛、肩、脊柱间凹陷	骨轻度凸出,肋、肩胛、肩、脊柱间轻度凹陷	不凸出,不凹陷
骨间肌	手背,前后活动拇指和食指	平坦或凹陷	轻度	肌肉凸出,女性可平坦

皮下脂肪	要旨	重度营养不良	轻至中度	良好
膝盖(下肢变化不明显)	患者坐着,腿支撑在矮板凳上	骨凸出		肌肉凸出,骨不凸出
股四头肌	不如上肢敏感	大腿内部凹陷,明显消瘦	轻度凹陷,瘦	圆形,无凹陷
腓肠肌		瘦,无肌肉轮廓		肌肉发达
水肿/腹水	活动受限的患者检查骶部	明显	轻至中度	无

（姚　颖　叶　婷）

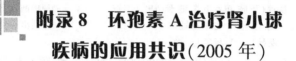

附录8　环孢素A治疗肾小球疾病的应用共识（2005年）

环孢素A(Cyclosporin A,CsA)为11个氨基酸组成的环形多肽,是从土壤霉菌中分离出来的一种强效、选择性的免疫抑制剂。CsA广泛用于器官移植及免疫性疾病的治疗,近年来已被用于治疗难治性肾病综合征和其他肾脏疾病。与其他免疫抑制剂相比,CsA的特点是选择性地作用于T淋巴细胞,并不影响骨髓中的粒系和红系细胞。对部分传统免疫抑制治疗抵抗、依赖、甚至无效的肾病综合征患者,CsA仍然有效。

1976年瑞士山德士药厂首次发现并报告它具有免疫抑制作用。同年,英国剑桥的R. Calne在动物的器官移植方面证实CsA具有令人惊喜的效果,并于1978年成功地将CsA用于临床肾脏移植和骨髓移植。1985年CsA被应用于治疗儿童难治性肾病综合征,其后陆续应用于治疗多种肾小球疾病和自身免疫性疾病,并取得了良好的疗效。

CsA的作用机制分为免疫介导和非免疫介导两方面。CsA的免疫抑制作用机制:CsA与T淋巴细胞膜上的高亲和力受体蛋白结合,并被动弥散通过细胞膜,在分子水平上干扰转录因子与IL-2助催化剂的结合,抑制IL-2 mRNA的转录,进而抑制IL-2的生成及其受体的表达,使细胞毒T细胞的聚集作用减弱,从而减少其他细胞因子的产生与聚集,使炎症反应减轻或消失。非免疫介导的机制为减少肾血流量,降低肾小球滤过压。

一、环孢素 A 应用于治疗原发性
肾病综合征

CsA 是治疗肾病综合征的二线药物,主要用于难治性肾病综合征或对肾上腺皮质激素有效而副作用较大者。对儿童肾病综合征或对使用肾上腺皮质激素有顾虑者也可作为一线药物。CsA 治疗原发性肾病综合征有一定疗效,但对于治疗前已有 Scr 升高者(>200μmol/L),或(和)肾活检有明显肾间质小管病变者应慎用。对 CsA 过敏者及小于 1 岁儿童禁用。

难治性肾病综合征是指肾上腺皮质激素依赖、抵抗或经常复发的肾病综合征。肾上腺皮质激素抵抗:使用泼尼松 1mg/(kg·d),8 周后不缓解。肾上腺皮质激素依赖:在最初缓解后于糖皮质激素减量过程中复发或停药 2 周内复发。经常复发:最初缓解后 6 个月内复发 2 次,或 1 年内复发 3 次。原发性肾病综合征患者中,无论何种病理类型都有可能出现难治性肾病综合征。

1. 微小病变性肾病(MCD):对于难治性 MCD,应用 CsA 常有效,副作用较少。肾上腺皮质激素依赖者使用 CsA 后,大部分病例可取得完全或部分缓解。而肾上腺皮质激素抵抗者也有部分取得部分或完全缓解。CsA 与泼尼松 0.5mg/(kg·d)合用,可显著提高缓解率。对接受 CsA 治疗的 MCD 患者,应定期监测肾功能。长期使用 CsA 治疗(超过 1 年以上者),必要时可重复肾活检以检测有无肾毒性的组织学证据。

2. 局灶性节段性肾小球硬化(FSGS):CsA 可用于治疗 FSGS 导致的难治性肾病综合征。对肾上腺皮质激素依赖者使用 CsA 疗效较好,对肾上腺皮质激素抵抗者单用 CsA 则疗效较差。若与泼尼松 0.5mg/(kg·d)合用,则可显著提高疗效。

3. 膜性肾病(MN):MN 是临床上治疗较困难的一组病例。CsA 是 MN 治疗的选择药物之一。可在其他药物治疗无效时使用,也可作为 MN 的初始治疗。

4. IgA 及非 IgA 系膜增殖性肾小球肾炎:对于肾活检提示

为组织学病变轻微的 IgA 及非 IgA 系膜增殖性肾小球肾炎,如果肾上腺皮质激素和环磷酰胺治疗失败,可使用 CsA 治疗。

二、CSA 应用于治疗狼疮性肾炎

CsA 治疗狼疮性肾炎有效,CsA 与肾上腺皮质激素联合应用可显著减少Ⅲ、Ⅳ、Ⅴ型狼疮性肾炎患者蛋白尿。长期疗效及安全性有待严格的临床对照研究和随访。

三、环孢素 A 的用量和浓度监测

1. CsA 治疗肾病综合征时,成人起始剂量一般为 4 ~ 5mg/(kg·d)。儿童起始剂量为 150mg/(m²·d),最大剂量不超过 200mg/(m²·d)。治疗前 Scr 已不正常者,若认为需要使用时,起始治疗剂量应为 2.5mg/(kg·d) 或以下。使用 CsA 时若 Scr 较基础值升高 30%,则应考虑减量[每次下调 0.5 ~ 1mg/(kg·d)]。

2. 应综合考虑使用药物剂量与血药浓度两个参数指导剂量调整,成人 5mg/(kg·d),儿童 200mg/(m²·d)时,即使血药浓度低,增加 CsA 剂量也会增加毒性。CsA 血药浓度在正常治疗范围内并不能排除发生肾毒性的可能性。

3. 使用 CsA 时,应调整血胆固醇在 6.5mmol/L 以下,胆固醇水平正常时 CsA 用量为 4 ~ 5mg/(kg·d);血胆固醇在 7.8mmol/L 时,则很难达到有效组织浓度。

4. CsA 治疗肾病综合征时疗程为 3 ~ 6 个月,少数患者可小剂量[≤3mg/(kg·d)]CsA 长期维持,CsA 治疗肾病综合征时可有治疗后效应(停药或减量后出现的疗效)。

四、联合用药

由于单用 CsA 治疗后复发率高,临床上常需联合用药。与肾上腺皮质激素或其他免疫抑制剂联合使用,可提高 CsA 的临床疗效。

1. 与肾上腺皮质激素联合使用,即使是小剂量[一般泼尼松0.5mg/(kg·d),成人30mg/d]也可增加对治疗的敏感性。

2. CsA也可与其他免疫抑制剂合用,但要减少其他免疫抑制剂的剂量,并严密观察不良反应。

3. CsA与小剂量他汀类药物合用是安全的。某些药物如红霉素、新一代的二氢吡啶类钙离子拮抗剂等会增加CsA浓度。钙离子拮抗剂虽可使CsA浓度升高,但不会增加CsA的肾毒性,且可减少CsA的用量。

五、环孢素A的不良反应

1. **肾脏不良反应**:CsA治疗中最重要的问题是其肾毒性。CsA可引起肾小管间质及肾血管的结构和功能改变,导致肾间质纤维化、血管钙化、肾小球硬化等,即使CsA血清浓度正常也可发生上述改变。CsA急性肾毒性与肾血流量的下降有关,这种功能性的肾毒性通常不会引起永久性的肾损害。急性CsA肾毒性多呈剂量依赖性,CsA减量或停用后可以恢复。慢性CsA肾毒性是CsA治疗的主要不良反应,主要表现为肾内小血管硬化和条索状的间质纤维化。

2. **肝脏不良反应**:CsA致肝损害的发生率为5%~10%,多发生在用药头3个月内。

3. **环孢素相关性高血压**:使用CsA过程中10%~14%患者可发生高血压,原无高血压,用药后血压升高超出正常范围,或是用CsA前,原降压药可控制的血压使用CsA后变为不可控制。一般加用降压药或调整降压药剂量后,CsA导致的高血压可控制。

4. **其他不良反应**:包括胃肠道不适及腹泻、高尿酸血症及痛风、血糖升高(少于2%)、多毛、齿龈增生、震颤、感染等,长期使用有引起肿瘤的报告。

对肾功能不全、严重高血压或有明显肾间质小管损伤者,应用CsA治疗要慎重。有尚未控制的感染或恶性肿瘤的患者不宜使用 CsA。长期使用应注意监测肝肾功能和血药浓度。

附件 8-1　环孢素 A 的血药浓度与检测方法

血液中的 CsA 33%～47% 分布于血浆中,4%～9% 分布在淋巴细胞,5%～12% 在粒细胞,41%～58% 在红细胞中。血浆中 CsA 几乎全部与蛋白结合,与血浆蛋白的结合率可高达约 90%,主要与脂蛋白结合。口服后达峰时间约为 3.5 小时,全血的浓度可为血浆的 2～9 倍,成人的血浆半衰期为 19 小时(10～27 小时),而儿童仅约为 7 小时(7～19 小时)。CsA 的分布呈多室模型,并易分布至细胞内。几乎全部经肝脏代谢,有 10 余种代谢产物,再经肾或胆道排泄。消除半衰期随疾病状态而有所改变,肝功能正常者 4h 左右。

CsA 浓度测定时多主张用肝素抗凝做全血浓度测定。取样时间通常在达稳态后用药前,以测定稳态谷浓度。测定的方法主要有高效液相色谱(HPLC)法和免疫测定法两类。两法灵敏度、线性范围、重复性均可满足要求。HPLC 法特异性高,重复性好,但色谱条件要求高,耗时。免疫测定法简便易行,过去使用多克隆抗体测定,由于 CsA 代谢产物可与抗体发生交叉反应,故其结果高于 HPLC 法,目前采用单克隆选择性 IgG 抗体,特异度大大提高。CsA 的治疗作用、毒性反应与血药浓度相关,安全范围窄。HPLC 法测得的 CsA 全血治疗浓度参考范围为 100～200ng/ml。

附件 8-2　环孢素 A 的药物相互作用

①CsA 与雌激素、雄激素、西咪替丁、红霉素、酮康唑等合用,其血浆浓度及肝、肾毒性均增加,故与上述药物合用必须慎重,应密切监测患者的 CsA 血药浓度及肝、肾功能,及时调整剂量。②CsA 与肝酶诱导剂如利福平、苯妥英钠、苯巴比妥等合用,由于会诱导肝微粒体酶而增快其代谢,减低其免疫抑制作用,故需调节 CsA 剂量。③某些药物,如氨基糖苷类抗生素、两性霉素和非甾体抗炎药等,不改变 CsA 的代谢和血浓度,但由

于它们均具有肾毒性，故与 CsA 同时使用有诱发急性肾衰竭的危险。④使用 CsA 时，如输注贮存超过 10 天的库存血，或与保钾利尿剂、血管紧张素转换酶抑制剂、含钾药物合用时，有发生高钾血症的危险。⑤与大剂量洛伐他汀合用，有可能增加横纹肌溶解和急性肾衰竭的危险。

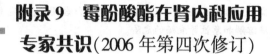

附录9 霉酚酸酯在肾内科应用专家共识(2006年第四次修订)

霉酚酸酯(MMF)是一种抗代谢免疫抑制剂,其防治各类实体器官移植急性排斥的疗效得到广泛认可。20世纪90年代后期MMF逐渐应用于自身免疫性疾病,在系统性红斑狼疮、肾脏疾病的免疫治疗上显示出了独特的疗效。2006年肾内科应用专家共识组对MMF进行了第四次修订。

一、适应范围

1. 活动性狼疮性肾炎:前瞻对照及临床观察性研究均证实MMF联合糖皮质激素适用于狼疮肾炎有肾脏活动性病变者,如弥漫增生型狼疮肾炎(WHO分型Ⅳ型)和其他类型(Ⅲ型和Ⅴ型)中有活动性病变者,其中合并血管病变如血管炎者效果更好。前瞻对照研究证实其疗效与环磷酰胺相似或疗效更优,而且副作用相对较轻。循证医学资料证实,MMF用在狼疮肾炎缓解期维持治疗可有效防止疾病复发,长达3年耐受性较好。如经济条件许可,可考虑把MMF与环磷酰胺一样作为活动性狼疮肾炎诱导治疗的一线选择用药。

2. 难治性原发性肾病综合征

(1) 定义:微小病变及系膜增生性肾炎中激素依赖(应用皮质激素有效,但撤药过程中半年复发2次或以上)或激素抵抗[应用泼尼松或相当于泼尼松1mg/(kg·d)以上达12周以上无效]型;膜性肾病、局灶性节段性肾小球硬化及膜增生性肾小球肾炎中激素抵抗(局灶性节段性肾小球硬化则应使用上述剂量激素16周以上仍无效者)型。

(2)观察性研究证实对于难治性原发性肾病综合征中微小

病变和系膜增生性肾小球肾炎表现为激素依赖或激素抵抗者，MMF 联合糖皮质激素有肯定疗效。可用于环磷酰胺等药物无效或有严重副作用时。目前观察性研究资料显示 MMF 联合糖皮质激素对难治性原发性肾病综合征中膜性肾病、局灶性节段性肾小球硬化亦有一定疗效。

3. IgA 肾病

（1）IgA 肾病缓慢进展型（病理活动性病变为主且程度较重、尿蛋白≥1.0g/d、肾功能有损害、出现高血压）及快速进展型（病理较多新月体及重度活动性病变，肾功能急剧恶化）MMF 治疗可能有效。但需更多的临床随机对照研究加以证实。

（2）IgA 肾病晚期病变表现为肾功能严重受损（血肌酐>250μmol/L）且病理表现为明显慢性化为主如肾小球、间质小管纤维化，此时免疫抑制剂治疗（包括 MMF）并不一定能改善疾病预后，并且可增加治疗风险。应谨慎做出决策。

（3）IgA 肾病表现为肾病综合征（病理表现以系膜轻、中度增生为主），MMF 适应证同"难治性原发性肾病综合征"。

（4）IgA 肾病表现为单纯性血尿或蛋白尿（病理程度较轻，蛋白尿<0.5～1.0g/d、肾功能正常、无高血压），不推荐使用 MMF。

4. 系统性小血管炎：有限的前瞻对照研究证实 MMF 联合糖皮质激素可用于系统性小血管炎中抗中性粒细胞质抗体阳性小血管炎的诱导治疗，其疗效优于环磷酰胺。亦可用在缓解期的维持治疗，能明显减少复发，且副作用较轻。前瞻对照研究也证实 MMF 联合糖皮质激素可用于有血管炎的过敏性紫癜肾炎诱导治疗，其疗效优于静脉环磷酰胺冲击治疗。但上述适应证需要更多大样本随机对照研究证实。

二、使用方法

成人推荐起始应用剂量为 1.0～2.0g/d，每天分 2 次空腹服用。起始可逐渐加量以增加病人的耐受性。

在低蛋白血症、肾功能严重受损或存在明显副作用（消化道、骨髓抑制、感染）时，应适当减少 MMF 剂量或停用。

狼疮肾炎、系统性小血管炎的治疗分诱导期及维持期治疗。诱导治疗期一般为 6 个月。但应视具体病人缓解情况决定诱导治疗期长短。维持治疗期一般不少于 2 年或更长时间。

诱导期应尽可能使病人达到完全缓解。达到缓解后可根据病人具体情况,逐渐减少 MMF 及激素剂量,进入维持期治疗。

诱导期起始 MMF 剂量见上。激素起始剂量一般为 0.8 ~ 1.0mg/(kg·d),1 年后 MMF 维持剂量一般为 0.75 ~ 1.00g/d,而此时激素维持剂量一般不>10mg/d。

原发性肾病综合征治疗亦分起始期及维持期治疗。

在达到肾病综合征临床缓解后,可根据病人具体情况逐渐减少 MMF 及激素剂量,进入维持期治疗。

原发性肾病综合征起始期及维持期治疗时间依据病理类型不同而有区别。

IgA 肾病:MMF 及激素剂量可参照狼疮肾炎、系统性小血管炎治疗。

MMF 使用应循个体化治疗原则,如无效时,可更换其他免疫抑制剂。

三、副 作 用

MMF 的短期副作用较环磷酰胺及环孢素 A 等其他免疫抑制剂为轻,但少数患者仍可有严重副作用,用药过程中仍应密切观察。

循证医学资料证实,MMF 用在狼疮肾炎治疗,长达 3 年耐受性较好。

1. 感染

(1) 细菌感染:大剂量 MMF 治疗过程中可合并各种细菌感染,如肺炎、淋巴结炎、疖肿和丹毒。加用敏感抗生素可以控制感染者可不停用 MMF,严重者应将 MMF 减量或停用。

(2) 病毒感染:MMF 所致病毒感染多为巨细胞病毒、疱疹病毒等。应加用相应抗病毒治疗。严重者应将 MMF 减量或停用。

（3）真菌感染：MMF 可致假丝酵母菌、曲霉菌等真菌感染。严重真菌感染时应及时把 MMF 减量或停药，选择恰当抗真菌治疗。

2. 胃肠道症状：MMF 药物代谢过程中存在肝肠循环，空腹用药可以提高药物利用度。但部分患者空腹服用可以出现腹泻、腹胀、腹痛等，多在减量后好转。然后仍可逐渐加至原剂量。

3. 骨髓抑制：可有白细胞计数减少，<3000 个/mm^3 时 MMF 应减半量，待 WBC 计数恢复后 MMF 剂量可考虑回到原量；如白细胞计数<2000 个/mm^3 则应停药。个别可出现贫血，减量后可恢复，但较快出现的严重贫血（如 2 周内下降达 2g/dl）则应及时停药。血小板减少罕见，如血小板下降达 6.0 万/mm^3，应及时停药（三系下降如系统性红斑狼疮活动所致则无需减药）。

4. 其他：个别病人可以出现一过性 ALT 升高，如不伴有黄疸可观察并继续用药，多可以在 2~4 周恢复正常。

四、注意事项

1. 用药开始时应每 2 周监测 1 次血常规、肝功能。用药过程中如无副作用出现，应每月定期检查血常规和肝功能。出现轻度异常时应至少每周检查 1 次，直至恢复正常后再改为 1 次/月。半年内无副作用可每 3 个月检查 1 次。

2. MMF 通常与激素合用，在合用时激素剂量有可能较单用时稍小或减量稍快。有资料表明，在部分原发性肾病综合征患者中，单用 MMF 也有疗效。

3. MMF 不宜与硫唑嘌呤同时合用。但 MMF 停药后继用硫唑嘌呤是可行的（序贯治疗）。

4. 在临床上应尽可能提倡在肾病理诊断指导下合理使用激素及免疫抑制剂。

5. 在肾功能损害时，MMF 剂量应减少。

（姚　颖　叶　婷）